제3판

미용인을 위한

공중보건위생학

조성태 · 김효정 · 문승현 · 권혁미

청구문화사

머 리 말

21세기를 맞이하여 경제발전에 따른 생활수준의 향상에 따라 포괄적인 보건의료보장은 물론 건강증진과 사회보장에 대한 욕구 등 Well-Being의 욕구가 증대되고 있는 실정이다.

따라서 공중보건학 강의도 단순히 국민보건과 복지사회를 지향하기 보다는 감염예방과 위생에 관한 소독 및 위생학 내용을 효율적으로 포함하여 강의해야 할 필요성이 대두되고 있다.

이 책은 NCS를 비롯한 최근의 욕구와 흐름에 따라 방대한 공중보건학과 공중위생학의 내용들을 제한된 시간 내에 강의해야 하는 미용인을 위해 알기 쉽게 정리한 지침서이다. 특히 시대적인 흐름에 따라 수시로 변하는 공중보건학과 감염병을 비롯한 관련법규 등의 최신의 새로운 내용들을 반영하고자 최선을 다 하였다.

이 책의 제 1부에는 공중보건학의 내용을 정리하였고, 제 2부에는 소독 및 감염병학을, 그리고 제 3부에는 미용위생법규를 해설과 함께 정리하였다.

부디 이 한권의 작은 책자가 미용사 시험을 준비하는 수험생에게 많은 도움이 되기를 기원하며, 앞으로 미용계열 학생들에게 보다 나은 지침서가 될 수 있도록 계속하여 수정, 보완해 나갈 것을 다짐드리며, 여러분들의 따뜻한 배려와 각별하신 지도편달을 바라는 바이다.

끝으로 원고정리에 수고하신 여러 교수님들과 출판을 맡아 수고하신 청구문화사 이상태 사장님과 임직원들에게 깊은 감사를 드린다.

2019년 3월

저자 일동

CONTENTS

제2부 소독과 감염예방

제3부 공중위생관리법

제1부

공중보건학

제1장 공중보건학의 개념

1. 건강의 정의

1) 건강의 정의(WHO)

"건강은 단지 질병이 없거나 육체적으로 허약하지 않을 뿐 아니라 신체적, 정신적, 사회적으로 완전히 안녕한 상태이다."

CONSTITUTION OF THE WORLD HEALTH ORGANIZATION

"Health is a state of complete physical, mental and social well-being and not merely the absence of disease or infirmity."

2) 건강의 개념 변화

① 19세기 이전 : 신체적인 건강 개념
② 19세기 : 심신의 개념으로 확대
③ 20세기 이후 : 전체론적인 생활개념으로 변천

3) 건강의 구성요소

① 인간의 다양한 내적·외적 요인, 선천적·후천적 요인, 개인적·집단적 요인, 사회적·공간적·시간적 요인
② 물리적, 생물학적, 경제적, 사회적 환경
③ 개인의 생활 습관·행태, 유전적 요소, 의료제도 등

2. 질병의 자연사와 예방의 수준 및 대책(Leavell & Clark)

1) 질병의 자연사(5단계)

표 1-1 질병의 자연사와 예방의 수준

1차적 예방		2차적 예방		3차적 예방
Ⅰ. 비병원성기 (적극적 예방)	Ⅱ. 초기병원성기 (소극적 예방)	Ⅲ. 불현성감염기 (중증화의 예방)	Ⅳ. 발현성질환기 (진단과 치료)	Ⅴ. 회복기 (무능력의 예방)
환경위생개선 건강증진	특수 예방 예방 접종	조기진단 · 치료 집단 검진	악화 방지 장해 제한	재활 사회 생활 복귀

2) 예방 수준과 질병단계에 따른 예방수단의 적용수준

(1) 1차적 예방 : 질병발생 억제 단계

① 병인, 숙주, 환경 등에 의해서 질병발생의 자극이 있는 시기
② 증상의 발견이나 치료가 아니고 개인이 신체적, 정신적으로 최대기능을 발휘할 수 있도록 하는 활동
③ 균형 있는 영양 섭취, 비만관리, 금연 등의 인간 생활환경 개선, 건강증진 활동, 각종 사고의 예방 및 안전관리, 상수처리, 식품의 위생처리, 환경위생의 개선, 산업재해 예방, 각종 공해 예방 등 생활조건의 개선과 감염병 관리를 위한 예방접종, 각종 보건교육을 통한 지식의 함양 등

(2) 2차적 예방 : 조기발견과 조기치료 단계

① 숙주의 병적 변화가 있는 시기
② 질병을 조기에 발견하여 치료함으로써 질병이 더 이상 진전되지 않고 정지하게 하거나 병의 진전을 지연시킴으로써 중증으로 되는 것을 예방하는 단계

(3) 3차적 예방 : 재활 및 사회복귀 단계

① 질병이 발생된 시기
② 질병의 악화방지, 잔여기능의 최대화, 재활활동 등의 재활의학적 예방활동 단계

3. 공중보건학의 정의

(1) 정의(C. E. A, Winslow)

1920년 윈슬로우(Winslow)는 공중보건학에 대한 정의와 공중보건과 건강증진에 대한 포괄적이고 최종적인 목적과 방법을 다음과 같이 제시하였다.

"공중보건학이란 조직적인 지역사회의 노력을 통하여 질병을 예방하고 생명을 연장시키며, 신체적, 정신적 효율을 증진시키는 기술이며 과학이다, 즉"
"Public health is art and science of preventing disease, prolonging life and promoting physical and mental efficiency through organized community effort for"

a. 환경위생 (the sanitation of the environment)
b. 감염병관리 (the control of communicable infections)
c. 개인위생에 관한 보건교육 (the education of the individual in personal hygiene)
d. 질병의 조기진단과 예방적 치료를 할 수 있는 의료 및 간호서비스의 조직화 (the organization of medical and nursing services for early diagnosis and preventive treatment of disease) 하여,

모든 사람이 자신의 건강을 유지할 수 있는 적절한 생활수준을 보장받도록 사회보장제도를 발전시켜 건강과 생명연장을 실현하는 것에 있다."
"the development of the social machinery to insure everyone a standard of living adequate for the maintenance of health, so organizing these benefits as to enable every citizen to realize his birthright of health and longevity."

표 1-2 의학과 공중보건학의 비교

	의학	공중보건학
관심	환자	환자를 포함한 지역사회 전 주민
관계	의사, 환자	의료종사자 전체와 지역사회 주민전체참여
의료의 범위	진단과 치료위주	접근도, 지속성, 효율성을 감안한 의료의 전 연속성
목표	개인의 건강회복	지역사회 전체주민의 건강유지와 증진

4. 공중보건학의 발전 과정

1) 고대기(기원전~AD 500년)

BC 4000년경 이집트와 메소포타미아 시대에는 대부분 주술, 미신, 종교적 요소가 많은 의학이었다. 함무라비 법전에서는 의사의 지위, 의료제도, 진료 등에 관한 제규정을 작성하였으며 이 시대에는 이미 도시에 건축, 도로, 급수, 배수 등의 도시계획의 흔적을 볼 수 있다.

또한 BC 3000~1500년의 미노아인(Minoan)들이나 기원전 3000~1000년의 크레타인(Cretan)들은 관개시설이나 화장실 혹은 배수시설을 갖추고 있었으며, 크레타—미케네 문화(Cretan-Mycenaean culture : BC 2000년경)에는 정밀한 급수망을 갖춘 도시가 형성되었다.

공중보건에 관한 최초의 기록은 BC 1500년경 구약성서의 셋째 책인 '모세 5경'에 속하는 레위기(Leviticus)에 기록된 깨끗한 생활에 대한 경고(17~27장) 등이 기록된 위생법전(hygienic code)이 레비티쿠스(Leviticus)에 의하여 저술되었다.

거기에는 신체의 청결을 포함한 개인과 사회의 책임문제, 접촉성 질병의 만연대책, 나병환자 격리, 질병 후의 가택 소독, 야영지의 위생, 오물의 처리, 음용수와 식품의 보호 및 모성위생 등의 넓은 영역이 취급되고 있다.

(1) 그리스 시대의 공중보건

그리스의 의사 히포크라테스(Hippocrates : BC 460~377)는 질병의 원인을 인체 내의 균형이 깨어지기 때문이라고 했다. 즉 인체는 불, 물, 공기, 흙이라는 4원소로 되어 있고, 그에 상응하는 혈액, 점액, 황담즙, 흑담즙의 네 가지 액체의 조화가 잘 보전되어 있을 때 건강하다고 주장했다. 이러한 조화가 양호한 상태를 '에우크라지에(eukrasie)'라고 불렀고, 반대로 그 조화가 깨졌을 경우를 '디스크라지에(dyskrasie)'라 하며 이때에 병이 생긴다고 하였다.

희랍시대에는 다음의 두 가지 이유 때문에 공중보건 부분에서 매우 흥미롭다. 첫째는 이 시대에 와서야 비로소 개인위생이 고도의 수준으로 발전하였다. 즉 환경위생 문제보다 개인의 청결 및 운동, 영양에 더욱 관심이 주어졌다. 또 다른 흥미로운 것으로는 오늘날의 공중보건개념과는 상반되게 약자, 병자, 불구자가 무시되었고 어떤 경우에는 그들을 고의로 죽이기까지 하였다는 점이다.

(2) 로마시대의 공중보건

로마시대에는 주민들에게 신속한 물자공급과 위생시설의 개선, 도로포장 및 보수, 오물제거, 공중목욕장 시설 등과 비교적 안전한 음용수 공급을 위한 수도관 시설 등을 했다.

Julius Caesar(100~44 BC)는 환기, 주택 개선에 P. Vitolvius(106~43 BC)는 건축위생에, Galenus(130~200 AD)는 위생에 관한 기록을 남겼다. 그러나 치료의학에서는 새로운 것이 별로 없었고 의학은 주로 성직자의 손에 의해서 이루어졌다.

2) 중세기(AD 500~1500)

중세기에는 무척 많은 종류의 감염병이 유행하였는데 그 중에는 나병(한센병), 페스트, 천연두(두창, 마마), 디프테리아, 홍역, 인플루엔자, 맥각중독, 결핵 등이 있다. 특히 나병과 페스트는 가장 무서운 감염병이었다. 특히 14세기에는 페스트가 전 유럽을 휩쓸어 전체 인구의 1/4인 2,500만의 사망자가 발생하였다.

이러한 시련을 겪으면서 환자와의 접촉을 통해 질병이 전염된다는 사실을 알게 되었고, 이에 따라 방역의사, 빈민구제의사, 경찰의 및 감정의 등의 제도를 마련하였고, 급수법, 시가청소법, 건축위생법, 불결물제거법 및 식품경찰법 등을 제정하기도 하였다.

3) 근세기(1500~1750년)

이 시기는 근대 과학기술이 태동하는 시기로서 여명기 또는 요람기라고도 한다. 유럽에서 보건문제가 과학화되기 시작하여 환경개선에 많은 노력을 기울였다.

이탈리아 의사 G. Fracastoro(1478~1553)는 1530년 「Syphilis sive morbus gallicus」라는 매독에 관한 시편을 출판하기도 하였다. Syphilis는 이 시편의 주인공으로, 그때부터 매독을 Syphilis라고 부르게 되었다. 또, 1546년 「전염병에 대하여(De Contagione et Contagiosis Morbis)」라는 저술을 통해 사람의 눈으로는 볼 수 없는 전염병의 병인이 되는 종이 있다고 하였으며, 이러한 사실은 네덜란드의 Hans Janssen의 현미경 발명에 이어, Leeuwenhock(1632~1723)가 현미경으로 최초로 미생물을 발견함으로써 증명되었다.

이탈리아에서는 A. Paracelsus(1493~1541)의 광산병과 B. Ramazzini(1633~1714)의 노동자 질병론(De Morbis Artificum Diatriba) 등 직업병에 관한 저서를 발표하였으며, 독일의 Johann Peter Frank(1745~1821)는 "국민의 건강을 확보하는 것은 국가의 책무이다"라고 주장하며 의사경찰체계라는 위생행정에 관한 12권의 저술을 발표하여 지역사회 규모의 의학과 조직관리의 필요성을 제창했다.

4) 근대기, 확립기(1750~1900)

근대 공중보건학과 보건행정학의 확립기로서 영국에서 1750년에서 1830년까지 발생한 산업혁명을 계기로 발전하였다. 영국에서 시작된 산업혁명은 순식간에 유럽 전역으로 파급되어 공장을 중심으로 하는 단체수용, 도시의 급속한 팽창, 교통발달 등은 감염병 유행에 박차를 가했고 위생적인 건강관리가 심각하게 대두되었다.

이 시대는 18세기 후반 프랑스에서 생겨난 사상인 계몽주의로 분류되며 "이성만이 최고의 사회가치"라고 주장한 학설에 근거를 둔 시대로 환경위생 운동과 근대 공중보건 운동을 만들어 낸 시기라는 점에서 의의를 찾을 수 있다.

영국의 John Graunt는 London시의 출산, 사망에 관한 통계연구를 발표하였고, 또한 영국의 E. Jenner(1749~1823)는 우두접종법(1798)이라는 근대의학의 새로운 분야를 개척하여 공중보건학의 새 국면에 접어들게 했다.

독일에서는 Max Von Pettenkofer(1818~1901)에 의하여 실험위생학의 기초를 확립시킨 위생학 교실이 창립되었다.

5) 미생물 병인설과 세균학의 발달기

현대의학은 프랑스의 L. Pasteur(1822~1895), 독일의 R. Koch(1843 ~1910), 그리고 영국의 J. Lister(1827~1912) 등에 의하여 세균학 및 면역학의 기초가 확립되어 기초를 마련했을 뿐만 아니라 예방의학의 발전과 보건행정활동의 확고한 기반도 마련되었다.

L. Pasteur는 건열멸균, 미생물 병인설, 자연발생설 부정, 고압증기멸균, 저온소독법(우유, 포도주, 맥주) 등을 개발하였다. 특히 광견병 예방접종법의 발견은 위대한 업적이었다. R. Koch는 승홍수 소독법, 콜레라균 발견, 고압건열수증기에 의한 소독법(1881)을 발표했으며 J. Lister는 석탄산 살균법(1867)과 기계, 기구, 의복의 고온멸균법을 보고하였다. 또한 독일과 프랑스에서의 각종 병원균 발견과 면역방법을 비롯한 치료법의 발견은 새로운 의학 분야의 발전을 가져왔다.

탄저균아포(1876, R. Koch), 파상풍균(1889, 기타사토 시바사부로), 임질균(1879, A. Neisser), 말라리아(1880, A. Laveran), 백신면역(1880, L. Pasteur), 결핵균(1882, R. Koch), 디프테리아균(1884, F. Löffler), 유행성뇌척수막염(1887, A. Weichselbaum), 페스트균(1894, A. Yersin), X-선 발견(1895, W. C. Röntgen), 라듐 발견(1898, M. Curie) 등은 의학 발전에 크게 공헌하였다.

6) 발전기(1900년 이후)

(1) 각국의 공중보건 발전사

산업혁명 이후 공중보건 분야도 급속한 발전을 거듭하였다. 영국, 미국, 프랑스, 독일 등에서는 활발히 이 분야가 체계화되었는데 이 시대를 발전기라고도 한다.

현대에 접어들면서 세균학을 중심으로 한 기초의학의 확립, 의료기술의 발달에 따른 임상의학의 확립 · 분화, 실험적 위생학의 확립과 사회 위생학의 분화가 이루어졌다.

미국은 1910년 미국공중보건협회에서 의학에 사회의학을 도입시켰고, 1913년에는 Harvard대학과 Massachusetts대학 연합으로 Harvard Technology School of Public Health가 창설되고 보건통계학, 역학, 소아보건학, 산업보건학, 보건행정학 등의 강좌가 개설되었다.

공중보건학은 영국에서 Park(1859)에 의해 군의학교에서 강의가 처음으로 시작되었고 이어서 1879년 미국의 Buck는 "Hygiene and Public Health"라는 책을 출판하여 이를 교재로 강의하였다. 그리고 오늘날 전 세계에서 공중보건학의 교과서로 사용되고 있는 Rosenau의 "Public Health and Preventive Medicine"이 발간된 것은 1910년경이다. 영국에서는 1948년 국민보건서비스 제도가 발족되어 의료비 앙등의 과제를 맡게 되었다.

미국에서는 1920년 Winslow(1877~1957)가 공중보건의 정의를 발표하였고, New York주 보건국장 Biggs(1859~1923)는 종합보건소에 관한 보고를 발표하여 예방과 치료, 두 서비스의 결합과 조정을 강조하였다.

(2) 사회보장제도 및 보건계획

제2차 세계대전 이후 영국에서는 "요람에서 무덤까지"라는 목표를 향해 사회보장제도가 발전되어 왔고, 미국에서도 사회보장제도의 확충으로 1950년대에 노령인구의 증가, 보건 요구의 질적 변화와 더불어 민간보험의 보급과 공공의료 프로그램의 확대가 현저하게 늘어났다.

특히 의료비 상승, 보건인력 부족과 편재 등으로 공적 건강보험에 대한 사회적 요청이 점차 늘어나서 Johnson 대통령 재임 시인 1965년에 사회보장법이 개정되어 미국의료 역사상 획기적인 노인의료보험과 저소득층에 대한 의료부조(medicaid) 제도가 실시되었으며, 광역 의료프로그램, 종합보건계획 및 보건유지 기구에 대한 법률이 1960년대 후반에 연방정부에 의해서 제정되었다.

(3) 세계보건기구(WHO)

대표적인 국제보건기구로는 제1차 세계대전 후 1920년에 창설되어 본부를 Geneva에 둔 국제연맹의 보건기관과 Paris에 있던 국제위생사무국, 그리고 미국 Washington에 있던 범미위생국인 The Pan American Bureau 등의 세 기관이었다. 그러나 1948년 WHO가 창립됨에 따라 다른 두개의 기구는 폐지되고 범미위생국은 WHO의 미주지역 사무소로 병합되었다.

1978년 카자흐스탄의 Alma Ata에서 개최된 제32회 세계보건총회에서 일차보건의료(Primary Health Care ; PHC)의 실현을 기하고자「2000년까지 일차보건의료를 통한 전 인류의 건강을 위한 전략적 책정」에 관한 결의를 하였고, 1979년 10월 26일에는 WHO 사무총장이 Nairobi에서 두창의 근절을 선언한 바 있다.

이 시기부터 보건학의 체계적인 통합이 이루어졌으며 전문적으로 분화되었고, 예방의학, 환경위생학, 위생공학, 보건행정의 조직체제와 보건소의 설치 그리고 세계 보건기구의 발전 등을 이룩하였다. 또한 1차 보건의료, 의료보험 등 사회제도의 운용, 그리고 인구의 질적, 양적 증가에 따른 모자보건, 가족계획사업도 놀랄 만큼 발전되고 있으며 환경오염문제의 해결을 위해서도 국내외적으로 부단히 노력하고 있다.

(4) 유엔인간환경회의(UNEP)

1972년 스웨덴의 스톡홀름에서 열린 국제인간환경회의에서는 '인간환경선언'을 통해 '하나밖에 없는 지구(The only Earth)'를 강조하였고, 지구차원의 환경문제를 전문으로 다룰 유엔기구인 '유엔환경계획(UNEP)'의 설치에 합의하였으며, 이 날을 기념하여 6월 5일을 '세계환경의 날'로 제정하였다. 이는 환경문제를 논의한 최초의 국제회의로서 국제관계의 분수령이 되었으며 이 회의에서 채택된 '인간환경선언'(Declaration on the Human Environment)은 최초의 국제적 환경선언문이다.

그 후 스톡홀름 유엔인간환경회의 20주년을 기념하고, 환경적으로 건전하고 지속가능한 개발을 목표로 1992년 6월 3일부터 14일간 브라질의 리우데자네이루에서 180개국 3만여 명이 참석한 가운데 '유엔환경개발회의(일명 리우회의)'가 열렸다.

이 회의에서는 "리우선언"을 비롯한 "21개의 협의사항(Agenda 21)"과 "기후변화협약" 등을 채택하였으며 환경을 해치지 않는 "유엔지속개발위원회(CSD)"를 설치하도록 권고하고 유엔경제사회이사회(UNECOSOC) 산하에 위한 각종 국제협약이 탄생하는 결정적인 계기가 되었다.

2009년에는 피츠버그에서 세계정상회의와 코펜하겐에서 유엔기후변화협약(United Nations Framework Convention on Climate Change) 당사국 회의가 개최되었다.

5. 우리나라 공중보건의 역사

1) 고대(단군시대~통일신라시대 : 기원전~935)

고조선시대에서 삼한시대까지 석기인들은 자연에 대한 신앙과 믿음으로 질병과 재앙을 피하고 안녕과 복지를 추구하였으며, 주술의 능력을 가진 사람이 악령을 물리칠 수 있다고 생각하였다.

우리나라 고대사회의 위생에 관련된 내용은 삼국지나 위지동이전 등에 나타난 기록들로 알 수 있듯이 지저분하고 더러운 것을 피하고 결백을 숭상하는 풍습이 존재했었다. 한편, 중국의학이 본격적으로 도입된 시기는 삼국시대 중기 이후이다.

고구려에서는 덕래(德來), 지총(知聰), 모치(毛治) 등의 명의가 있었고 왕족을 치료하는 시의라는 직제가 있었다.

백제는 질병을 치료하고 약제를 조달하는 약부(藥部)라는 관서가 있었고 의육(醫育)을 담당하는 의박사(醫博士), 채약사(採藥師), 약사주(藥使主) 등의 관직이 있었다.

신라는 고구려, 백제보다 늦게 중국의학을 도입하였으나 김무(金武), 법탕(法蕩) 등의 명의가 배출되었으며, 특히 김무는 김무약방(金武藥房)을 저술하였다.

삼국사기에 의하면 통일신라시대에는 약전(藥典) 또는 보명사(保命司) 등 의료행정기관이 있었으며 공봉의사(供奉醫師)는 약전에서 의료를 하는 의사였으며, 왕실의 의사를 내공봉의사라고 하였다. 한편 의학교육제도는 효소왕(691)때 이루어졌으며, 학생교육에 본초경, 감월경, 소문경, 침경, 백경, 명단경, 난경을 한 과목으로 삼았는데 박사 두 명을 두어 관장토록 하였다. 또한 불교가 융성하여 단완(丹完), 예장(藝藏), 의화(義和) 등 고승이 당나라와 인도를 내왕하며 불교를 통한 인도의학을 도입하여 의학발전에 많은 영향을 끼쳤다.

약제로는 인삼, 우황, 백부자, 박하, 겨자, 추자 등을 사용하였다.

2) 중세(고려시대 : 935~1392)

성종(982~997)때에는 의박사를 지방에 파견하여 의학교육을 시도하였고 의료제도로는 의약관청인 대의감(大醫監)을 설치하고 궁내의 어약(御藥)을 맡은 상약국(尙藥局)을 따로 두었다. 일반 백성에게는 제위보(濟危寶)를 설치(962)하여 노병, 빈자의 구료를 담당하였고, 역병의 유행 시에는 방역도 담당하였다.

약제교류로 인삼, 향유 등을 수출하였고, 유향을 수입하였다. 고려후기에는 의학원을 설립하고 12목(12주)과 3경(서경, 남경, 동경), 10도에 의박사를 두어 의육을 담당케 하였다.

공양왕(1389) 때에는 전의사(典醫寺)에서 의학교육을 시행하게 하였다.

고려시대의 제위보는 광종 14년 7월에 서민들의 구료사업을 담당하는 기관으로 설치되었고, 동서대비원은 불교의 대자대비 사상을 받아서 세워진 기관으로 빈민들의 질역자(疾疫者)를 구료하는 곳이었다. 또한 혜민국은 서민들의 구료를 담당하는 관서로서 예종 7년에 세워졌다가 충선왕때 사의서(司醫署) 소속으로 바뀌었다.

즉 고려시대의 의사제도에는 구료기관으로서 제위보(濟危寶), 대비원(大悲院), 혜민국(慧民局)이 있었고 명의로는 이상로(李尙老), 설경성(薛景成) 등이 있었다.

3) 근대(조선시대 : 1392~1893)

조선초기에는 고려의학을 답습하다가 태조(1392)때 종래의 전의감, 혜민서, 대비원 외에 제생원(濟生院)이 신설되었고, 지방 의료기관인 의원이 설치되었다. 태종(1406) 때에는 의녀제도(醫女制度)를 만들어 제생원에 근무토록 하였다.

의학교육은 세종(1421)때에 시작되었으며 의원을 임용할 때에는 방서(方書)의 습득뿐만 아니라 병의 실제 치료실적도 참고 하였다. 약제는 명나라에서 수입하던 것을 지향하고 향약이용을 장려하였으며 명나라 의서가 수입되기 시작하였다.

조선시대의 보건담당 기관으로는 전형사(田亨司)에서 의약 · 제사 · 음선(陰膳) 등의 업무를 담당하였고, 전의감은 일반 의료행정과 의사고시를 담당하였으며, 내의원에서는 왕실의료를 담당하였다. 또한 혜민서에서는 일반 서민의 구료사업을 담당하였으며 활인서는 도성 밖 동 · 서에 배치되어서 도성 내의 감염병 환자를 치료하였다.

조선시대에는 장티푸스, 천연두, 성홍열, 콜레라 등의 유행에 의해서 많은 피해를 입었다. 감염병의 발생이 귀신 때문이 아니라는 사실이 서민층에 널리 알려졌는데 여기에는 성리학(性理學)의 합리적인 사고를 받아들였기 때문이다. 그렇지만 감염병 예방법에 대한 기술은 발달하지 못하였으며 감염병 환자로부터 멀리 떨어지는 것이 예방법이라고 생각하였다. 또한 허준이 동의보감(1596~1608)을 완성하여 일본과 중국에 이름을 떨쳤으나 조선후기 의학의 발달은 저조한 편이었다.

조선 말기, 즉 갑오개혁(1894)을 전후하여 서양의학식 병원이 설립되었고, 보건행정 및 의육제도 등이 서양방식을 따르게 되었다. 조선시대 말엽, 서양의학이 도입된 과정은 실학파의 관심, 개화파의 이용후생, 기독교 전도의 수단, 일본제국주의의 부산물이라는 측면에서 관찰할 수 있다.

4) 현대(갑오개혁~대한민국정부 수립 후 : 1894~1999)

조선시대 말엽 고종시대인 1894년 갑오개혁으로 내부에 위생국이 신설되었으며 1895년 4월 내부분과 규정이 공포되면서 내부위생국이 의무과와 위생과로 분과되었다. 1895년 5월에는 경찰관제가 공포된 경무청 총무국의 위생경찰업무가 개시되었다.

조선말 대한제국으로 국호를 개칭하였고 1899년 6월 내령 제17호로 각 지방에 종두세칙과 감염병 예방규칙이 공포되어 새로운 보건사조가 싹트기 시작하였다. 그리고 1908년 4월에 경시청령 제2호로 제세규칙이 공포되고, 9월에는 제2호로 제세규칙시행 규약을 규정하여 서울시내 오물청소에 대한 규정이 작성되었다.

한편 1899년 3월 칙령 제7호로 의학교 관제가 공포되고 신의학 교육이 시작되었으며 초대 교장으로 지석영이 임명되었다. 서양식 의료기관인 왕립병원 광혜원은 제중원으로 개칭되었으나, 1894년 정부의 재정 파탄으로 미국 선교회로 넘어갔고 1899년 제중원 의학교가 설립되었으니 이것이 SEVERANCE 의학교, 즉 연세대 의과대학의 전신이다.

일본의학은 식민지 정책의 일환으로 일본인 거류민의 보호를 위하여 실시되었고 그 내용도 의료사업에 그쳐 의학 발전을 위한 교육은 거의 없었다. 의료행정은 총독부 경무총감부에 위생과를 두어 위생사무 전반을 관장케 함으로써 경찰행정으로 일원화되고 실질적인 식민지 보건정책이 실시되었던 것이다. 의료인으로서는 의사(치과의사 포함), 한지 의사, 입치영업자, 의생, 산파, 간호부, 안마 및 침구사 등을 두었다.

8 · 15해방과 더불어 남한에서는 급격하게 공중보건사상이 도입되고 각 방면에 이것이 반영되었다. 즉 1945년 9월 24일 위생국이 설치되었고 동년 10월 27일 보건후생국으로 개칭되었으며 1946년 3월 29일 보건후생국이 보건후생부로 개칭되었다.

미군정시대의 보건후생부는 규모, 인원 및 예산이 막대하였다. 그러나 1947년 5월 17일 법령 제141호로 대한민국 과도정부가 수립되자 기구가 대폭 축소되었다. 1948년 7월 17일에 개정된 정부조직법에 따라 종래의 보건후생부를 사회부의 1개국으로 축소하였다가 1949년 7월 25일에는 보건부가 독립되어 의정, 약정, 방역의 3국을 두었다.

그 후 1955년 2월에 정부조직법이 또 다시 개정되어 보건부와 사회부가 통합되고 당해 2월 17일 대통령령 제1004호로 보건사회부 직제가 공포되었으며 1994년 12월 보건사회부에서 보건복지부로 개편되었고, 보건위생 · 방역 · 의정 · 약정 · 생활보호 · 자활지원 및 사회보장 · 아동(영 · 유아 보육을 포함한다) · 청소년 · 노인 · 장애인 및 가족에 관한 사무를 관장하기 위해 2008년 2월 보건복지부를 보건복지가족부로 개편했다가 2010년 3월 보건복지가족부의 청소년 · 가족 기능을 여성부로 이관하고 보건복지정책 중심으로 사무를 관장하기 위해 보건복지가족부를 보건복지부로 개편하여 현재에 이르고 있다.

6. 신공중보건학

1) 신공중보건의 의미

질병양상이 감염병에서 만성 퇴행성 질환(생활습관질환 : life-style related diseases)으로 변화됨에 따라 공중보건의 개념도 변화되었다.

신공중보건학의 개념은 위생적 · 환경적 · 건강증진적, 개인적 및 지역사회 중심의 예방서비스 간의 균형에 기반을 두고 조기치료, 재활, 장기요양서비스와의 폭넓은 조화를 통해 개인 및 사회의 건강상태를 보호하고 증진하려는 포괄적인 노력하는 것이다.

2) 신공중보건사업 관점의 건강증진

세계보건기구는 1986년 캐나다 오타와 건강증진국제회의 총회에서 건강증진을 공중보건사업의 하나로 하는 신공중보건사업(new public health)을 모든 국가가 받아들일 것을 권고하였다.

① 미국 : 「Health People 2010」 및 「Health People」을 내세워 건강증진사업을 강력히 추진

② 캐나다 : 「Health Canada」를 내걸고 건강증진 중심의 공중보건사업을 전개

③ 일본 : 1988년부터 「건강 가꾸기 사업」이라는 이름하에 건강증진사업을 추진하여 왔으며 최근에는 건강일본 21(Health Japan 21)을 통하여 건강증진을 공중보건사업으로 추진

3) 신공중보건사업 관련 분야

영양개선(영양과잉 및 실조), 운동, 휴식 및 정신안정, 금연, 절주사업 시행

① 건강지원환경 조성 : 식품안전, 산업장안전, 학교안전, 주거안전, 지역사회안전, 지역사회 건강생활환경조성

② 질병예방 : 만성질병 예방, 장애 예방, 구강질환 예방, 감염병 예방과 관리, 여행 관련 질병 예방(신종질환 등)관리, 조기검진

4) 공중보건과 신공중보건의 차이점

표 1-3 공중보건과 신공중보건의 차이점

공중보건	신공중보건
물리적 환경개선에 초점 (적절한 주택공급, 깨끗한 식수, 위생 등)	물리적 환경개선 외 사회적 지원, 형태, 생활양식도 포함
"의료" 분야의 전문가 중심	여러 분야(감염병 관리) 활동에 대한 중요성 인식 의료분야는 기여하는 여러 전문분야 중 하나
19세기 공중보건은 생활조건개선을 위한 사회운동 중 하나로서 주로 전문가가 주도	지역사회의 참여를 강력히 강조
역학적 조사 방법	다양한 방법론 도입
질병예방에 중점 건강은 질병이 없는 상태라는 인식	질병예방 외에 건강증진에도 중점을 둠 건강증진에 대한 적극적(positive) 의미부여
주된 관심사는 건강에 위협을 주는 감염병의 예방에 중점	건강에 대한 모든 위협에 관심을 가짐 (만성질환과 정신 건강을 포함) 그밖에 물리적 환경의 지속성과 생활력도 포함

제2장 역 학

1. 역학의 개념

1) 역학의 정의

(1) 의미

어원상 역학(Epidemiology)은 Hippocrates의 저서인 Epidemic에서 유래한 용어로 epi(upon)+demos(people, population)+logy(science)의 합성어이다.

(2) 정의

① John. E. Gorden : Epidemic(유행병)과 상해의 집단적 형태를 연구하는 의학생태학(medical ecology)의 한 분야

② G. W. Anderson : 질병 발생을 연구하는 학문.

③ Clark : 개인의 집합체인 인간사회에서 일어나는 질병, 불구, 무능력 또는 사망의 발생과 분포에 영향을 주는 여러 가지 요인을 연구하는 학문.

④ Stallybrass : 감염병의 주요원인, 전파 및 예방을 연구하는 과학이며, 특히 유행적 증후를 취급하는 학문.

⑤ Macmahon : 인간 집단에 발생하는 질병빈도의 분포와 이들의 결정 요인에 관한 연구.

⑥ 김일순 : ① 인간 사회 집단을 대상으로 ② 그 속에서 질병의 발생, 분포 및 경향과 양상을 명백히 하고 ③ 그 원인을 탐구하는 학문.

⑦ Greenwood : 모든 질병을 집단 현상으로 연구하는 학문.

2) 역학의 목적과 역할

(1) 목적

① 궁극적 목적 : 질병 원인을 제거함으로써 질병을 예방하려는데 있다.

② 세부적 목적

첫째, 미생물, 생화학 등의 분야의 발전된 정보와 인구 집단에서의 질병 발생양상에 관한 자료를 종합하여 질병의 발생 원인에 대한 가설을 수립

둘째, 수립된 가설들을 과학적인 방법으로 검증

셋째, 역학적으로 가설을 검증한 후 역학에서 가설된 검증이 다른 의학분야에서 수립된 가설이나 지식들과 일치하는지의 여부를 알아보는 것

(2) 역할

① 질병의 발생원인 규명 역할 : 역학의 가장 중요한 목적이며 가장 공헌이 큰 부분

② 질병의 발생 및 유행의 감시 역할 : 건강수준과 질병 양상에 관한 지역사회진단 및 예방접종 효과측정

③ 질병의 자연사에 관한 기술적 역할 : 감수성기, 임상질환전기, 이환기, 회복기, 사망기의 통계는 임상의사에게 진단기준과 예후추정에 유용

④ 보건의료서비스 연구에 대한 역할 : 보건사업의 기획 · 집행 · 평가에 참여

⑤ 임상분야에 대한 역할 : 질병진단, 처치, 예후 및 환자에 대한 충고

⑥ 연구 · 전략개발의 역할 : 원인, 결과의 관계구명을 위한 과학적인 방법 개발

3) 질병의 자연사(natural history of disease)

리벨과 클라크(Laevell & Clark)는 질병의 자연사를 비병원성기, 조기병원성기, 조기질환기, 발현된 질환기, 회복기 등의 5단계로 구분하였다. 즉 질병 전단계에서의 예방(건강교육, 예방접종 등)을 제1차 예방, 병리학적인 변화는 있으나 증상이 발현하지 않는 단계에서의 예방(조기진단, 조기치료)을 제2차 예방, 임상질환단계에서의 예방(증상 악화방지, 치료, 재활)을 제3차 예방으로 구분하였다.

(1) 제1단계(비병원성기)

병인에 대한 숙주의 저항력으로 건강을 유지하는 단계이다. 환경위생관리와 꾸준한 건강교육을 통한 건강증진을 통해 질병발생을 적극적 예방을 한다.

(2) 제2단계(조기병원성기)

숙주 내로 병인이 침투하여 병리적 변화가 일어나는 단계이다. 조기검사와 진단을 통해 증상이 발현되지 않도록 소극적 예방을 한다.

(3) 제3단계(조기 질환기)

숙주의 면역력이 약화되어 질병이 발생한 단계이다. 집단검진을 통한 조기진단 및 치료를 통해 중증으로 진행되는 것을 예방해야 한다.

(4) 제4단계(발현된 질환기)

본격적인 검사와 진단으로 질병이 악화되지 않도록 적극적인 처치를 해야 한다. 진단과 진료로 사망률을 낮추고 질병후유증이나 불구를 예방할 수 있다.

(5) 제5단계(회복기)

질병으로 인한 사망이나 적절한 치료로 회복되는 단계이다. 적극적인 재활과 치료를 통해 무능력을 예방하고 사회생활에 복귀할 수 있도록 조치한다.

2. 병인론(Etiology)

1) 역학적 삼각형(3대 요인설)

(1) 병인(agent factors)

질병을 일으키는 직접적인 요인은 다음과 같다.

① 생물학적 인자 : 세균, 바이러스, 곰팡이, 기생충 등
② 물리·화학적 인자 : 대기, 수질오염, 전리방사선, 유독성물질, 열 등
③ 사회적 요인 : 정서적 긴장과 정신적인 스트레스, 관습 등

(2) 숙주(host factors)

숙주의 병인에 대한 감수성과 면역기전에 좌우되며 내·외적 요인의 상호작용에 의해 결정

① 유전적 소인으로 질병의 감수성과 관련이 있는 내적 요인
② 생물학적 인자인 성별, 연령별 특성
③ 체질적 인자로 과거 질병에 대한 폭로 경험, 영양상태, 성격 등
④ 사회, 경제적 수준과 결혼 및 가족형태, 직업 등

(3) 환경(environmental factors)

① 생물학적 환경요인 : 병원소, 매개체, 식품, 약성분 등
② 물리·화학적 환경요인 : 고열과 한랭, 공기(기압), 주택, 음료수, 소음 등

③ 사회적 환경 : 사회조직, 경제상태, 사회적 관습, 주민들의 생활습관, 사회적 융합 및 이동 등

2) 수레바퀴 모형설

인간과 환경의 관계를 설명하는 모형으로 수레바퀴의 중심은 유전적 소인을 가진 숙주가 있고 그 숙주를 둘러싸고 있는 환경은 생물학적, 물리·화학적, 사회적 환경과의 상호작용에 의해서 질병이 발생된다고 보는 모형으로서 질병의 병원체를 강조하지 않고 다요인적 병인을 확인하는데 필요성을 강조

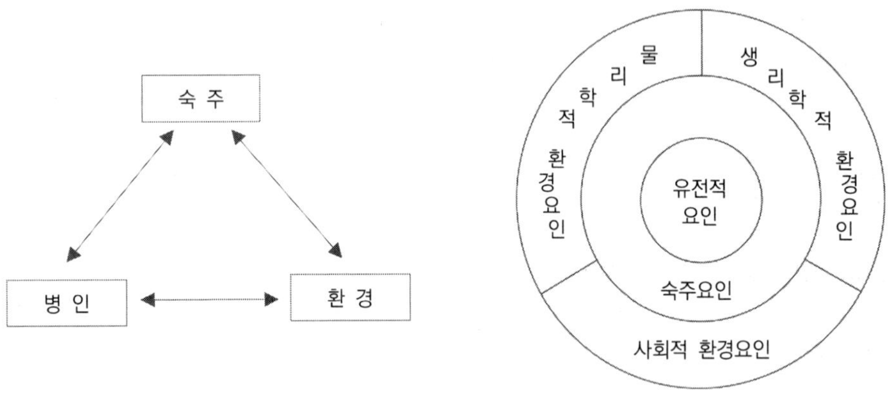

그림 2-1 질병발생의 삼각형 모형과 수레바퀴형

3) 거미줄(원인망) 모형설

질병 발생의 요인이 어느 특정한 요인에 의해서 이루어지는 것이 아니라, 여러 가지 요인이 서로 연관되어 있어 거미줄 모형과 같은 복잡한 상호관계로 얽혀져서 발생된다는 설

3. 역학적 연구방법

① 실험적 방법 : 인위적으로 어떤 자극이나 조건을 가한 상태에서 실험군과 대조군 간의 차이를 비교 분석

② 관찰적 방법 : 어떤 실험적 자극이나 조작을 가하지 않고 자연 상태 그대로 비교, 분석하는 연구 방법

1) 역학의 분류

(1) 기술역학(descriptive epidemiology)

질병이 유행할 때 질병 발생의 원인에 대한 가설을 얻기 위해 가장 먼저 실시하는 역학조사로서 질병의 종류(what)와 시간적(when), 지역적(where), 성별(who) 등 그 분포와 빈도를 기술하는 제1단계 역학이다. 인구 집단에서의 질병의 발생과 관계되는 모든 현상을 기술한다.

(2) 분석역학(analytical epidemiology)

기술역학의 조사결과를 토대로 질병 발생요인들에 대하여 어떤 가설을 설정하고, 실제로 얻은 관측자료를 분석하여 그 해답을 구하는 제2단계 역학이다. 즉 기왕 조사와 추적조사로 얻은 자료를 기초로 다시 기술 역학적 조사를 하고 가설을 세워 검증과정을 통해 원인을 규명한다.

(3) 실험역학(experimental epidemiology)

같은 조건에서 가설검정을 하는 실험군(case)과 비교 관찰하는 대조군(control)을 서로 관찰하는 역학이다.

(4) 이론역학(theoretical epidemiology)

질병 발생양상에 관한 모델을 설정하고 그에 따른 수학적 분석을 토대로 유행하는 법칙을 비교하여 타당성 있게 상호관계를 수리적으로 규명하는 역학이다.
어떤 질병의 발생이나 유행양상을 파악하는 데 주로 활용한다.

(5) 임상역학(medical epidemiology)

① 인간집단의 대상에서 한 개인 환자를 대상으로 그 환자의 증상과 질병의 양상을 기초로 인간집단이나 지역사회를 조사 대상으로 확대 비교하여 역학적 제요인을 규명하는 역학이다.

② 임상의학에서 널리 쓰이는 방법으로 백신(vaccine)의 효과 측정, 새로운 치료 약품, 처치 방법 등의 효과(능) 규명을 위하여 입원환자를 대상으로 연구, 역학에서는 이차 예방효과의 측정에 사용한다.

(6) 작전역학(operation epidemiology)

Omran이 개발한 것으로 보건의료 서비스를 포함하는 지역사회 서비스의 운영에 관한 계통적 연구를 통해 이 서비스의 향상을 목적으로 하는 역학이다.

내용은 보건사업의 효과의 목적 성취 여부를 근거로 평가(outcome evaluation), 사업의 운영 과정에 관한 연구(process evaluation), 투입된 예산, 경비, 노력에 대한 결과나 효과와 관련시켜 연구(cost benefit analysis), 사업의 수용이나 거부반응을 일으키는데 영향을 미치는 요인을 구명, 지역 사업 보건문제 해결을 위한 여러 가지 접근방법을 비교 평가하는 것(comparative evaluation) 등이다.

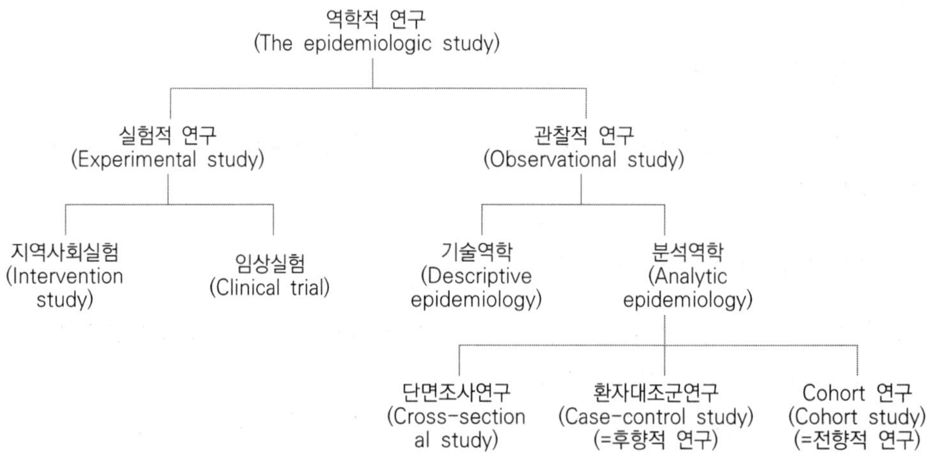

그림 2-2 역학적 연구방법의 분류

2) 역학적 조사 방법

(1) 전향성조사(prospective study : cohort법, 폭로 · 비폭로 조사)

건강한 사람을 대상으로 조사하는 방법

① 장점

㉮ 속성 및 요인에 편견이 들어가는 일이 적어 객관성을 유지할 수 있다.
㉯ 상대위험도와 귀속위험도를 모두 구할 수 있다.
㉰ 추적관찰하게 되므로 비교적 정확한 정보를 얻고 연구결과의 일반화가 가능하다.
㉱ 다른 질병과 속성과의 관계를 알 수 있다.

② 단점

㉮ 많은 대상자가 필요하고 조사기간이 길어서 오랜 기간 동안 관찰하므로 많은 시간과 비용이 든다.
㉯ 질병발생률이 낮은 희소질병은 부적절하다.
㉰ 조사대상자의 무관심이나 이주, 불이행, 사망 등으로 정확한 조사가 불가능하다. 특히 질병 분류에 착오가 올 수 있다.
㉱ 관찰기간 중 대상자의 속성의 변화가 올 수 있다.
㉲ 시간의 흐름에 따라 조사방법과 기준의 변동이 올 수 있다.
㉳ 연구대상자가 도중탈락, 자금부족, 기록보존의 어려움도 있다.
㉴ 연구대상자가 사실을 알게 되어 조사에 영향을 줄 수 있다.

(2) 후향성조사(retrospective study : 환자-대조군 연구 : case-control study : 병력조사 : case-history study : 기왕력 연구)

질병이 있다고 진단된 환자(case)를 대상으로 잡고 이와 조건이 비슷한 대조군(control)을 잡아 그 원인이 되는 요인에 폭로되었는가를 조사해서 두 집단 간을 비교하는 방법

① 장점

㉮ 연구가 비교적 용이, 시간과 조사비용이 적게 든다.
㉯ 발생율이 낮은 연구도 가능하다.
㉰ 적은 연구 대상자로도 연구가 가능하다.
㉱ 연구결과를 짧은 시간 내에 결론을 얻을 수 있다.

② 단점

㉮ 기억이나 기록에 의존하여 수집되므로 불확실할 수 있다.

㉯ 환자의 편견이나 주관에 치우칠 수 있으므로 객관성이 없다.
㉰ 조사대상자의 기억상실로 착오가 오기 쉽고 대조군의 선정이 어렵다.
㉱ 직접 산출할 수 없고 상대위험도만 간접적으로 비교만 할 수 있다.

3) 단면적 연구(cross-sectional study) - 상관관계 연구

원인요소나 질병을 동시에 조사하기 위하여 서로간의 관련성을 조사하는 방법
구체적인 가설을 설정한 상태에서 그 가설을 검증하기 위해 시행

인구모집단 — 표본
- 짠 음식을 먹으며 고혈압이 있다.
- 짠 음식을 먹으며 고혈압이 없다.
- 짜게 먹지 않으나 고혈압이 있다.
- 짜게 먹지 않으나 고혈압이 없다.

① **장점**

㉮ 환자 - 대조군 연구나 코호트 연구에 비하여 시행하기 쉽다.
㉯ 단시간 내에 할 수 있어 경제적이다.
㉰ 어떤 사실을 찾거나 가설검증에 도움

② **단점**

㉮ 일정한 시점에서 조사하기 때문에 빈도가 낮은 질병이나 이환기간이 짧은 질병에는 부적절하다.
㉯ 상관관계만 알 수 있을 뿐 인과관계를 증명하지 못한다.
㉰ 현재와 과거사항만을 주대상으로 하므로 예측력이 낮다.

4) 병력조사(case-history study)

병력조사는 전향성과 후향성 조사의 장점을 택하여 과거 어느 시점에서 비슷한 특성을 가진 집단을 찾아 그 집단에서 질병 발생률과 사망률을 분석하는 방법

5) 위험도 측정(measure of risk)

① 질병발생의 위험도는 어떤 요인에 폭로된 사람에게 발병할 가능성(위험성)이 요인에 폭로되지 않은 사람의 발병할 가능성에 비해 얼마나 더 큰가를 표시해 주기 위하여 위험도를 산출한다.
② 위험도를 산출하는 방법은 전향성과 후향성 조사에 따라 그 원리가 달라진다.

제3장 감염병관리

1. 감염병의 개념과 발전사

1) 감염병의 정의

감염병은 전염력이 강하여 다른 사람에게 전파되는 질병을 말하는데, 아주 오래 전부터 과학문명이 발달한 현재에 이르기까지 인류에게 커다란 고통과 손실을 주고 있다. 더구나 교통의 발달로 지역 간의 왕래가 급증한 현대에는 감염병관리가 삶의 질 향상에 중요한 요건으로 부상하고 있다. 호흡기계, 소화기계, 비뇨기계질환, 기생충질환, 인수공통감염병 등 사람과 사람, 사람과 동물간의 전염으로 피해를 주기 때문이다.

이 장에서는 감염병의 개념에서부터 감염병 관리의 기준별 분류와 전파양식을 비롯한 증상, 진단, 치료, 예방 등에 관한 내용에 이르기까지 상세한 설명을 하고자 한다.

2) 감염병 관리의 발전사

(1) 종교설 시대(religious era)

원시적 사고방식에 의한 선악신설시대, 질병을 죄악에 대한 신의 벌로 간주하는 신벌설

(2) 점성설 시대(astrology era)

질병의 발생이 환경과 물리적 상태와 관련이 있다는 대표적인 설. 하늘의 별자리 이동으로 전쟁의 발생이나 감염병의 유행, 사망 등을 점치는 시대

(3) 장기설 시대(miasma theory era)

질병이 계절, 기후, 온도, 불결함 등 자연과의 관계를 생각하면서 감염병의 전파는 나쁜 공기나 공기 중의 유독물질 때문에 발생된다고 믿었던 시대

(4) 접촉 전염설 시대(contagious communicable theory era)

질병이 한사람으로부터 다른 사람으로 전파된다고 믿기 시작하여 모든 질병은 접촉에 의해 전파된다는 시대

(5) 미생물 병인론 시대(bacteriological era)

1676년 Anton Van Leeuwenhoek가 현미경으로 극미동물(animalcule)을 관찰, 처음으로 미생물이 질병발생의 원인체라는 사실이 인정되었다. Louis Pasteur에 의해 발효와 부패의 원인이 미생물의 침입 후 증식되기 때문이라는 점이 밝혀졌고, Robert Koch는 감염병이 세균(bacteria)이라고 불리는 미생물에 의해 일어난다는 사실을 입증하였고, 탄저균, 결핵균(*Tubercle bacillus*), 콜레라균(*Vibrio cholerae*) 등이 발견되었다.

2. 감염병의 발생 3대 요소와 생성과정의 6대 요소

① 병원체 → ② 병원소 → ③ 병원소로부터 병원체의 탈출 → ④ 전파 → ⑤ 병원체의 새로운 숙주로의 침입 → ⑥ 숙주의 감수성과 면역 등 6개 요소의 연쇄작용.

표 3-1 질병 발생 3대 요소와 감염병 생성과정의 6개 요소

질병발생의 3대 요소	감염병 생성과정의 6대 요소
병인	병원체 병원소
환경	병원소로부터 병원체의 탈출 전파
숙주	병원체의 신숙주 내 침입 숙주의 감수성

1) 병원체

(1) 병원체 종류

① 세균(bacteria) : 간균은 디프테리아, 장티푸스, 결핵균 등, 구균은 포도상구균, 연쇄상구균, 폐렴균, 임균 등, 나선균은 매독균, 콜레라균 등
② 바이러스(virus) : 소아마비, 일본뇌염, 인플루엔자, 홍역, 유행성이하선염, 광견병, AIDS, 간염 등
③ 진균(fungi) 또는 사상균(fungus) : 무좀, 칸디다증(candida). 포자로 증식
④ 리케치아(*Rickettsia*) : 발진티푸스, 발진열, 쯔쯔가무시증(양충병), 록키산홍반열 등
⑤ 원충류(protozoa) : 말라리아, 아메바성 이질, 아프리카수면병 등
⑥ 후생동물(metazoa) : 회충, 요충, 십이지장충 등
⑦ 클라미디아(*Chlamydia*) : 트라코마, 앵무새병(psittacosis) 등

(2) 병인성(pathogenesis), 병독성(virulence)과 전염력(communicablity)

① 병인성(병원성 : 발병력) : 감염된 숙주에게 질병을 일으킬 수 있는 능력

$$\text{병인성} = \frac{\text{환자수}}{\text{총간염자수}}$$

② 병독성(독성 ; 독력) : 병원체가 숙주에 대하여 심한 질병을 일으키게 하는 능력, 즉 질병의 증등도를 나타낸다.

$$병독성 = \frac{중환자수 + 사망자수}{환자수}$$

③ 전염력 : 병원체가 한 숙주에서 다른 숙주로 이행해 나가는 능력. 감염을 일으킬 수 있는 최소량의 수로 나타낸다. 병원체의 배출경로, 침입구, 숙주체내에서의 생존기간, 외계에서의 저항성, 침입균의 양 등이 문제가 된다.

④ 병인성과 병독성은 순상 관계만은 아니다. 결핵균은 병인성과 병독성이 모두 낮고, 광견병은 병인성과 병독성이 모두 높다. 홍역은 병인성은 높으나 병독성은 낮다.

2) 병원소(reservior of infection)

(1) 인간 병원소

① 현성감염자(apparent infection)

병원체에 감염되어 자각적 또는 타각적으로 임상 증상이 있는 사람
은닉환자(hidden case), 간과환자(missed case), 전구기 환자, 현성 환자 등

② 불현성감염자(inapparent infection)

병원체에 감염되었으나 임상증상이 아주 미약하여 본인이나 타인이 환자임을 간과하기 쉬운 환자. 장티푸스, 세균성 이질, 콜레라, 성홍열 등 무증상 감염을 일으키는 질병에서 많다.

③ 보균자(carrier)

㉮ 건강보균자(healthy) : B형간염, 디프테리아, 폴리오, 일본뇌염
㉯ 잠복기보균자(incubatory) : 디프테리아, 홍역, 백일해,
㉰ 회복기 보균자(convalescent : 병후보균자) : 세균성이질, 디프테리아

※ 보균자는 활동에 제한이 없어 전염시킬 수 있는 영역이 넓고, 본인, 타인이 경계하지 않아 전파의 기회가 많으며, 역학상 보균자수가 현성환자 수보다 많아 감염병 관리에 중요한 관리 대상자이다.

(2) 동물 병원소 : 인수공통감염병(zoonosis)

① 소 : 결핵, 탄저, 파상열, 장출혈성대장균감염증, 변종 크로이츠펠트-야콥병
② 돼지 : 살모넬라증, 브루셀라증, 탄저병, 일본뇌염

③ 양 : 탄저, 브루셀라증
④ 개 : 광견병, 톡소프라스마증
⑤ 고양이 : 살모넬라, 톡소프라스마증, 중증급성호흡기증후군
⑥ 쥐 : 페스트, 발진열, 살모넬라증, 렙토스피라증, 쯔쯔가무시병, 신증후군 출혈열(유행성 출혈열)
⑦ 말 : 살모넬라증, 일본뇌염, 탄저
⑧ 조류 : 동물인플루엔자 인체감염증, 일본뇌염, 결핵
⑨ 절지동물 : Q열

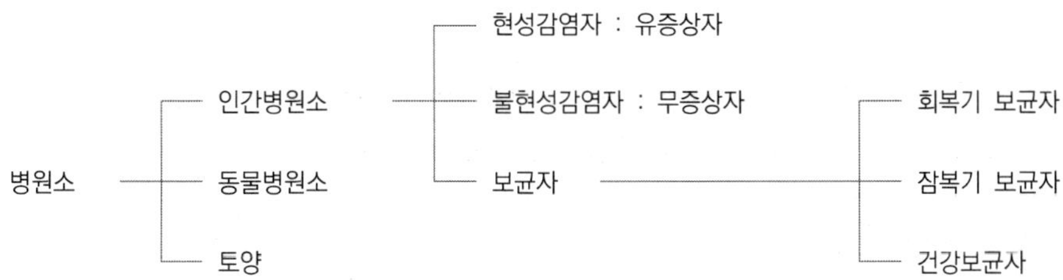

그림 3-1 병원소의 분류

(3) 토양

토양은 각종 진균류의 병원소로서 작용한다.

파상풍, 히스토플라스마증(histoplasmosis), 분아균증(blastomycosis), 스포로트릭스증(sporotrichosis), 레지오넬라증(폰티악 열병) 등

3) 병원소로부터 병원체 탈출

(1) 호흡기계로부터 탈출

① 호흡기계통에 많은 병원체가 증식하고 있어서 대화, 기침, 재채기, 객담 배출 시, 코 · 입으로 탈출
② 병원체가 공기에 의해 전파되는 것을 비말감염(droplet infection)
③ 폐결핵, 폐렴, 백일해, 홍역, 수두, 두창 등

(2) 소화기계로부터 탈출

① 소화기계 질환 병원체가 분변을 통해 배출, 대장을 통한 배설물은 쉽게 새로운 숙주에게 전파
② 배변처리를 위생적으로 하면 피해를 줄일 수 있다.
③ 이질, 콜레라, 장티푸스, 파라티푸스, 폴리오 등

(3) 비뇨생식 기계의 탈출

혈행성 질병이 소변이나 성기 분비물을 통해 배출

(4) 기계적 탈출

① 흡혈성 곤충 등이 물거나 피를 빨 때, 주사바늘을 통해 직 · 간접적으로 탈출
② 발진열, 발진티푸스, 말라리아, 매독균, 유행성 간염 등

(5) 개방병소를 통해 배출

피부표면의 창상이나 종기, 결막을 통하여 병원체가 탈출

4) 전파(transmission)

병원소로부터 배출된 병원체는 새로운 숙주에게 감염을 시켜야만 성장 증식이 가능

(1) 직접전파

환자의 기침, 재채기 등에 의해서 발생하는 호흡기계 질병(감기, 결핵, 홍역 등)이나 신체적 접촉에 의해서 발생하는 질병(성병, 피부병 등)

(2) 간접전파

중간매체를 통해 숙주에 전파, 병원체가 병원소 밖에서 장기간 생존이 가능, 매개체 존재.
① 비활성 매개체 전파 : 물, 식품, 공기, 생활용구, 완구, 수술기구 등 무생물 전파체를 말함. 병원체를 운반하는 수단으로서만 작용하는 손수건, 완구, 의복, 헌책 등은 매개물 또는 개달물(fomites)이라 한다.
② 활성 매개체 전파 :질병을 전파하는 매개 곤충인 파리, 모기, 벼룩 등과 같은 절지동물, 패류나 담수어와 같은 흡충류의 중간숙주

(3) 공기 전파(air borne transmission)

병원체를 내포하고 있는 미소잔류물을 비말핵(droplet nuclei)라고 하는데, 이 비말핵이 감수성 보유자의 흡기에 의해서 폐 등에 들어가서 감염이 성립되는 전파를 비말전파 또는 포말전파라고 한다.

(4) 절지동물 전파(arthropod borne transmission)

① 기계적 전파 : 매개곤충의 다리나 체표에 부착되어 있는 병원체를 아무런 변화 없이 전파

② 생물학적 전파

- **증식형전파(propagative transmission)**
  매개곤충에 의한 생물학적 전파양식에 따라 단순히 병원체 수 만 증가
- **발육형전파(cyclodevelopmental transmission)**
  병원체가 발육만 한다.
- **배설형전파(fecal transmission)**
  곤충 위장관에 증식, 곤충의 대변과 함께 나와 숙주의 상처난 피부를 통하여 전파
- **발육증식형전파(cyclopropagative transmission)**
  병원체가 증식과 발육을 함께 한다.
- **경란형전파(transovarial transmission)**
  병원체가 충란을 통해 균을 다음세대까지 전파

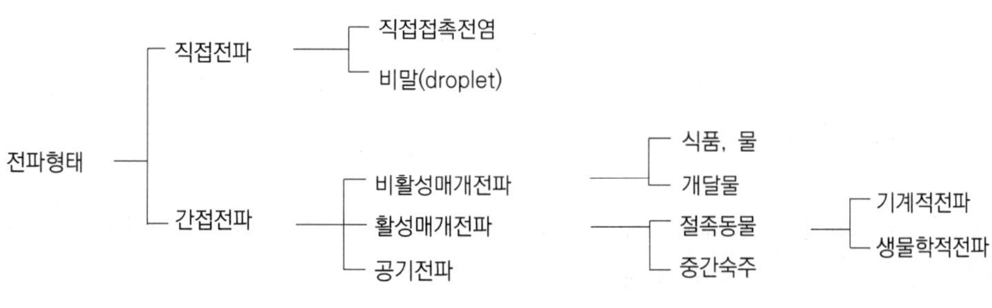

그림 3-2 병원체의 전파형태

표 3-2 생물학적 전파의 종류와 질병

종 류	질 병
증식형	페스트(plague) : 쥐벼룩 뇌염(encephalitis), 황열(yellow fever), 뎅기열(dengue fever) : 모기 발진티푸스(epidemic typhis), 재귀열 : 이 발진열(endemic typhis) : 벼룩
발육형	사상충증(filariasis) : 모기 로아사상충증(loa loa filariasis) : 흡혈성등애
증식발육형	말라리아(malaria) : 모기 수면병(tripanosomiasis) : 체체파리
배설형	발진티푸스(epidemic typhis): 이 발진열(endemic typhis), 페스트(plague) : 벼룩
경란형	록키산홍반열(relapsing Rockymountain), 재귀열(plague) : 진드기

표 3-3 매개체와 질병

매개체	전염성 질병
모기	말라리아, 사상충증, 일본뇌염, 황열, 뎅기열
파리	장티푸스, 이질, 소아마비, 리슈마니아증(나방), 수면병(체체파리)
진드기	재귀열(공주), 유행성출혈열, 수면병, 록키산홍반열(참), 야토병(참), 양충병(털)
등애	로이사상충증
이	발진티푸스, 재귀열, 참호열
벼룩	발진열, 흑사병, 재귀열
쥐	렙토스피라증, 소아마비, 살모넬라증
물고기	간흡충증
게	폐흡충증

5) 신숙주에의 침입(侵入)

병원소로부터 병원체 탈출의 경로와 침입경로는 같이 주로 호흡기, 소화기계통과 비뇨생식기계, 점막 및 피부를 통해서 침입

표 3-4 침입경로에 따른 감염병의 종류

호흡기	병원체	소화기	병원체
1. 결핵	세균	1. 콜레라(Cholera)	세균
2. 나병	세균	2. 이질	세균 · 아메바
3. 두창	바이러스	3. 장티푸스	세균
4. 디프테리아	세균	4. 파라티푸스	세균
5. 성홍열	세균	5. 영아설사증	세균
6. 수막구균성 수막염	세균	6. 폴리오	바이러스
7. Influenza	바이러스	7. 전염성 간염	바이러스
8. 백일해	세균	8. 파상열(brucellosis)	세균
9. 홍역	바이러스		
10. 유행성 이하선염	바이러스		
11. 폐렴	세균		
성기점막, 피부	**병원체**	**점막, 피부**	**병원체**
1. 매독	세균	1. Trachoma	클라미디아
2. 임질	세균	2. 파상풍	세균
3. 연성하감	세균	3. Weils병	세균
4. AIDS	바이러스	4. 야토병	세균
		5. Pest	세균
		6. 발진티푸스	리켓치아
		7. 일본뇌염	바이러스

6) 신숙주의 감수성과 면역

병원체가 신숙주에 침입되면 반드시 발병되는 것이 아니고 독력, 신체 저항균형의 파괴에 따라 발병과 면역이 형성

(1) 감수성지수(susceptibility : 접촉지수 index of contageous)

① 숙주에 침입한 병원체에 대하여 감염, 발병을 막을 수 없는 상태를 감수성

② Gottstein은 급성 호흡기 감염병의 감수성 보유자가 감염되어 발병하는 율은 대체적으로 일정하다고 하여서, 체내 감염될 정도를 감수성지수 또는 접촉지수라고 명명

(2) 면역(Immunity)

① 특이적 저항력인 면역은 어떤 특정한 감염균 침입에 대하여 자기 몸을 방어하며, 임상적인 증상을 없애거나 가볍게 하는 능력

② 면역은 선천적, 후천적 면역으로 구분

(3) 인공능동면역

① **백신(vaccine)** : 균자체가 항원으로 작용하고 예방접종으로 얻어지는 인공능동면역

㉮ 생균백신(living vaccine) : 일회접종으로 장기간 면역이 지속

㉯ 사균백신(killed vaccine) : 면역유지를 위하여 추가면역이 필요

② **순화독소(toxoid)** : 세균의 체외독소(exotoxin)를 불활성화(foxid)해서 사용

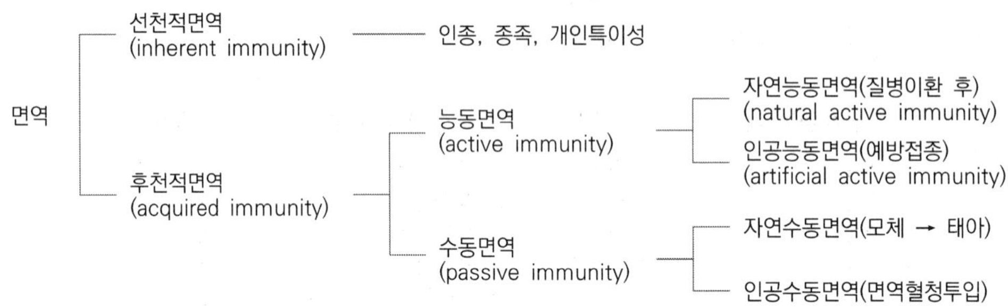

그림 3-3 면역의 분류

표 3-5 인공능동면역방법과 질병

방법별	예방할 질병
생균 vaccine(live vaccine)	두창, 탄저, 광견병, 결핵, 황열, 폴리오, 홍역
사균 vaccine(killed vaccine)	장티푸스, 파라티푸스, 콜레라, 백일해, 일본뇌염, 폴리오
순화독소(toxoid)	디프테리아, 파상풍

표 3-6 자연능동면역되는 질병

항목	질병명
한 번 이환하면 두 번 이환하는 일이 드문 감염병 (영구면역이 잘 되는 종류)	두창, 홍역, 수두, 유행성 이하선염, 백일해, 성홍열, 발진티푸스, 장티푸스, 페스트, 콜레라
불현성 감염에 의해서 강한 면역이 형성되는 감염병 (영구면역이 잘 되는 종류)	일본뇌염, 폴리오
이환되어도 약한 면역만 형성되는 것	디프테리아, 폐렴, 인플루엔자, 수막구균성 수막염, 세균성 이질
감염면역만 형성되는 것	매독, 임질, 말라리아

3. 전염성 질환의 일반적 관리

1) 법정감염병 관리

① 감염병의 발생과 유행을 방지하여 국민보건을 향상 증진시킬 것을 목적으로 감염병 예방법이 1954년 2월 2일에 제정 공포

② 현재 법정감염병은 제1군(6종), 제2군(12종), 제3군(22종), 제4군(19종), 제5군(6종) 등 5개군으로 분류하여 규정

표 3-7 우리나라 감염병예방법에 규정된 법정감염병 (2019년 1월 현재)

	제1군(6종)	제2군(12종)	제3군(19종)	제4군(19종)	제5군(6종)
특성	즉시 방역대책 수립	국가예방접종 사업 대상	간헐적유행 가능성 계속 발생 / 감시 및 방역대책 수립	국내 새로 발생 또는 국외유입 우려	기생충 감염증 정기조사
종류	• 콜레라 • 장티푸스 • 파라티푸스 • 세균성이질 • 장출혈성대장균 감염증 • A형간염	• 디프테리아 • 백일해 • 파상풍 • 홍역 • 유행성이하선염 • 풍진 • 폴리오 • B형간염 • 일본뇌염 • 수두 • b형헤모필루스 인플루엔자 • 폐렴구균	• 말라리아 • 결핵 • 한센병 • 성홍열 • 수막구균성수막염 • 레지오넬라증 • 비브리오패혈증 • 발진티푸스 • 발진열 • 쯔쯔가무시증 • 렙토스피라증 • 브루셀라증 • 탄저 • 공수병 • 신증후군출혈열 • 인플루엔자 • 후천성면역결핍증 (AIDS) • 매독 • 크로이츠펠트-야콥병(CJD) 및 변종 크로이츠펠트-야콥병 (vCJD) • C형간염 • 반코마이신내성황색포도알균(VRSA) 감염증 • 카바페넴내성장내세균속균종(CRE) 감염증	• 페스트 • 황열 • 뎅기열 • 바이러스성출혈열 (마버그열, 라싸열, 에볼라열 등) • 두창 • 보툴리눔독소증 • 중증급성호흡기증후군 (SARS) • 동물인플루엔자 인체감염증 • 신종인플루엔자 • 야토병 • 큐열 • 웨스트나일열 • 신종감염병증후군 • 라임병 • 진드기매개뇌염 • 유비저 • 치쿤구니야열 • 중증열성혈소판감소증후군(SFTS) • 중동 호흡기 증후군 (MERS)	• 회충증 • 편충증 • 요충증 • 간흡충증 • 폐흡충증 • 장흡충증
신고 주기	즉시	즉시	즉시	즉시	7일이내

2) 감염병의 신고와 보고(감염병의 예방과 관리에 관한 법률 제11조)

(1) 신고체계

① 의사 또는 한의사는 의료기관장에게 보고하여야 하고 의료기관에 속하지 않는 의사는 관할 보건소장에게 신고

② 의사나 한의사의 보고를 받은 의료기관의 장은 제1군감염병부터 제4군감염병까지의 경우 지체없이, 제5군감염병 및 지정감염병의 경우에는 7일 이내에 보건소장에게 신고

③ 감염병환자에 대한 신고를 받은 보건소장은 그 내용을 관할 특별자치도지사 또는 시장 · 군수 · 구청장에게 보고

④ 보고를 받은 특별자치도지사 또는 시장 · 군수 · 구청장은 이를 보건복지부장관 및 시 · 도지사에게 각각 보고

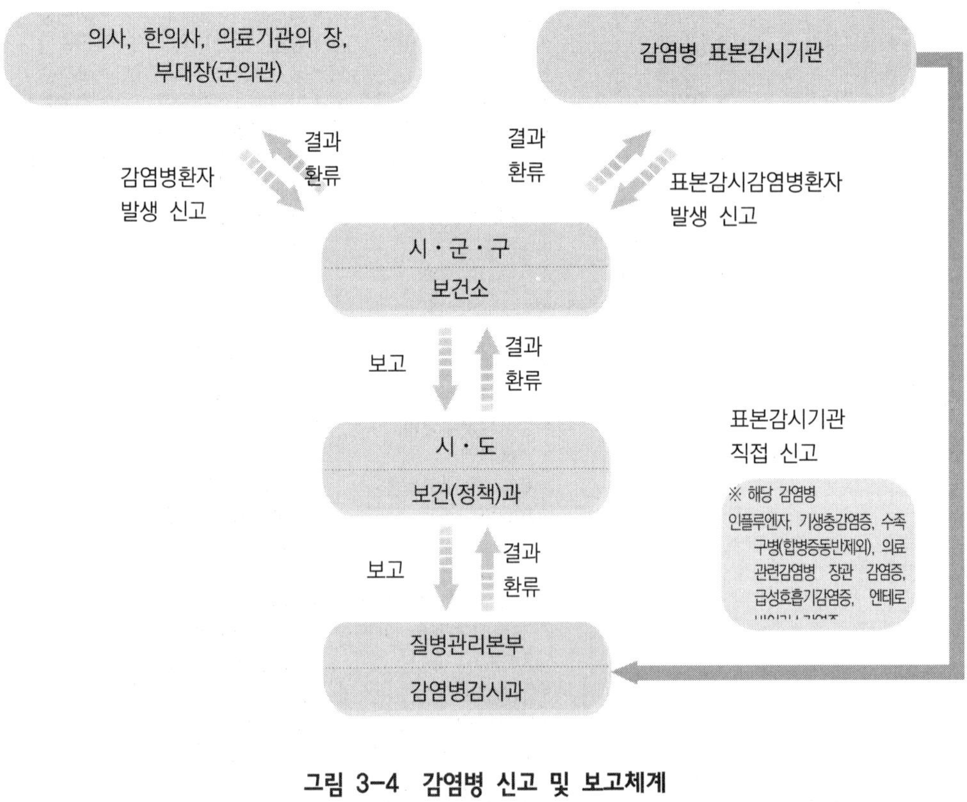

그림 3-4 감염병 신고 및 보고체계

[출처] 질병관리본부, 질병관리백서, 2013.

(5) 정기예방접종 감염병

특별자치도지사 또는 시장 · 군수 · 구청장은 2종법정감염병 및 그 밖에 보건복지부장관이 감염병 예방을 위하여 필요하다고 인정하여 지정하는 감염병에 관하여 예방접종을 실시

3) 검역질병관리

(1) 검역감염병

1. 콜레라
2. 페스트
3. 황열
4. 중증급성호흡기증후군
5. 조류인플루엔자 인체감염증
6. 신종인플루엔자감염증
7. 중동 호흡기 증후군(MERS)
8. 이외의 감염병으로서 외국에서 발생하여 국내로 들어올 우려가 있거나 우리나라에서 발생하여 외국으로 번질 우려가 있어 보건복지부장관이 긴급 검역조치가 필요하다고 인정하여 고시하는 감염병

> 1. 급성출혈열증상, 급성호흡기증상, 급성설사증상, 급성황달증상 또는 급성신경증상을 나타내는 신종감염병증후군
> 2. 세계보건기구가 공중보건위기관리 대상으로 선포한 감염병

(2) 검역감염병 환자 등의 격리

① 검역소장은 검역감염병 환자 등을 다음 중 어느 하나에 해당하는 시설에 격리

> 1. 보건복지부장관이 지정한 검역소 내 격리병동
> 2. 「감염병의 예방 및 관리에 관한 법률」 제36조 또는 제37조에 따른 감염병관리기관, 격리소 · 요양소 또는 진료소
> 3. 자가(自家)
> 4. 「감염병의 예방 및 관리에 관한 법률」 제8조의2에 따른 감염병전문병원

② 검역감염병 환자 등의 격리 기간 : 검역감염병 환자 등의 감염력이 없어질 때까지

(3) 검역감염병 의심자에 대한 감시

격리 및 감시기간은 다음의 시간을 초과할 수 없다.

> 1. 콜레라: 5일
> 2. 페스트: 6일
> 3. 황열: 6일
> 4. 중증급성호흡기증후군(SARS): 10일
> 5. 동물인플루엔자 인체감염증: 10일
> 6. 신종인플루엔자감염증 등 : 그 최대 잠복기

4) 전염성 질환의 일반적 관리

(1) 전파예방

① 외래감염병 예방대책 : 검역 감염병(콜레라, 페스트, 황열)의 국내침입을 막기 위하여 검역(quarantine)이 필요하며 외국에서 들어오는 여객과 승무원에 대해서 감시 · 검사의 검역

② 국내 상재감염병의 예방대책 : 병원소의 제거, 전염력의 감소, 병원소의 격리, 환경위생관리, 전염원 대책 등

(2) 면역증강

① 감수성이 있는 사람에 대하여 일반저항력 증진을 위해 영양관리, 적절한 운동과 휴식, 충분한 수면 등의 관리도 중요하다.

② 예방접종을 실시하여 면역력을 증강, 면역혈청이나 γ-Globulin의 접종 등

(3) 예방되지 못한 환자의 조치

① 정기단시설의 제도화, 치료를 위한 의료시설의 확충, 무의지역의 제거 등 국가적, 사회적 차원의 감염병관리와 계속적인 보건교육의 실시, 조기진단과 조기치료

② 감염병의 전파예방대책

1. 감염원의 근본적 대책
2. 감염경로의 차단
3. 감수성 보유자의 관리

(4) 미용산업현장에서의 감염병관리

대부분의 감염병은 미용실 등 미용실 등을 통해서도 전염되기 때문에 환경위생관리나 대인접촉 시 감염병관리 원칙을 숙지하여 감염병 전파를 방지함으로써 고객은 물론 미용인 자신들의 건강유지에 유념해야 할 것이다.

이를 위해서는 전반적인 감염병관리 각론을 숙지하여야 한다.

4. 감염병관리 각론

1) 소화기계 감염병

(1) 콜레라(Cholera)

- 동남아시아와 아프리카지역에서 유행하는 풍토병의 하나
- 우리나라는 콜레라 유행지역으로부터 입국하는 환자에 의하여 유입
- 검역감염병, 제1군감염병.
- 평균사망율 : 약 50% (소아와 노인에게선 이보다 훨씬 높음)

① **병원체 : *Vibrio Cholerae***

· 진성콜레라균(Classical), 엘토르(El Tor)형

② **전파양식**

· 콜레라 환자의 대변과 토물에 오염된 식수를 먹었을 때, 대변 또는 파리에 의해 오염된 음식물을 섭취하였을 때, 오염된 바다에서 잡은 해산물을 섭취하였을 때 전파

· 잠복기 : 12시간~6일

③ **증상 및 징후**

· 콜레라균의 독소에 의해 소장점막의 상피세포에서 수분이 무한정 분비, 대량의 설사

· 심한 탈수증, 혈압이 떨어져 쇼크

· 설사로 인해 알칼리성 체액이 배설되므로 산-염기 평형장애로서 산혈증

· 소변량도 감소, 급성 신부전증

· 보통 고열은 나지 않고, 복통이나 후중기도 별로 없다.

④ **환자 및 접촉자 관리**

1. 콜레라 환자가 발생하면 제 1종 법정감염병이므로 인근 보건소에 환자 발생보고를 하고, 환자는 반드시 격리치료를 해야 한다.
2. 해외여행자들이 증가하고 있으므로 우리나라에 입국하는 항공기 및 선박의 승객에 대한 검역을 강화해야 한다.
3. 유행지역 해외여행 시에는 음식물은 반드시 끓여 먹고, 콜레라 예방접종을 한다.

(2) 장티푸스(Typhoid fever)

- 우리나라에서 가장 많이 발생하고 넓게 퍼져 있는 수인성 감염병
- 급성 전신성 열성 질환
- 항생제에 대한 내성, 합병증 및 재발 등의 문제가 야기되는 질환

① **병원체** : *Salmonella Typhi*

② **전파양식**

· 주로 환자나 보균자의 대·소변에 오염된 음식물이나 식수로 전파
· 파리, 모기, 바퀴 등의 곤충매개로 전파
· 감수성은 전반적으로 높고 완쾌 후에는 일반적으로 영구면역

③ **증상 및 징후**

· 잠복기간은 3~60일(보통 1~3주)
· 발열, 두통, 권태감, 식욕부진, 상대적 서맥, 비종대, 장미진, 건성 기침 등
· 백혈구, 특히 호산구의 감소가 특징적

④ **환자 및 접촉자 관리**

· 환자격리, 장내 배설물 격리

(3) 파라티푸스(Paratyphoid fever)

① **병원체** : *Salmonella paratyphi A, S. paratyphi B, S. paratyphi C*

② **전파양식**

· 보균자나 환자의 대・소변과 직접 또는 간접으로 접촉
· 환자, 보균자의 손에 의해 오염된 조개류, 우유 및 우유제품 등의 음식물

③ **증상 및 징후**

· 잠복기간은 장염형은 1~3주이고 위장염형은 1~10일

④ **환자 및 접촉자 관리**

· 장티푸스와 같다.

(4) 세균성 이질(Bacillary dysentery, Shigellosis)

- 주로 저개발국가의 낮은 환경위생 수준에 의해 발생
- 미국 등의 선진국에서도 크고 작은 유행이 꾸준히 발생하고 있는 실정
- 항생제의 광범위한 사용으로 인하여 전 세계적으로 항생제 내성 균주가 중요한 문제로 부각
- 제1군감염병

① **병원체 : *Shigella***

· 혈청구에 따라 group A(*Shigella dysenteriae*), B(*S. flexineri*), C(*S. boydii*), D(*S. sonnei*)의 네 가지로 분류

· 감염력이 매우 높아 10~100마리의 균으로도 감염

② **전파양식**

· 환자나 보균자의 대변에 섞여서 배출된 균이 사람의 손이나 파리, 바퀴벌레 등에 묻어서 물이나 음식물에 섞여 들어간 후 감염

③ **증상 및 징후**

· 잠복기간은 12시간~7일(보통 1~3일)

· 10세 이하에서 흔히 발생

· 가족 내 2차 발병률은 40% 정도로 쉽게 전파

· 초기증상 : 갑작스러운 발열, 복통, 구토, 설사 등 (심한 경우에는 헛소리, 혼수, 환각, 경련 등)

· 대장 특히 S상 결장에 염증, 출혈, 궤양 등이 발생하여 점액, 농, 혈액이 섞인 설사

· 합병증 : 장천공, 급성신부전, 빈혈 등

④ **환자 및 접촉자 관리**

환자는 격리하여 치료하고 개인위생 관리를 철저히 한다

(5) 폴리오(급성전각회백수염 : Poliomyelitis)

- 소아와 청년에게 주로 발생하는 급성 감염성질환
- 중추 신경계 손상으로 영구적인 마비
- 불현성 감염이 많음
- 유효한 백신의 개발로 두창에 이어 지구상에서 박멸될 제 2의 감염병

① **병원체 : Polio virus(Ⅰ, Ⅱ, Ⅲ형)**

② **전파양식**

· 사람끼리의 직접적인 접촉에 의해 감염

③ **증상 및 징후**

· 잠복기간 : 보통 7~14일

· 고열, 쇠약감, 두통, 구역과 구토, 고통스러운 근육통과 경련, 이완성 마비를 동반하거나 동반하지 않는 목과 등의 강직

· 불현성 감염에서 비마비성 고열질환, 무균성 수막염, 마비성질환, 그리고 사망에 이르는 넓은 범위의 위중도를 가진 급성바이러스성 질환

④ **환자 및 접촉자 관리**

· 환자의 분비물, 분변과 이에 오염된 물품은 소독한다.

⑤ **예방**

· 경구 생백신(sabin vaccine)이나 주사용 사백신(salk vaccine)이 모두 유용

(6) 장출혈성대장균감염증(Enterohemorrhagic escherichia coli infection)

① **병원체**

· 장출혈성 대장균(enterohemorrhagic *Escherichia coli* ; EHEC)

· 주요 원인균은 O157:H7이며, 그 외에 O17:H18, O26:H11, O11:H8 등

· 특징적인 장점막 부착성을 가지며, 내산성으로 pH 2~4에서 생존 가능하다. 균 자체는 70℃에서 2분이면 죽는다.

② **전파양식**

· 주된 원인은 오염된 고기(햄버거 등)

· 충분히 멸균되지 않은 우유, 주스, 균에 오염된 야채 또는 샐러드도 원인식품

· 오염된 호수, 수영장에서 수영을 하여 수인성 전파를 일으키는 경우도 있다.

③ **증상 및 징후**

· 잠복기 : 3~8일

· 발열을 동반하지 않는 급성 혈성 설사와 경련성 복통

· 발열이 없고 설사변에 백혈구가 없는 것이 다른 질환과 감별할 수 있는 특징

④ **환자 관리 및 예방**

· 환자는 격리 치료

· 육류는 충분히 익혀 섭취하고, 야채류는 염소처리 한 청결한 물로 잘 씻어 섭취한다.

· 철저한 개인위생(손 씻기 등) 수칙의 준수

· 주된 병원소인 소를 비롯한 가축사육목장에 대한 종합적 방역감시와 도축장 및 육류가공처리 과정에 대한 오염방지책을 수립하고 위험식품에 대한 지속적 감시체계 마련

(7) A형간염(hepatitis A)

① **병원체 : A형간염 virus**

② **병원소 및 전파양식**

· 병원소는 환자 또는 보균자이며 전염원은 병원소의 혈액이나 체액
· A형 간염 바이러스에 오염된 음식물에 의해 전파
· 환자의 대변을 통한 경구감염, 주사기(약물중독자), 혈액제제나 수혈을 통해 전파

③ **증상 및 징후**

· 잠복기 : 15~45일
· 발열, 식욕감퇴, 구역, 구토, 쇠약감, 복통, 설사 등

⑤ **예방 : 개인위생과 환경위생 개선**

2) 호흡기계 감염병

호흡기계 감염병은 환자나 보균자의 객담, 콧물 등의 비말핵(droplet nuclei)으로 감염되는 비말감염과 공기전파로 인한 먼지(dust)로 감염. 호흡기계 감염병은 환경개선만으로는 효과가 없으므로 전염원 및 감수성 보유자 대책이 중요하다.

(1) 디프테리아(Diphtheria)

① **병원체 :** ***Corynebacterium diphtheriae***

② **전파양식**

· 환자나 보균자의 비강 및 인후 분비물과 기침 또는 피부의 상처를 통해 감염

③ **증상 및 징후**

· 인두, 후두, 코 등의 상피조직에 국소적 염증을 일으키며, 체외독소를 분비하여 혈류를 통해 신체 각 부위에 운반되기도 한다.
· 잠복기 : 2~6일
· 감수성 검사 : Schick test

④ **예방**

- DTaP 예방접종 실시

(2) 백일해(Wooping cough : Pertussis)

① **병원체** : *Bordetella pertussis*

② **전파양식**

- 환자와의 직접적인 접촉, 기침을 할 때 튀어나온 비말을 통한 호흡기 전파

③ **증상 및 징후**

- 발작성 기침, 무호흡, 청색증, 비출혈, 결막하출혈 및 하안검 부종 등
- 잠복기 : 7~10일(최장 21일)

④ **환자 및 접촉자 관리**

- 발병 후 4주간 또는 기침이 멈출 때까지 호흡기 격리

⑤ **예방**

- 인간은 자연면역을 획득하지 못하므로 사균백신으로 예방접종을 실시

(3) 홍역(Measles)

① **병원체** : Measles virus

② **전파양식**

- 환자와 직접 접촉이나 비인두 분비물에 오염된 개달물을 매개로 전파
- 태반을 통한 수직 감염(선천성 홍역)

③ **증상 및 징후**

- 잠복기 : 8~12일
- 합병증은 중이염, 폐렴, 뇌염 등
  - 전구기 : 발열, 불쾌감과 기침, 콧물, 결막염
  - 발진기 : 홍반성 구진, 발진출현 후 2~3일간은 40℃ 이상의 고열
  - 회복기 : 색소 침착, 기관지염, 폐렴, 급성 중이염, 결핵의 악화, 뇌염 등

④ **예방**

- MMR 백신 접종
- 바이러스에 노출된 경우에는 홍역환자와 접촉한지 6일 이내에 면역글로블린을 접종

(4) 풍진(German measles, Rubella)

① **병원체** : Rubella virus

② **전파양식**

- 인두 분비액의 비말(공기), 직접접촉에 의해 감염, 수직감염
- 특히 임신초기에 이환되며 태아에게 영향을 주게 되므로 주의를 요하는 질병

③ **증상 및 징후**

- 미만성의 소반점상 구진을 동반하는 경증 열성바이러스 감염증
- 잠복기 : 2~3주
- 병쾌후 영구면역을 얻는다.
- 풍진은 선천성 기형을 유발할 수 있기 때문에 임상적으로 중요한 감염증 : 선천성 풍진증후군(congenital rubella syndrome)

④ **환자 및 접촉자 관리**

- 환자 격리(임산부와 접촉을 막는다)

⑤ **예방**

- 1회의 생백신(MMR) 접종으로 98~99%의 평생 면역 획득

(5) 유행성이하선염(Mumps)

① **병원체** : Mumps virus

② **전파양식**

- 직접적인 접촉이나 비말(droplet) 또는 다른 오염된 물질이 코나 입을 통해 전파
- 잠복기는 약 2~3주, 전염기간은 발병 7일 전부터 발병 후 9일까지

③ **증상 및 징후**

- 발열, 두통, 근육통, 식욕부진, 구토, 침샘(주로 귀밑샘)이 단단하게 부어 통증과 압통
- 합병증 : 뇌수막염, 고환염, 부고환염, 난소염, 췌장염 등

④ **환자 및 접촉자 관리**

- 이하선이 붓기 시작한 날부터 종창이 가라앉거나 발병 후 9~10일 동안 호흡기 격리

⑤ **예방**

- 환자 격리, MMR 백신 접종

(6) 성홍열(Scarlet fever)

① **병원체 :** *Streptococcus pyogenes*

② **전파양식**

- 호흡기 분비물 비말감염 또는 직접 혹은 간접적으로 환자나 보균자와 접촉하여 감염
- 감수성 유무는 Dick test로 검사

③ **증상 및 징후**

- 잠복기 : 1~3일
- 갑자기 시작되는 발열, 두통, 구토, 복통, 오한 및 인후염이 특징
- 12~48시간 후에 전형적인 발진이 나타남

④ **환자 및 접촉자 관리**

- 치료를 시작하고 하루가 지날 때까지 격리

⑤ **예방**

- 화농성 분비물과 오염된 물건 소독, 환자와 접촉한 가족 검사

(7) 인플루엔자(influenza)

① **병원체 :** myxovirus종, Influenza A, B, C virus

② **전파양식**

- 비말감염, 공기매개 감염

③ **증상 및 징후**

- 잠복기 : 1~2일
- 갑작스러운 발열(38~40℃), 두통, 근육통, 피로감 등의 전신 증상과 인후통, 기침, 객담 등의 호흡기 증상, 드물게 복통, 구토, 경련 등
- 가장 흔한 합병증은 폐렴

④ **예방**

- 인플루엔자 백신(60~90%의 예방효과)

(8) 중증급성호흡기증후군(severe acute respiratory syndrome, SARS)

① **병원체 :** SARS-CoV (SARS-associated corona virus)

② **전파양식**

- 사스환자와의 직접접촉, 비말감염 또한 환자의 체액에 오염된 물건을 통해 전파

· SARS-CoV의 동물 숙주로는 사향고양이와 너구리, 족제비 등(인수공통감염병)

③ **증상 및 징후**

· 잠복기는 2~10일. 사망률은 약 11% 정도이다.
· 초기에는 인플루엔자 의사증상이 발생하여 고열과 함께 발열, 권태감, 근육통, 두통, 오한 설사 등의 증상을 동반하고 경미한 호흡곤란
· 감염 후 7일이 경과하면 기침(초기에는 객담없는 마른기침), 혈액 또는 점액이 없는 수양성 설사, 호흡곤란

④ **환자 및 접촉자 관리**

· 엄격한 격리와 관리

3) 곤충매개 감염병(Arthropod-borne disease)

(1) 말라리아(Malaria)

① **병원체 : *Plasmodium*(플라스모디움)속에 속하는 기생원충**

· 우리나라에서는 3일열 말라리아(P. vivax)만 유행

② **전파양식**

· 말라리아모기(얼룩날개모기 : *Anopheles*)가 전파
· 인체 내에서는 무성생식, 모기체 내에서 유성생식
· 사람은 중간숙주이고 모기가 종말숙주

③ **증상 및 징후**

· 말라리아의 3대 증상 : 발열(규칙적인 발열이 특징적), 빈혈 및 비장종대

(2) 페스트(Pest, Plague)

① **병원체 : *Yersinia pestis***

② **전파양식**

· 감염된 쥐를 흡혈한 쥐벼룩에 물리거나 간접 전염된 동물의 고름에서 직접 전염
· 폐페스트는 비말전염도 가능

③ **증상 및 징후**

· 페스트는 림프선종 또는 폐렴을 일으키는 급성감염병으로 림프선에 병변을 일으키는 선페스트와 패혈증을 일으키는 패혈성 페스트, 폐렴을 일으키는 폐페스트로 분류

④ **환자 및 접촉자 관리**

· 폐 페스트는 항생제 치료 개시 후 48시간까지 철저한 호흡기 격리. 림프절 페스트는 치료 개시 후 48시간까지 환자 분비물 격리

(3) 신증후군출혈열(유행성출혈열 : Epidemic hemorrhagic fever)

① **병원체** : Hantaan Virus

② **전파양식**

· 등줄쥐(*Apodemus agarius*)의 배설물이 건조되면서 호흡기를 통해 전파

③ **환자 및 접촉자 관리**

· 환자 격리 불필요

· 잠복기 : 2~3주

④ **증상 및 징후**

· 급성으로 발열, 출혈경향, 요통, 신부전이 특징

· 치사율 : 약 7%

(4) 쯔쯔가무시증(양충병)

① **병원체** : *Rickettsia tsutsugamushi*

② **전파양식**

· 감염된 들쥐의 진드기 유충이 사람을 물어 전파

· 잠복기 : 1~3주

③ **증상 및 징후**

· 고열, 오한, 두통, 피부 발진 및 림프절 비대, 간비종대, 결막충혈, 기관지염, 간질성 폐렴, 심근염

④ **환자 및 접촉자 관리**

· 격리는 불필요

(5) 일본뇌염(Japanese B. encephalitis)

① **병원체** : Japanese encephalitis virus. positive

② **전파양식**

· 작은빨간집모기(*Culex tritaeniorhynchus*)가 산란기에 감염된 돼지 등 가축의 피를 빨고 난 후 사람을 무는 과정에서 감염

※ 돼지가 바이러스의 증폭숙주로서의 역할을 한다.

③ **증상 및 징후**

- 불현성 감염이 대부분. 현성 감염인 경우 급성으로 진행하여, 고열(39~40℃), 두통, 현기증, 구토, 복통, 지각이상, 의식장애, 경련, 혼수에 이르며 대개 발병 10일 이내에 사망한다.

④ **환자 및 접촉자 관리**

- 격리나 특별한 조치는 필요 없다.

(6) 발진티푸스(Epidemic typhus)

① **병원체** : *Rickettsia prowazekii*

② **전파양식**

- 인간에서 인간으로 전파되지는 않는다.
- 감염원은 리케치아를 함유한 환자의 혈액을 흡혈한 이(louse)
- 사람은 물려서 만들어진 상처 또는 피부의 표재성 찰과상에 이의 분변을 통하여 감염되거나, 구강점막이나 결막을 통해 또는 비말로 감염

③ **증상 및 징후**

- 잠복기간 : 10~14일
- 급작스런 오한과 함께 발열, 40℃ 전후의 고열, 두통・관절통・결막충혈 등과 붉고 작은 출혈성 발진
- 바일-펠릭스반응(Weil-Felix test)이라 하는 혈청반응에 의해 감별

④ **환자 및 접촉자 관리**

- 환자를 격리하도록 되어 있으나 이가 없는 것만 확실하다면 꼭 격리할 필요는 없다.

4) 동물매개 감염병

(1) 렙토스피라증(Leptospirosis, Weil's disease)

① **병원체** : *Leptospira species*

② **전파양식**

- 감염된 동물(주로 쥐)의 오줌을 통해 균이 배설, 감염된 동물의 오줌에 오염된 젖은 풀, 흙, 물 등과 접촉할 때 점막이나 상처난 피부를 통해 감염

③ **증상 및 징후**

- 잠복기 : 7~12일

- 광범위한 혈관염에 의한 급성 열성질환, 폐출혈, 뇌막염, 간, 신장기능 장애 등
- 인수공통감염병으로 고열, 오한, 황달, 유산 등

④ **환자 및 접촉자 관리**

- 환자는 격리시킬 필요가 없다.

(2) 공수병(광견병, Rabies)

① **병원체** : Rabies virus

② **전파양식**

- 공수병에 감염된 개, 고양이, 여우 등의 포유동물이 병원소이고 이들의 타액이 감염원

③ **증상 및 징후**

- 잠복기는 대개 20~180일
- 바이러스가 말초 신경내로 침범하여 최초 감염부위의 감각신경 및 운동신경을 타고 중추신경계를 침범하면서 증세가 나타남
- 초기에는 다른 바이러스 감염증과 같이 발열, 두통, 무기력감, 상기도 및 소화기 이상증상 등의 전구증상
- 음식이나 물을 보기만 해도 근육(특히 목의 근육)에 경련이 일어나며 침을 많이 흘리고, 얼굴에 바람이 스치기만 해도 인후 및 경부 근육에 경련
- 격노형(furious rabies, 뇌염형) : 물을 두려워하는 증상, 섬망, 안절부절못함 등의 증상(80% 정도 차지)
- 마비형(paralytic rabies) : 상행성 진행성 마비형 (20% 정도 차지)
- 인간을 포함한 모든 온혈동물에서 발병하는 대표적인 인수공통감염병, 임상증상이 나타난 경우는 거의 100% 사망하며 특별한 치료법이 없다.

④ **예방 관리**

- 공수병은 동물에서 사람으로 전파되기 때문에 동물에서의 광견병 예방이 가장 중요

(3) 탄저(Anthrax)

① **병원체** : *Bacillus anthracis*

② **전파양식**

- 소, 양, 염소, 말 등 초식동물이 보유 숙주
- 가축은 오염된 사료를 통해 경구감염되고, 사람은 감염된 동물과 직접접촉, 오염된 육류섭취로 인한 경구감염, 호흡기감염으로 전파
- 사람과 사람사이의 전파는 매우 드물다.

③ **증상 및 징후**

- 피부탄저는 노출 부위의 가려움증으로 시작되고, 구진, 수포화를 거쳐 흑색 가피(탄저농포)가 형성
- 폐탄저 초기에는 감기와 비슷한 경미하고 비특이적 증상으로 시작되지만, 이후 호흡부전, X-선상 종격동 확장, 발열, 쇼크로 진행하여 사망
- 장탄저는 복통 후 발열, 패혈증, 사망

(4) 비브리오패혈증(Vibrio Vulnificus Septicemia)

① **병원체** : *Vibrio vulnificus*

② **전파양식**

- 원발성 패혈증군 : *vibrio*균에 감염된 어패류를 생식할 때 감염, 경구 침입한 균은 십이지장을 통하여 침입하여 혈액을 통해 전신으로 급속히 퍼져 나간다.
- 상처감염군 : 해수에 접촉하거나 어패류를 취급할 때 발생한 상처를 통해 균이 침입하여 국소감염을 일으켜 상처주변에 발적, 종창이 급속히 퍼지며 수포와 괴사를 동반

③ **증상 및 징후**

- 잠복기는 1~2일이며, 피부감염의 경우는 약 12시간이다.
- 원발성 패혈증군 : 전신권태, 오한, 발열, 두통, 근육통으로 시작하여 20% 정도는 구토 및 설사도 병행한다. 발병후 12시간 이내에 대부분 전이성 피부병소가 발생하여 괴사되며 혈관의 폐쇄로 괴저가 일어난다. 이러한 원발성 환자의 대부분은 간질환 환자였으며 대개 입원 후 48시간 이내에 사망하였다. 치사율은 약 40~50%나 된다.
- 상처감염군 : 오한 및 발열이 나며 적절한 항생제 치료 등으로 회복이 되지만 만성질환이나 면역기능이 저하되어 있을 때는 패혈증으로 악화될 수도 있다.

④ **예방관리**

- 6~9월 더운 여름철에는 가능한 한 어패류의 생식을 금하며 56℃이상 끓이거나 0℃ 이하의 냉장보관
- 피부외상을 가진 사람은 해수나 해산물에 접촉하지 말도록 하며 해수욕시 상처가 나지 않도록 주의를 해야 하며, 상처가 났을 때는 맑은 물에 씻고 소독을 한다.

5) 접촉성 전염성질환 관리

(1) 성전파 질환(Sexually Transmitted Disease)

· 성병(Venereal Diseases)을 성전파 질환이라고 개칭
· 성전파 질환은 면역이 되지 않는 질병

① **매독(Syphilis)**

㉠ 병원체 : *Treponema pallidum*
㉡ 전파양식 : 사람의 체액 및 분비액, 수혈을 통해 전파. 태반감염
㉢ 증상 및 징후
· 1기 매독 : 임상증상은 감염 후 10~90일, 평균 3주에 나타남. 궤양(경성하감)
· 2기 매독 : 피부나 점막에 여러 형태의 발진, 탈모, 빨간 반점이 전신에 나타나며 생식기나 항문 주변에 흰색의 고름
· 3기 매독 : 근육이나 뼈, 신경, 혈관, 심장을 침범하여 치명적인 결과
㉣ 환자 및 접촉자 관리 : 매독이 의심되면 정밀검사로 확인

② **임질(Gonorrhea)**

㉠ 병원체 : *Neisseria gonorrhea*
㉡ 전파양식 : 성교로 감염 또는 어머니로부터 신생아에게 전염(신생아결막염, 폐혈증)
㉢ 증상 및 징후 : 남성은 요도로부터 분비물이 나오고, 소변을 자주 보며, 이때 요도가 아프거나 따갑다. 여성은 질 분비물이 많아지고, 성교 때 질에 통증이 있으며, 소변을 볼 때 아프거나 따갑다.
㉣ 감수성 : 감수성이 높고 획득면역은 없다.

(2) 후천성면역결핍증후군(Acquired Immune Deficiency Syndrome : AIDS)

① **병원체 : HIV(human immunodeficiency virus)**

② **전파양식**

· 환자와의 성적접촉
· 감염된 혈액이나 혈액제제의 수혈
· 오염된 주사기
· 감염된 산모로부터 수직 감염되어 출생하는 신생아
· 기타 환자로부터 이식 받은 장기 및 체액

③ **증상 및 징후**

- 감염 후 2~5년, 때로는 15년 정도 경과하면 ARC(AIDS-related complex) 환자에게서 면역결핍에 기인한 기회감염이나 악성종양 등이 나타나며, 원인불명의 폐렴이나 극단적인 체중감소로 사망

④ **진단 및 치료**

- 1차 검사에는 효소항체법(ELISA)과 입자응집법(PA), 2차 검사에는 간접형광체법(IFA)과 웨스턴 블럿(Western blot) 검사
- 에이즈의 치료제는 AZT, DDI(이들 약제는 체내에 침입한 HIV를 죽이는 약제가 아니라 체내에서 HIV의 증식을 억제시키는 약) - 치료약이 없다.

(3) 파상풍

① **병원체 :** *Clostridium tetani*

② **전파양식**

- 파상풍균은 주로 토양에서 발견, 동물이나 사람의 대변에서도 발견
- 녹슨 못 등에 의한 깊은 관통상이나 동물에게 물려서 감염되기도 하고, 외견상 보이지 않을 정도의 작은 상처를 통해 발생
- 신생아 파상풍은 출생 시 소독하지 않은 기구로 탯줄을 절단하거나 배꼽의 처치를 비위생적으로 한 경우 발생

③ **증상 및 징후**

- 과민, 두통, 미열, 오한이 나타난다. 더 진행되면 경련성의 근육수축이 일어나며, 호흡곤란이나 배뇨곤란, 심한 동통을 느낀다.

④ **환자 및 접촉자 관리**

- 개방성 병소가 있는 환자는 격리수용해야 한다.

6) 만성전염성 질환

(1) 결핵(Tuberculosis)

① **병원체 :** *Mycobacterium tuberculosis*

② **전파양식**

- 병원소 : 감염된 사람이 주가 되나 때로는 감염된 소일 수도 있다.
- 폐결핵은 감염된 객담이 공기 중에 비말이 되어 호흡기 전파한다.

- 신장결핵은 소변으로, 장결핵은 분변으로 전파한다.

③ **환자 및 접촉자 관리**

- 기침을 할 때 휴지 등으로 입과 코를 막고 하도록 교육한다.
- 감수성이 있는 동거 가족의 감염 여부에 대한 검사

④ **증상 및 징후**

- 대부분이 폐결핵이나, 신체의 거의 모든 부분에 침범할 수 있는 만성감염병

⑤ **진단 및 치료**

- 성인의 집단검진 : X-ray 간접촬영 → X-ray 직접촬영 → 객담(배양)검사 순
- 어린이 : 투베르쿨린 검사(Tuberculin test, OT, PPD test) → X-ray 직접촬영 → 객담(배양)검사 순으로 검진한다.
- 개방성 폐결핵 환자의 최종 확인 방법 : 객담(배양)검사

⑥ **예방 : BCG 접종**

(2) 한센병(나병, Leprosy, Hansen's disease)

① **병원체 : *Mycobacterium leprae* (1873년에 Hansen에 의하여 발견)**

② **전파양식**

- 감염병소의 배설물, 분비물을 통한 간접전파와 사람에서 사람의 접촉에 의한 직접전파로 감염
- 1세 이하 환아는 태반을 통하여 모체로부터 감염된다.

③ **환자 및 접촉자 관리**

- 감염여부를 확인하기 위하여 lepromin 반응검사를 한다.
- 나종한센병(lepromatous leprpsy)은 격리, 결핵한센병(tuberculoid leprosy)은 격리불필요
- 환자로부터 태어난 신생아를 미감아라고 하며, 격리관찰과 평균잠복기간을 5년으로 보고 정기검진을 한다.

④ **증상 및 징후**

- 피부, 말초신경, 상기도를 침범하는 만성 세균감염증으로 임상증상이 다양

⑤ **예방 : 접촉자 관리, 정기검진**

(3) 바이러스성 간염(Viral hepatitis)

① B형간염(hepatitis B)

㉠ 병원체 : B형간염 virus(hepatitis B virus, HBV)

㉡ 전파양식 : 수혈, 성접촉, 주사기 공동 사용, 모자간 수직감염

㉢ 환자 및 접촉자 관리 : 혈액 및 체액 격리, 오염된 장비 소독

㉣ 증상 및 징후 : 피로, 전신권태, 지속적인 또는 간헐적인 황달, 식욕부진 등

※ 합병증은 간경변증, 정맥류 출혈, 간성 혼수, 혈액응고장애, 비장비대, 복수 등

② C형간염(hepatitis C)

㉠ 병원체 : C형간염 virus(hepatitis C virus, HCV)

㉡ 전파양식 : 수혈이 주요 원인, 주사기 공동 사용, 성 접촉, 모자간 수직 감염

㉢ 환자 및 접촉자 관리 : 혈액 및 체액 격리, 오염된 장비 소독

㉣ 증상 및 징후 : 피로, 구역, 구토, 근육통, 미열, 황달 등

5. 미용관련 전염성 질환

감염병(infectious disease)은 세균, 스피로헤타, 리케차, 바이러스, 진균, 기생충과 같은 여러 병원체에 의해 감염되어 발병하는 질환이다. 병원체에 의한 감염은 음식의 섭취, 호흡에 의한 병원체의 흡입, 다른 사람과의 접촉 등 다양한 경로를 통해 발생한다. 사람과의 접촉이 많은 미용산업체에서 쉽게 전염되는 감염병은 다음과 같다.

1) 바이러스성 질환

(1) 감기(common cold)

① **원인**

감기는 코, 목구멍 등 호흡계가 바이러스에 감염되어 발병하는 전염성 높은 병을 말한다. 감기바이러스는 번식하면서 빠른 속도로 변이하기 때문에 효과적인 면역은 거의 불가능하다.

② **증상**

증상은 재채기, 콧물, 코막힘, 인후통, 가래가 나오고 기침, 두통, 피로도 주된 증상이다. 감기는 보통 5일에서 7일 정도 지속된다.

③ **예방**

가장 좋은 예방법은 감기 환자와의 접촉을 피하는 것이다. 식사 전이나 외출 후에 손을 깨끗이 씻고 하루 세 번 양치를 한다.

④ **치료**

충분한 휴식을 7일정도 취하면 감기는 자연 치료된다. 증상을 완화할 목적으로 해열제나 진통제, 콧물억제를 위해 항히스타민제가 사용된다.

(2) 수두(chicken pox)

수두-대상포진 바이러스(varicella-zoster virus)에 의한 급성 바이러스성 질환이다. 잠복기간은 2~3주, 보통 13~17일이다. 수두나 대상포진의 수포에서 나오는 액의 직접 접촉 또는 공기를 통해서 전파된다. 감염자의 침을 통해서도 전파될 수 있다. 수포는 발생 초기일수록 전염성이 강하고, 딱지가 생기면 전염되지 않는다.

① **원인**

수두-대상포진 바이러스(varicella-zoster virus)가 수두의 원인 바이러스이다.

② **증상**

잠복기간은 2~3주이며 보통은 감염 후 13~17일 후에 증상이 나타나기 시작한다. 급성미열로 시작되고, 신체 전반이 가렵고 발진성 수포(물집)가 생긴다. 가려움증(소양감)을 동반한 피부발진은 몇 시간 동안의 반구진 시기, 3~4일간의 수포(물집)기를 거쳐 7~10일 내에 가피(딱지)를 남기고 호전된다.

③ **예방**

감수성이 높은 신생아나 노약자는 수두 환자와 접촉하지 않도록 주의한다. 피하주사용 생백신을 1~12세까지 감수성이 있는 사람에게 사용한다. 수두바이러스는 신경계에 잠복하고 있다가 면역력이 약화될 경우 대상포진을 일으키기도 한다.

④ **치료**

수두는 대부분의 경우 증상이 자연적으로 좋아지기 때문에 특별한 치료는 필요 없다. 전염을 방지하기 위해 수두에 걸린 환자를 철저히 격리해야 한다.

(3) 대상포진(herpes zoster)

수두에 감염되었던 사람의 등뼈 부근에 있는 신경절에 잠복상태로 있던 수두바이러스가 면역력이 약화되면 다시 활성화되어 발병하는 질병으로 초기에 치료하지 않을 경우 극심한 통증을 유발하는 증상이 나타난다.

① **원인**

어린이가 흔히 걸리는 수두의 원인병원체인 수두 바이러스와 동일한 대상포진 바이러스(zoster virus)이다.

② **증상**

피부로 내려와 염증을 일으키거나, 심하면 염증이 전신으로 퍼질 수도 있으며 붉은 반점이 신경을 따라 나타난 후 여러 개의 물집이 무리를 지어 나타난다. 수포는 10~14일 동안 변화하는데, 고름이 차면서 탁해지다가 딱지로 변하게 된다.

피부의 병적인 증상이 모두 좋아진 후에도 해당 부위가 계속 아프기도 하는데, 이러한 대상포진성 통증은 노인 환자의 약 30%에서 나타나고 마약성 진통제를 사용해야 할 정도로 통증이 심한 경우도 있다.

③ **예방**

증상이 좋아지더라도 바이러스는 잠복상태로 몸속에 계속 존재하기 때문에 바이러스가 재활성화 되면 다시 대상포진이 발생할 수 있으므로 예방접종이 필수적이다.

④ **치료**

간염이나 폐렴, 뇌염 등을 유발할 수도 있으므로 항바이러스 치료제로 적극적으로 치료한다.

(4) 사람유두종(사마귀, wart)

피부 또는 점막에 사람 유두종 바이러스(human papilloma virus, HPV) 감염이 발생하여 표피의 과다한 증식이 일어나 표면이 거친 구진으로 나타난다. 어느 부위의 피부에나 발생할 수 있으나 노출 부위인 손, 발, 다리, 얼굴 등에 주로 발생하고, 성 접촉을 통해 성기에도 발생할 수 있다.

① **원인과 증상**

사람 유두종 바이러스에 의한 감염 질환이며 사마귀의 종류에 따라 원인이 되는 유전자형이 최근에 밝혀지고 있다.

◇ **보통 사마귀** : 손등, 손톱 주위, 얼굴, 입술, 귀에 발생한다. 소아기에 주로 발생하며 성인에서는 매우 드물다.

◇ **편평 사마귀** : 이마, 턱, 코, 입 주위와 손등에 잘 발생한다. 치료가 어렵기도 하지만 자연 치유의 빈도도 높다.

◇ **손발바닥 사마귀** : 티눈과 구별이 어렵다. 표면의 각질층을 깎아내고 관찰하여 모세혈관에 의한 여러 개의 검은 점이 보이거나 점상 출혈이 보이면 사마귀로 진단할 수 있다. 티눈과는 달리 접촉부위와 상관없이 생기는 경우가 흔하며 여러 개가 모여 있고 부위가 점차 넓어지는 경향이 있다.

◇ **음부 사마귀, 뾰족콘딜로마** : 전염력이 강하여 한 번의 성 접촉으로 약 50%가 감염될 수 있고 대개 성관계 후 2~3개월 뒤에 피부병변이 나타난다. 성기 이외의 점막에도 사마귀가 발생할 수 있다.

초기에는 표면이 윤기가 나는 작은 구진으로 시작하지만 시간이 경과함에 따라 구진이 모여 닭 볏 모양이 되기도 한다. 성인의 음부 사마귀는 성인성 질환이기 때문에 배우자에 대한 철저한 검사 및 치료가 필요하다. 치료하여 눈에 보이는 병변이 없어진 후에도 전염성은 존재할 수 있으므로 주의해야 한다.

② **예방**

사마귀 병변과 직접적인 접촉을 피하고 음부 사마귀는 철저한 검사와 치료가 필요하다.

③ **치료**

사마귀의 위치, 크기, 숫자, 환자의 나이, 면역 상태에 따라 선택할 수 있다. 완치율은 약 50~60% 정도이며 재발률은 평균 20~50%이다.

(5) 헤르페스 바이러스 감염증(herpes simplex virus infection)

헤르페스 바이러스 감염증은 단순 헤르페스 바이러스(herpes simplex virus)에 감염되어 발생하는 바이러스성 질환이다. 단순 헤르페스 바이러스는 단순포진 바이러스라고도 하며, 단순포진 바이러스에 감염되면 피부 점막에 생기는 물집과 같은 가벼운 증상에서부터 뇌염과 같은 중증의 질환까지 다양한 증상이 나타난다.

단순포진 바이러스는 대상포진 바이러스와 마찬가지로 한 번 감염되면 평생동안 몸속에 잠복상태(latent infection)로 있다가 면역력이 약화되면 바이러스가 다시 활성화되어서 증상이 재발할 수 있다

① 원인

단순포진 바이러스

② 증상

1형 단순포진은 피부에 물집이 생기는 것이 특징이다. 재발하는 경우에는 주로 입 주위, 구강 내 점막 등에 단순포진이 발생한다. 2형 단순포진은 일종의 성병이며 외부성기 부위에 물집이 생기고, 발열, 근육통, 피로감, 무력감, 경부림프선 종대(비대) 등의 증상이 동반되기도 한다.

단순포진 바이러스는 뇌염이나 뇌수막염을 일으킬 수 있으며, 열과 두통이 발생하고 정신착란 증세를 보이거나 발작을 일으키기도 한다. 산모의 질에 단순포진이 있는 경우에는 태아가 출산 과정에서 단순포진 바이러스에 감염될 수 있다.

③ 예방

단순포진 바이러스는 접촉에 의해 전염되므로 타인의 체액이나 성적인 접촉에 주의가 필요하다.

④ 치료

재발률이 높은 2형 단순포진 바이러스 감염증의 경우 항바이러스제를 장기간 투여하여 증식을 지속적으로 억제한다.

(6) 급성 출혈성 결막염(acute hemorrhagic conjunctivitis, 아폴로눈병)

① 원인

눈을 외부에서 감싸고 있는 눈꺼풀 안쪽부분인 결막부위가 엔테로 바이러스 제70형이나 콕사키 바이러스 A24형에 감염되어 생기는 염증을 아폴로눈병(급성 출혈성 결막염)이라 한다. 아폴로눈병이라는 이름은 이 눈병의 발생시기가 아폴로 11호의 달 착륙시기와 일치해 붙여진 이름이다.

② **증상**

통증, 이물감, 눈물흘림과 충혈, 결막부종, 결막하출혈, 여포, 눈꺼풀 종창 등이 나타날 수 있다.

③ **예방**

평소 더러운 손으로 눈을 만지지 않는다. 눈을 만진 후에 손을 깨끗이 씻는다. 렌즈를 낀 채로 수영하지 않는다. 눈병이 유행할 때는 수영장 등 사람 많은 곳에는 가지 않는다.

바이러스성 결막염은 전염력이 매우 높으므로 전염에 유의한다.

④ **치료**

결막염 증상을 완화시키기 위한 대증요법 외에는 특별한 치료법은 없으며, 10일 정도의 기간이 경과하면 자연 치유된다. 일부 심각한 후유증이 남기도 하므로 주의가 필요하다.

2) 세균성질환

(1) 여드름(acne)

모낭이나 피지샘에 발생하는 만성 염증질환으로 면포(모낭 속에 고여 딱딱해진 피지), 구진(1cm 미만 크기의 솟아 오른 피부병변), 농포, 결절, 거짓낭 등 다양한 피부 변화가 나타나며, 후유증으로 흉터가 남기도 한다.

주로 피지샘이 많은 얼굴, 목, 가슴 등에 발생하며, 사춘기 청소년의 85%에서 관찰된다.

① **원인**

여드름은 여러 원인이 복합적으로 작용한다. 즉 사춘기에는 피지분비가 왕성해지는데, 모낭 안에 있는 프로피오니박테리움 아크네스(*Propionibacterium acnes*)라는 세균이 분비하는 지방분해 효소가 유리지방산을 형성하여 모낭을 자극하기 때문에 발생한다. 화장품의 여러 성분이나 과도한 세제, 비누의 사용도 여드름의 악화 원인이 될 수 있다.

② **증상**

면포 주위에 염증이 생기며 염증의 정도에 따라 붉은 여드름(구진성), 곪는 여드름(화농성), 결절, 낭종 등 여러 형태의 발진이 섞여 있는 것이 특징이다.

③ **예방**

스트레스나 과로, 흡연 및 음주를 피하고 너무 잦은 세안도 피하는 것이 좋다. 함부로 손을 이용해 짜는 것은 염증을 유발시키고 흉터를 남기기 쉬우므로 피해야 한다.

④ **치료**

여드름 치료는 크게 바르는 약, 먹는 약, 외과적 치료로 나눈다.

◇ **바르는 약**

여드름 균에 대한 직접적인 살균 효과를 지니며, 유리 지방산이 생성되는 것을 막아주는 국소도포 항생제와 각질을 벗겨내 피지 배출이 잘 되도록 하는 피부재생 연고제, 강력한 항균제제로 세균집단을 줄이고 면포 용해작용이 있는 여드름 연고제 등이 있다.

◇ **먹는 약**

살균작용으로 염증을 줄여주는 항생제와 피지분비를 줄여주는 레티노이드가 있다. 레티노이드는 피지 조절뿐만 아니라 그 외 여드름 발생 원인을 차단하는데 도움을 준다. 그러나 태아 기형을 유발할 수 있어 임신 1개월 전후에는 투여하지 않아야 한다.

◇ **외과적인 치료**

증상 부위에 대한 주사요법, 여드름 압출치료, 박피술 등이 있다. 크게 곪은 여드름은 보기에도 흉하지만 흉터로 남을 가능성이 많으므로 주사요법으로 치료하여 흉터 발생을 줄여준다.

여드름이 심해 피부가 딱딱해졌을 때는 그 부위에 묽게 만든 트리암시놀론을 직접 주입하여 여드름이 빨리 없어지도록 하고 흉터가 남지 않도록 한다. 부작용으로 피부가 위축될 수도 있으나 6~12개월 지나면 회복되므로 크게 걱정하지 않아도 된다.

여드름을 무리하게 짜면 흉터가 남게 되므로 모공 입구를 깨끗이 씻고 뜨거운 수증기로 모공을 넓힌 후 전문기구로 여드름을 짜면 이런 부작용이 생기지 않는다.
효과적이다.

여드름에 의한 켈로이드(상처가 나아감에 따라 새 살이 뭉쳐 딱딱한 혹 상태로 된 것)나 볼록 흉터부위에 직접 스테로이드 주사를 놓거나 피부를 아주 차갑게 얼리는 냉동요법, 또는 레이저를 통해 켈로이드를 태워버리기도 한다.

(2) 모낭염(folliculitis)

세균 감염에 의한 모낭염증으로, 침범한 모낭의 깊이에 따라 상부를 침범한 '얕은 고름물집 모낭염'과 하부를 침범한 '깊은 고름물집 모낭염'으로 나누어진다.

① **원인**

대부분 황색포도상구균 감염이 가장 큰 원인이고 장기간 항생제 사용으로 인한 그람음성균, 뜨거운 욕조에서 목욕한 경우 녹농균에 의해 모낭염이 발생하기도 한다. 당뇨, 비만, 불결한 위생 상태가 관련 요인이 되며 콧털을 뽑는 버릇에 의해 모낭염이 발생하기도 한다.

② **증상**

얕은 고름물집 모낭염은 얼굴, 가슴, 등, 엉덩이에 주로 발생하며, 1~4mm 크기의 농포, 딱지로 덮인 구진이 발생한다. 경미한 통증이나 소양증을 호소하지만 병변 후 흉터를 남기지 않는다.

깊은 고름물집 모낭염은 콧수염이 나는 부위나 윗입술에 발생한다. 염증성의 구진이나 농포가 면도로 인해 주변부로 번져가고 염증이 깊어지면 만성적으로 진행한다.

③ **예방**

면도로 인한 상처부위를 방치할 경우 세균이 침입하기 쉬우므로 항생제 연고를 바르고 콧털을 뽑지 않도록 한다.

④ **치료**

항균제가 포함된 비누를 사용하고, 국소 항생제를 일주일간 병변부에 바른다. 자꾸 재발하고 병변이 광범위하거나 잘 치료되지 않을 경우에는 경구 항생제를 투여한다.

3) 표재성 피부 곰팡이증(superficial mycoses)

피부의 각질층이나 손발톱, 머리카락에 진균이 감염되어 표재성 곰팡이증이 발생할 수 있다. 원인균에 따라 백선(피부사상균증), 칸디다증, 어루러기로 나눌 수 있으며 이 중 백선은 관찰되는 부위에 따라 머리 백선, 몸 백선, 발 백선(무좀), 손발톱 백선, 얼굴 백선 등으로 분류된다.

(1) 머리 백선(tinea capitis)

머리 백선은 두피의 모낭과 그 주위 피부에 피부사상균이 감염되어 발생하는 머리의 표재성 곰팡이 질환을 말한다.

① **원인**

주로 마이크로스포룸(*Microsporum*)과 트리코파이톤(*Trichophyton*)에 속하는 백선균에 의한 감염이 주된 원인이다. 주로 개나 고양이 등의 애완동물과의 접촉으로 감염되나 사람들 간의 접촉에 의하여 전염되기도 한다.

② **증상**

두피에 다양한 크기의 회색이나 붉은색의 인설(살비듬)이 일어나고 염증이 심하면 부분적인 탈모가 발생한다. 때로는 심한 염증이 일어나 고름이 나오는 농양을 형성하면서 광범위한 탈모가 발생하는 독창(kerion)이 발생하기도 한다.

③ **예방**

피부병에 걸린 애완동물이나 머리 백선에 걸린 환자와의 직접적인 신체 접촉을 피하고 빗, 수건 등의 물건을 따로 사용하도록 한다.

④ **치료**

항진균제를 사용하여 균의 확산을 줄일 수 있지만 완치를 위해서는 경구 항진균제를 약 1~3개월간 투여해야 한다. 염증이 심한 경우 영구적인 탈모방지를 위하여 스테로이드제를 단기간 경구 투여한다.

(2) 조갑백선(손발톱 백선, tinea unguium)

손톱과 발톱이 백선균에 감염되어 일어나는 질환을 손발톱 백선이라고 한다.

① **원인**

일반적인 백선감염에서 속발하는 수가 많다. 손톱과 발톱 주위의 습진 등에서도 비슷한 증세를 나타내는 수가 있으므로 균의 확인이 필요하다.

② **증상**

손톱과 발톱은 광택을 잃고 두꺼워지며, 표면은 요철이 심하고 무르며 손톱과 발톱 끝이 잘 부서진다.

③ **예방**

환자의 수건 등을 구분해 사용하고 손을 항상 청결, 건조하게 유지하는 것이 중요하며, 특히 면역력이 약한 당뇨환자 등 만성질환자는 특별히 손톱관리에 신경을 써야한다.

④ **치료**

항백선제의 외용만으로는 낫기가 어렵고, 글리세오플빈 등의 내복이 유효하지만 의사의 지시를 따라야 한다.

(3) 족부백선(발 백선, tinea pedis)

발 백선(무좀)은 피부사상균의 감염증 중 가장 많아 전체 백선의 33~40%를 차지하며 20대에서 40대에 가장 많고 소아에서는 드물게 발생한다. 구두와 양말을 신고 생활하는 시간이 많아져 발의 습도가 높아지므로 유병률이 높아지고 있다. 주로 목욕탕, 수영장 등 사람이 많이 모이는 곳에서 전염된다.

① **원인**

피부사상균

② **증상**

임상적으로 지간형, 소수포형 및 각화형으로 구분한다. 지간형이 가장 흔하다. 이 세 가지는 명백하게 구분하기 어려울 때가 많으며 대체로 여러 병형이 복합되어 발생하는 예가 많다.

◇ **지간형**

발 백선 중 가장 흔하며 4번째~5번째 발가락 사이에 가장 많고 그 다음이 3번째~4번째 발가락 사이이다. 가려움증이 심하고 땀이 많아서 불쾌한 발 냄새가 날 수 있다. 손상된 피부를 통해 이차적인 세균감염을 일으킬 수 있다.

◇ **소수포형**

작은 물집이 발바닥과 발 옆에 다양한 크기와 형태로 나타날 수 있다. 여름철 땀이 많이 나면 악화되며 물집이 발생할 때 심하게 가렵다.

◇ **과각화형(인설형)**

발바닥 전체에 걸쳐 각질이 두꺼워지며 긁으면 부스러져 떨어진다. 가려움증이 별로 없어 치료가 늦어져 만성으로 경과하는 경우가 많다.

③ **예방**

환자의 양말이나 발수건 등을 반드시 구분해 사용하고 발을 항상 청결, 건조하게 유지하는 것이 중요하며, 특히 면역력이 약한 당뇨환자 등 만성질환자는 특별히 발관리에 신경을 써야한다.

④ **치료**

감염이 의심 될 때에는 적절한 항진균제의 복용과 도포로 빠른 시간 내에 무좀을 치료하는 것이 가장 중요하다.

4) 창상감염질환

창상은 피부나 점막이 외부충격에 의해 손상되는 것을 말한다. 가볍게 피부가 긁히는 찰과상부터 예리한 기구에 의해 베인 자상이나 근육과 신경조직이 절단되는 절상 등이 있다.

창상은 상처부위가 베이거나 잘려 열린 개방형과 타박상 등의 폐쇄형으로 구분한다.

(1) 창상감염(infection of wound)

① **원인**

창상에 병원균(바이러스, 세균, 진균 등)의 침입에 의하여, 국소적, 전신적으로 반응을 일으키는 것이다.

② **증상**

일반적으로 세균이나 바이러스에 의한 경우에는 화농성, 진균에 의한 경우에는 괴사를 수반하는 화농성염증이 나타난다. 국소종창, 발적, 동통 및 발열을 초래하기도 한다.

③ **치료**

지혈 및 쇼크예방이 최우선이고, 감염방지를 위한 소독과 병소보호를 우선으로 한다.

(2) 화상감염(infection of burns)

불이나 뜨거운 물 등의 열상, 화학물질, 방사선, 전기 등에 의해 피부 및 조직이 손상된 것을 화상이라고 하며, 일반적으로 증상에 따라 1도 화상부터 4도 화상으로 구분한다.

① **원인**

◇ 열상 화상 : 불, 뜨거운 물, 증기, 연기, 뜨거운 액체

◇ 화학 화상 : 화학물질

- pH 7 이하의 강산 : 아세트산, 염산, 황산 등
- pH 7 이상의 강알칼리 : 암모니아 등

◇ 그 외 방사선피폭이나 전기감전

② **증상**

화상은 국소 손상의 깊이에 따라 1~4도로 구분된다.

◇ **1도 화상**

피부가 붉게 변하고 국소 열감과 동통을 수반한다. 물집은 생기지 않고 대부분의 경우 별다른 합병증이나 후유증 없이 치유된다.

◇ **2도 화상**

피부 진피층까지 손상된 상태로 물집(수포)이 생기고, 붓고, 심한 통증이 동반된다. 감염위험이 있으며 치료 후에 흉터가 남을 수 있다.

깊이에 따라 표재성 2도 화상과 심부성 2도 화상으로 나눈다.

- **표재성 2도 화상** : 진피층 일부만 손상된 상태로 상피재생이 일어나면서 2주 정도면 회복된다.

- **심부성 2도 화상** : 진피층 대부분이 손상된 상태로 감염이 없을 경우에는 2~4주 후에 회복되지만 흉터가 남는다.

◇ 3도 화상

피부 전층이 손상된 상태로 피부색이 흰색이나 검은색으로 변하며, 피부신경이 손상되어 통증이 느껴지지 않는다.

◇ 4도 화상

피부 전층과 근육, 신경 및 뼈 조직이 손상된 상태이다.

③ **예방**

불, 뜨거운 물, 연기, 화학물질, 전기 등을 사용할 때 주의해야 한다.

④ **치료**

◇ 열상 화상

- 신속히 환자를 안전한 곳으로 옮긴다.
- 환부를 흐르는 찬물로 15~30분 정도 식힌다.
- 수포가 발생하였을 경우에는 반드시 병원치료를 받는다.

◇ 흡입 화상

- 신속히 환자를 안전한 곳으로 옮긴다.
- 신선한 공기를 마실 수 있도록 머리를 높게 눕히고 의복을 느슨하게 한다.
- 호흡정지나 심장정지가 발생한 경우에는 심폐소생술을 실시한다.
- 신속히 병원으로 이송한다.

◇ 화학 화상

- 신속히 환자를 안전한 곳으로 옮긴다.
- 즉시 흐르는 물이나 생리식염수로 화학물질을 제거한다.
- 화학화상은 3도 이상의 화상으로 간주하여 신속히 병원으로 이송한다.

◇ 전기 화상

- 상처 부위에 상관없이 모든 전기 화상은 3도 화상이상으로 간주한다.
- 전기로 인한 화상은 외견상 보이는 화상보다 심한 내상을 흔히 동반한다.
- 전기감전 시 함부로 환자를 직접 떼어내려 하지 말고 일단 전기 스위치를 내려 전기공급을 중단하여야 한다.
- 신속히 병원으로 이송한다.

5) 기생충감염질환

(1) 이 기생증(pediculosis)

사람에 기생하는 절지동물인 머릿니(head louse, *Pediculus humanus capitis*), 몸니, 옷엣니(body louse, *Pediculus humanus humanus*), 털이, 사면발이(crab louse, *Phthirus pubis*) 등은 발진티푸스를 전염시킨다.

머릿니는 두발, 털이는 음모에 기생한다. 감염원은 이에 감염되어 있는 사람이다. 직접 접촉으로 전파되기도 한다.

① 머릿니(head louse, *Pediculus humanus capitis*)

머릿니와 몸니(옷엣니)는 같은 종의 두 가지 변종이다. 머릿니와 몸니는 한동안 자취를 감추었지만 최근 초등학교 학생에게 지속적으로 유행하는 것으로 보고되고 있다.

② 몸니, 옷엣니(body louse, *Pediculus humanus humanus*)

몸니는 개인위생이 취약한 집단, 즉 교도소, 정신질환자 수용소 등에서 유행하다가 최근에는 감소했다.

③ 털니, 사면발이(crab louse, *Phthirus pubis*)

사면발이는 음모와 접촉, 즉 성적접촉에 의해 감염되며 전파된다. 감염 자체를 성병의 하나로 취급한다.

목욕, 세발을 충분히 하고 위생 상태에 주의하면 충분히 예방할 수 있다

(2) 옴진드기(scabies)

① 원인

옴 진드기(*Sarcoptes scabiei*)에 의하여 발생되는 전염성이 매우 강한 동물 기생충성 피부 질환이다

② 증상

특히 야간에 심해지는 가려움증이 특징적이다. 옴 진드기는 주로 야간에 피부 각질층을 파고들어 굴을 만드는데, 이 때 진드기에서 나오는 분비물이 알레르기 반응을 유발하여 가려움증이 나타난다. 옴 진드기가 파고들어 있는 부분은 미세하게 융기되어 있고 작은 수포(물집) 또는 농포(고름)가 형성되기도 한다.

③ 예방

환자와의 접촉을 피하고 내의 및 침구류는 반드시 삶아서 세탁한다.

④ 치료

접촉했을 경우 증상이 나타나는 것과 관계없이 치료를 받아야 한다. 1% 감마벤젠 헥사클로라이드(gamma benzene hexachloride) 연고 또는 로션을 자기 전에 얼굴을 제외한 전신에 바르고 6시간 후에 씻어 내며 1주일 후 한 번 더 반복적으로 치료한다.

10% 크로타미톤(crotamiton) 연고를 2일간 연속해서 밤에 바르고 24시간 후에 닦아 내는 방법도 있다.

제4장 기생충질환 관리

1. 인체기생충의 분류(classification of parasites)

1) 형태학적 분류-세계보건기구(WHO)

- 기생충
  - 원충류
    - 근족충류 : 이질아메바 · 대장아메바 · 소형아메바 등
    - 편모충류 : 람불편모충 · 메닐편모충 · 질트리코모나스 등
    - 섬모충류 : 대상바란티니움 · 수육포사층
    - 포자충류 : 말라리아원충 · 톡소프라스마곤디 등
  - 윤충류
    - 선 충 류 : 회충 · 요충 · 구충 · 말레이사상충 · 아니사카스 등
    - 조 충 류 : 무구조충 · 유구조충 · 왜소조충 · 광절열두조충 등
    - 흡 충 류 : 간흡층 · 폐흡층 · 요꼬가와흡층 등

그림 4-1 기생충의 형태학적 분류

2) 전파방식에 의한 분류

전파방식	기생충 종류
토양 매개성 기생충	회충, 편충, 구충, 동양모양선충
접촉 매개성 기생충	요충, 질트리코모나스
어패류 매개성 기생충	폐흡충, 간흡충, 아나사키스증(바다생선 매개), 요꼬가와흡충
육류 매개성 기생충	유구조충, 무구조충, 선모충
물, 채소 매개성 기생충	회충, 편충, 십이지장충, 동양모양선충, 이질아메바
모기 매개성 기생충	말라리아, 사상충증

2. 기생충질병(Parasitic Disease)

1) 원충류(Protozoa)

(1) 이질 아메바증(Amoebiasis)

- 전 세계적으로 분포되어 있으며, 우리나라에서도 유행되고 있어서 보균자가 상당히 보고
- 급성 장아메바증 : 점액성 혈변을 배설하며 심한 탈수증상, 복통
- 아급성 또는 만성 장아메바증 : 복부팽만감, 식욕이상, 두통, 정신력 둔화 등
- 간아메바증 : 격심한 오한, 발열, 백혈구 증다증, 간비대 등
- 간, 폐, 뇌, 피부, 생식기, 비뇨기 등 기생 부위에 따라 심한 병변을 일으킨다.

① **병원체** : *Entamoeba histolytica*

② **전파경로** : 분변으로 배출된 포낭형(cyst)은 음식물, 물 등에 오염되어 경구 침입되며 위를 통과하여 회장하부에서 탈낭하여 대장점막에 침입해서 분열증식한다.

③ **예방대책** : 음용수 관리, 분변의 위생적 처치, 음식물 취급자 관리, 환자의 배설물 처리, 개인위생, 매개곤충의 매개방지(파리, 바퀴)

(2) 질 트리코모나스(Trichomonas vaginalis)

- 전 세계적으로 분포되어 있으며, 우리나라에서도 많이 보고
- 길이는 7~24㎛ 정도
- 기생부위는 질의 상부이고 남자의 요도에서도 발견
- 남자는 무증상이거나 증상이 가볍지만 여성의 경우 질의 발적, 질벽의 점상 출혈반응 등

① **병원체** : *Trichomonas vaginalis*

② **전파경로** : 성행위. 욕조나 변기를 통한 감염도 가능하다.

③ **예방대책** : 개인위생 철저, 불결한 성행위 금지, 보건교육 등

2) 선충류(Nematoda)

(1) 회충증(ascariasis)

회충은 전 세계적으로 분포되어 있고 우리나라도 1980년도까지 10~20%의 유병률을 보였다. 온난, 습윤하고 환경시설이 불량한 비위생적 지역에서 감염률이 높다.

① 병원체 : 회충(*Ascaris lumbricoides*)

② 전파경로

- 분변으로 탈출한 수정란은 중간숙주 없이 음식물의 오염 등으로 경구침입
- 위에서 부화하여 심장, 폐포, 기관지, 식도를 거쳐 소장에 정착하여 기생
- 감염 후 약 75일이면 성충이 되며 10만~20만 개의 충란을 산란한다.
- 회충의 충란은 일광이나 습열(70℃)에 의해 쉽게 사멸한다.

③ 감염증상

- 유충에 의한 증세 : 기침과 땀, 발열, 심할 때는 출혈성폐렴
- 성충에 의한 증세 : 복통, 권태, 감각이상, 경련 등의 신경증세, 신체 각 부위에 침입하여 위경련성 발작, 쓸개에 염증, 담석발작, 췌장염, 맹장염, 복막염 등이 나타난다.

④ 예방대책

- 분변의 철저한 위생처리, 청정채소의 장려, 집단구충에 의한 감염 방지, 파리구제 및 환경개선, 위생적인 식생활 및 위생습관, 보건교육 실시 등

(2) 구충증(hook worm disease)

인체에 기생하는 구충에는 십이지장충, 아메리카 구충이 있다. 우리나라에서는 두 종류가 모두 유행하며, 충란으로 감별이 잘 안되므로 구충이라 통칭한다.

① 병원체 : 십이지장충(*Ancylostoma duodenale*), 아메리카구충(*Necator americanus*)

② 전파경로

- 소장에 기생하며 감염 4~5주 후면 산란, 분변으로 탈출하여 자연환경에서 부화한다.
- 간상유충을 거쳐 환경조건이 불량하면 감염형이 되어 경피로 침입한다.

③ 감염증상

- 초기에는 기침, 구역, 구토도 있으며 성충이 되면 빈혈증, 소화장애가 있을 수 있다.

④ 예방대책

- 감염원의 제거, 인분의 위생적 처리, 오염지역 내 작업시 장화, 장갑 사용, 인분으로 재배한 야채를 흐르는 물로 여러 차례 씻을 것, 개인위생 준수 등

(3) 요충증(enterobiasis)

전 세계에 분포하는 요충은 다른 선충류와는 다르게 열대지방이나 농촌보다는 도시 등 인구밀집 지역에 많이 분포한다. 기후적 영향보다는 생활양식에 큰 영향을 받고 집단감염이 잘 되므로 어린 학생이나 공동생활을 하는 사람 중에 전파되어 감염될 우려가 많다.

① **병원체 :** *Enterobius Vermicularis*

② **전파경로**

· 성숙 충란이 불결한 손이나 음식물을 통해서 경구적으로 침입
· 산란과 동시에 감염 능력을 갖는다.

③ **감염증상**

· 체중감소, 경련, 수면장애, 야뇨증, 주의력 산만, 빈혈 등
· 항문 주변에 소양증(anal itching)이 있어 긁게 되면 습진이 생기고, 세균에 의한 2차 감염으로 인해 염증을 일으킬 수도 있다.

④ **예방대책**

· 수면 중 긁게 되므로 자가감염 유의, 가족 혹은 집단 동시예방 필요, 개인위생 철저

2) 조충류(cestoda)

(1) 유구조충증(*taenia solium*, pork tape worm)

전 세계적으로 분포되어 있으나 특히 돼지고기를 생식하는 지역에 많으며, 성충감염보다는 충란섭취로 뇌, 안구, 근육, 장벽, 심장, 폐 등에 낭충증(cysticercosis) 감염이 많다.

① **병원체 :** *Taenia solium*

② **전파경로**

· 유구낭미충에 감염된 돼지고기를 생식하면 인체의 소장에서 8~10주 후에 성충으로 성숙되어 수태편절이 분변과 함께 탈출, 전파

③ **감염증상**

· 불쾌감, 두통, 극심한 복통, 식욕부진, 소화불량 등 소화기계 증상과 호산구 증가 등

④ **예방대책**

· 돼지고기를 충분히 익혀서 먹는다.

(2) 무구조충증(*taenia saginata*, beef tape worm)

소고기를 생식하거나 충분히 익히지 않고 먹을 때 감염된다. 민촌충이라고도 한다.

① **병원체 : *Taenia saginata***

② **전파경로**

· 소고기를 생식하거나 충분히 익히지 않고 먹을 때 감염된다.

③ **감염증상**

· 불쾌감, 상복부 둔통, 식욕부진, 소화불량 등 소화기계 증상

④ **예방대책**

· 소고기를 충분히 익혀서 먹는다. 고온에 약해 71℃에서 5분이면 사멸한다.

(3) 말레이 사상충증(Filariasis, Elephantiasis)

말레이 사상충증은 인도, 중국, 인도네시아, 필리핀, 말레이시아 등 아시아 지역에 분포한다. 우리나라에서는 거의 발병하지 않으나 동남아시아에서는 아직도 감염률이 높다.

사상충은 림프관 부위에 기생하는데 주로 생식기, 사지에 상피증, 림프관염, 음낭수종, 음낭의 상피증 등을 일으킨다.

① **병원체 : *Brugia malayi***

② **전파경로**

· 사상충은 토고숲모기(*Aedes togoi*), 중국얼룩날개모기(*Anopheles sinensis*, 학질모기) 등이 매개하며 2~3주 후면 filaria형이 되어 사람을 흡혈할 때 감염시킨다.

③ **예방대책**

· 모기에 물리지 말 것, 환경위생관리로 모기서식처 제거, 모기구제 등이다.

(4) 고래회충증(Anisakiasis)

아니사키스(anisakis) 유충은 고래, 돌고래, 물개 등의 해양 포유류의 위장에 기생하는 선충류의 유충을 말하며, 고래회충증은 이 유충에 감염된 해산물이나 어류 등을 날것으로 먹었을 때 감염되는 기생충 감염성 질병이다.

① 병원체 : *Anisakiasis* 유충

② 전파경로

- 고래, 바다표범, 물개의 위장에 기생하다가 배설되면 제1중간숙주(갑각류) → 제2중간숙주(연어, 도미, 청어, 대구, 명태, 참조기, 고등어와 회로 먹는 붕장어, 오징어, 낙지, 광어, 방어) → 사람에게 전파된다.

③ 감염증상

- 감염 후 3~5시간이 지나서 충체가 위장벽을 파고 들어가면 속이 메스껍고 식은땀이 나고 복통이 시작되는데 위염이나 위궤양과 그 증세가 비슷하다.
- 일반적인 구충제는 효과가 없으므로 내시경이나 외과적인 수술을 통해 유충을 제거해야 한다.

④ 예방대책

- 생선의 생식을 주의해야 한다. 생선의 내장은 먹지 않는다.
- 영하 20도 이하에서 24시간 냉동시키거나 또는 70도 이상 가열하여 먹는다.

3) 흡충류(trematoda)

(1) 간흡충증(clonorchiasis, Chinese liver fluke, 간디스토마)

우리나라에서 가장 높은 감염률을 보이는 기생충(전체 기생충환자의 약 80%).

① 병원체 : *Clonorchi sinensis*

② 전파경로 : 민물고기를 생식

- 제1중간숙주 : 쇠우렁이(*Parafossarulus manchouricus*)
- 제2중간숙주 : 잉어과의 참붕어, 피래미, 모래무지 등

③ 감염증상

- 간비대, 비장비대, 부종, 빈혈, 소화장애, 황달 등

④ 예방대책

- 민물고기 생식금지, 손이나 도마의 철저한 세척, 인분처리 철저

(2) 폐흡충증(paragonimiasis, Oriental lung fluke, 폐디스토마)

폐디스토마라고도 하며, 우리나라에서는 산간지역에 많이 분포되어 있다.

① 병원체 : *Paragonimus westermani*

② 전파경로 : 민물게, 가재 등의 생식

- 제1중간숙주 : 다슬기
- 제2중간숙주 : 갑각류, 즉 가재, 게 등

③ 감염증상

- 기침, 객혈, 흉통, 위장장애 등의 증상, 심한 경우 혈담, 반신불수증, 국소마비, 실어증, 시력장애 등의 증상

④ 예방대책

- 중간숙주인 게나 가재의 생식금지

(3) 요코가와 흡충증

우리나라를 비롯한 극동지역에서 주로 유행하며 간흡충, 폐흡충과 함께 우리나라의 3대 흡충의 하나이다.

① 병원체 : *Metagonimus yokogawai*

충체는 납작하고 약간 길쭉한 타원형이며 길이는 1mm 내외이다.

② 전파경로

- 종숙주의 소장점막에서 충체에 의해 산란된 충란은 장관을 따라 내려와 분변과 함께 외계로 배출되어 제1중간숙주인 다슬기 체내에서 유미유충으로 발육한 후 물속으로 나와 제2중간숙주인 은어, 황어 등의 담수어의 비늘이나 살에 기생한다.

· 사람이나 동물은 감염된 은어 또는 황어를 날것으로 먹을 때 감염된다. 인체 내에서 충체의 수명은 약 1개월 정도로 추정한다.

③ 감염증상

· 증상은 설사와 복통이 가장 중요한 증상이며, 무기력증과 식욕부진 등이 나타난다.

④ 예방대책

· 은어나 황어를 생식하지 않는다. 분변으로 인한 담수오염을 방지하는 것이 중요하다.

제5장 환경위생

1. 환경위생의 개념

1) 환경위생의 개념

(1) 환경위생학의 정의(WHO)

환경위생학은 인위적 환경조건의 개선과 건강, 그리고 복지사회로의 지향을 위한 학문으로서 WHO의 환경위생전문위원회에서 규정한 환경위생의 정의는 다음과 같다.

"환경위생은 인간의 신체발육, 건강 및 생존에 유해한 영향을 끼치거나 끼칠 가능성이 있는 인간의 물리적 생활환경에 있어서의 모든 요소를 통제하는 것이다."라고 하였다.

즉 환경위생은 인간의 생존과 생활의 조화에 유해한 영향을 미치는 환경요인을 과학적으로 분석 검토하는 분야인 실험위생학, 생리위생학, 인간생태학과 어떤 유해한 환경요인을 인위적인 노력에 의해 통제하거나 개선하는 위생공학의 범위까지 해당한다고 하겠다.

(2) 환경위생학의 발전과정

① Gallen(130~200)은 Hygiene라는 말을 처음 사용

② München 대학의 생리학 교수 M. V. Pettenkofer(1818~1901)는 최초로 실험위생학(experimental hygiene)교실을 창설(1886)

③ Claud Bernard(1813~1878년)는 근대실험의학의 창시자로 항상성(homostasis)을 주장

표 5-1 환경위생의 영역과 분류

환경	자연 환경	물리 · 화학적 환경	기후, 토양, 광선, 소음, 대기오염, 수질오염, 폐기물, 방사선 등
		생물학적 환경	전염병, 병원미생물, 위생해충, 동물 등
	사회 환경	인위적 환경	의복, 주택, 위생시설, 식생활관련 시설, 노동산업시설 등
		문화적(사회) 환경	정치, 경제, 종교, 교육, 문화 등

2. 기 후

기후는 일정한 지역에서 여러 해에 걸쳐 나타난 기온, 비, 눈, 바람 따위의 대기상태를 의미한다. 기후는 형태에 따라 대륙성 기후, 해양성 기후, 산악 기후, 도시 기후 따위로 나누기도 하고, 기후 분포에 따라 열대 기후, 건조 기후, 온대 기후, 아한대 기후, 한대 기후로 나누기도 한다.

1) 기후대(Climate zone)

(1) 위도에 의한 분류

① 열대와 온대 기후 : 23.5°의 남북회귀선(tropics)
② 온대와 한대 기후 : 66.5°의 양극선(pole lines)

(2) 등온선(isothermal line)에 의한 분류

지구는 대기에 둘러싸여 있고 육지와 해안이 불규칙하게 분포되어 있기 때문에 실제의 기후분포는 수리적 기후대와는 반드시 일치하지 않음
① 열대와 온대 기후 : 연평균 기온 20℃의 등온선
② 온대와 한대 기후 : 가장 따뜻한 달의 평균기온 10℃의 등온선

(3) 열대기후(Tropical climate)

적도 가까운 연평균 기온 20℃ 이상의 지역의 기후를 말한다. 연중 고온이 계속되고 강우량이 많다.
① 열대다우림기후 : 연간온도차가 6℃ 이내의 지역 기후를 말한다.
② 열대계절풍기후 : 여름철에 비가 많은 기후이다.

(4) 아열대건조기후(Subtropical dry climate)

대륙에 있으며 중위도 고압대로 강우량이 극히 적은 지대이며, 지구상의 대부분 사막은 거의 이 기후에 속한다.

(5) 온대기후(Temperate climate)

사계절이 명확하게 구분되는 기후를 말한다.
① 온대동우기후 : 지중해기후라고도 하며 겨울철에 비가 많이 내리는 기후이다.

② 온대다우기후 : 연간 비가 일정하게 고루 내린다.
③ 온대하우기후 : 여름에 비가 많고 계절풍과 관계가 깊다.

(6) 아한대기후(Subfrigid climate)

혹한의 겨울이 있고 일정 기간 동안 계속적으로 적설을 보이며 여름철이 짧다.
① 아한대하우기후 : 대륙적이며 비는 여름철에만 오고 겨울은 맑은 날이 많다.
② 아한대다우기후 : 연중 어느 계절이든 상당량의 비가 있으며 특히 겨울에는 다량의 적설을 볼 수 있다.

(7) 한대기후(Frigid climate)

북반구에서는 아한대기후의 바로 위에 위치하는 기후이며 그 경계는 대륙 위에서는 70°N, 또 이를 넘어서 북방으로 뻗으나 대양 위에서는 50~53°N 근처를 통과한다. 남반구에서는 온대기후와 직접 경계를 접하며 44~55°S 부근에 그 경계가 있게 된다.

기온의 일교차는 5월이 최대이며 장소에 따라서는 8~9월경에 제2의 극대가 나타난다. 비타민 결핍증, 동상, 적설에 의한 일광반사에서 생기는 시력장애 등이 일어나기 쉬운 기후이다.

2) 기후순화(Acclimatization)

(1) 기후순화기전의 종류

· 대상성 순응 : 새로운 환경조건에 세포 또는 기관이 그 기능을 적응해 가는 현상
· 자극적 순응 : 저하되었던 기능이 새로운 환경자극에 의하여 정상으로 회복되는 현상
· 수동적 순응 : 약한 개체가 최적의 환경조건을 찾아 적응하는 현상
· 민족적 순응 : 민족별로 새로운 환경에 적응하는 현상

(2) 기후에 따른 질병

· 풍토병(endemic disease) : 특정 지역에 사는 주민들에서 지속적으로 발생하는 질환으로 말라리아, 뎅기열, 황열, A형 간염, 장티푸스, 콜레라 등이 해당된다.
· 계절병(seasonal disease) : 계절에 따라 특히 유행하는 질환으로 감기, 독감, 천식, 세균성 이질, 식중독, 뇌졸중, 뇌빈혈, 우울증, 탈모증, 무좀, 알레르기성 비염, 인두결막열, 유행성 결막염 등이 해당된다.
· 기상병(meteorotropic disease) : 단시간 내의 기상 변동에 의해 병이 생기거나 앓고

있던 병의 증상이 악화되거나 통증이 심해지는 것을 기상병이라고 한다. 기상병 유발조건으로는 저기압이나 전선(한랭전선), 국지풍(푄, 치누크, 보라 등), 뇌우, 장마 등에 수반되는 기압, 기온, 습도, 바람 등이다.
반흔통 · 류머티즘 · 신경통, 기관지천식발작, 외상성간질발작, 담석 · 신결석 등의 발작, 협심증 · 뇌출혈 등의 순환기질환, 폐결핵의 객혈 등이 해당된다.

3. 공 기(air)

1) 공기와 건강 대기오염

(1) 정상공기의 화학적 조성

표 5-2 공기의 조성(0℃, 760mmHg, 건조상태)

성 분	체적(%)	중량(%)
산소(O_2)	20.93	23.01
질소(N_2)	78.10	75.51
아르곤(Ar)	0.94	1.286
이산화탄소(CO_2)	0.03	0.04
He, Ne, Kr, NH_2, O_3 등	미량	미량

* 공기의 중량백분율은 세계 어느 곳이나 일정

(2) 호흡

공기호흡의 4~5%를 소비, 1일 산소소비량은 13kℓ×4/100(또는 5/100)=0.52kℓ(0.65)

표 5-3 호기 · 흡기와 혈중의 O_2와 CO_2의 조성비(단위 : %)

구 분	산소 O_2	이산화탄소 CO_2
호기(expiration)	17.00	4.00
흡기(inpiration)	20.93	0.03
동맥혈	19.00	47.00
정맥혈	13.00	52.00

(3) 공기의 자정작용(auto or self purification)

① 공기자체(바람)의 희석작용
② 강우, 강설 등에 의한 용해성 가스나 부유성 먼지의 세정작용
③ 산소(O_2), 오존(O_3) 및 과산화수소(H_2O_2) 등에 의한 산화작용
④ 태양광선중 자외선에 의한 살균작용
⑤ 식물에 의한 탄소동화작용에 의한 CO_2와 O_2의 교환작용

(4) 군집독(crowd poisoning)

① 발생 : 밀폐된 공간에 다수인이 밀집된 상태에서 발생
② 유해작용인자 : 실내 온도, 습도, CO, CO_2 악취 등 이화학적 증가와 O_2의 감소, 분진, 연소가스 및 이온 등
③ 증세 : 두통, 불쾌감, 현기증, 구토, 식욕부진 메스꺼움 및 권태 등 생리적 현상
④ 예방책 : 환기시설개선
※ 1756년 미국, 형무소에서 146명 죄수 중 126명이 하룻밤 사이에 사망한 사건의 원인이 군집독으로 밝혀졌다.

2) 실내공기의 오염인자

(1) 일산화탄소(CO)

① 배출 : 타기 시작할 때와 꺼질 때, 탄소성분의 불완전한 연소할 때 많이 발생, 자동차 배기가스 등
② 성상 : 무색, 무미, 무취, 무자극의 맹독성 가스. 비중이 공기와 같아 혼합되기 쉽다.
③ 헤모글로빈(Hb)과의 친화력이 O_2에 비해 약 250배 강하다.
④ CO 이중작용 : 일산화탄소중독의 본태
㉮ HbO_2 형성을 방해하여 산소운반 장애와 혈중 산소 농도를 저하시켜 생체 조직의 산소결핍증(anoxia)을 일으킨다.
㉯ 조직세포에 공급할 O_2 부족 → 생체조직의 산소결핍증(anoxia : 무산소증)
⑤ 서한도 : 8시간 기준 0.01% (100ppm), 1시간 기준 0.04% (400ppm), 0.1%(1,000 ppm) 이상에서는 생명이 위험
⑥ 치료(중독 시) : 고압산소요법으로 산소공급, COHb의 가역반응 촉진
⑦ 후유증 : 신경, 지각이상, 시력저하, 보행실조 언행장애, 운동장애, 시야협착, 중추신경계 장애유발 등

(2) 이산화탄소 (CO_2)

① 성상 : 무색, 무취, 약산성, 비독성 가스
② 용도 : 소화제, 청량음료, 드라이아이스
③ 농도 : 7%~8%는 호흡곤란, 10%이상은 질식 · 사망초래(폐포의 농도는 5~6%이다)
④ 위생학적 허용농도(서한도) : 다중이용시설 실내공기질 유지기준은 1,000ppm 이하(실내공기질 관리법)
⑤ 이용 : 실내공기 오염이나 환기의 양부(불량)를 결정하는 척도

(3) 산소(O_2)

① 성인 1일 산소 소비량 : 0.52kℓ(0.65kℓ)
② 저산소증(hypoxia) : 10% 정도면 호흡곤란, 7% 이하 질식사
③ 산소중독증(oxygen poison) : 산소농도(21%)나 산소분압(160mmHg) 보다 높은 100% 산소를 8∼12시간 이상 호흡하면 폐부종, 충혈, 이통, 흉통 등 유발

3) 온열조건(온열상태, 온열요소)

· 온열요소의 종합적 상태 : 인체의 체온과 관련된 요소를 종합한 상태
· 온열요소(4대 온열인자) : 기온, 기류, 기습, 복사열

(1) 기온(temperature) : 대기권에서 100m 상승 시 약 0.6∼1℃ 하강

① 실외의 기온은 지상 1.5m 백엽상에서의 건구온도 측정
② 일교차 : 하루 중 최고기온과 최저기온의 차이. 하루 중 최저는 일출 30분 직전, 최고는 오후 2시경. 내륙>해안>삼림지대
③ 연교차 : 한대>온대>열대. 적도는 춘 · 추분이 최고, 동 · 하지가 최저온도이며, 한대지방은 7월이 최고 1월이 최저 온도
④ 측정시간, 온도계 : 보통 온도는 수은온도계는 2분 이상, 저온측정은 알콜 온도계로 3분, 측정 장소 곤란 시 구부가 큰 온도계는 15분, 카타온도계는 공기의 냉각력과 실내공기의 기류측정, 흑구는 복사열 측정, 최고최저 온도계, 실제 기온측정은 아스만 통풍 온 · 습도계, 자기온도계 등
⑤ 기온은 ℃ 또는 ℉로 나타내는데 ℃=5/9(℉-32)의 관계로 표시
⑥ 실내온도 : 18±2℃(병실 21±2℃, 침실 15±1℃)

(2) 기습(습도 : humidity)

① 주로 대류권(지상 12km) 이하에 많이 존재하여 구름형성. 낮에는 태양열 흡수, 대지의

과열을 막고 밤에는 지열 복사를 차단하여 기후를 완화

② 보통의 기후요소로서는 상대(비교)습도를 사용. 절대습도≦포화습도

③ 비교습도(상대습도) =

$$\frac{\text{절대습도(현공기 중에 함유된 수증기량)}}{\text{포화습도(현기온하에서 최대로 포화되는 수증기량)}} \times 100(\%)$$

④ 쾌적습도 : 40~70%(15℃에서는 70~80%, 18~20℃에서는 60~70%, 24℃에서는 40~60%)

⑤ 기습의 측정 : 건습구온도계, 자기습도계, 아스만 통풍 습도계, 아우구스트 건습계, 노점습도계, 비색법 등

⑥ 실내 습도가 너무 건조하면 호흡기 질병, 너무 습하면 피부질병이 발생하므로 인공적 가습필요. 밀폐된 실내에 다수인이 밀집하면 습도는 상승(호흡 286g/일 피부 500∼1700g/일)

(3) 기류(기동, 바람 : air movement)

① 기류분류 : 불감기류 0.2~0.5m/sec, 무풍 0.1m/sec 이하, 쾌감기류는 외기 1m/sec 전후, 실내는 0.2~0.3m/sec

② Hill(1916)이 고안, Kata 온도계는 복사, 대류, 증발에 의한 냉각력 측정, 미풍을 정확히 측정

③ 의의 : 신체의 신진대사·방열 작용을 촉진, 가옥 내 자연환기의 원동력, 대기의 확산과 희석에 영향을 미쳐 기후의 원동력

④ 측정 : 실내 기류에는 카타온도계 실외 기류에는 풍차 속도계, 아네모메타, 피토트 튜브 등

(4) 복사열(radiant heat)

① 인체는 실외에서는 직접적인 태양의 복사열과 가열된 주위의 물체로부터 방열에 의한 복사열을 받아 실제기온보다 높은 온감을 느낀다.

② 인체의 열복사는 주위 온도와 피부온도가 같을 때에는 일어나지 않고 주위온도가 낮으면 체열의 방산이 커진다.

③ 거리의 제곱에 비례해서 온도가 감소, 사람 주위 물체 온도가 큰 차이가 없으면 일정한 거리에 떨어진 곳에서는 영향은 거의 없다.

④ 측정은 흑구온도계

4) 기후의 종합지수

(1) 감각온도(effective temperature : 체감온도, 실효온도, 등감온도)

① Yaglou와 Miller(1926)가 고안, 온도, 기습, 기류의 3인자가 종합적으로 인체에 작용하여 얻어지는 온감은 무풍(기류 0m/sec), 포화습도(100%) 상태에서 동일한 온감을 주는 대기환경 기온
② 최호적감각온도 : 여름 71℉(21.7℃), 겨울 66℉(18.9℃), 여름보다 겨울이 낮은 것은 기후에 대한 순화현상, Yaglou와 Drinker(1928) 여름 쾌감온도 64~79℉(18~26℃), 겨울철 60~74℉(15.6~23.3℃)
③ 등온지수 : 기온, 기습, 기류에 복사열을 가하여 습도 100%, 무풍, 주위물체가 기온과 동일하게 얻어지는 온도
④ 지적온도 : 감각적으로 가장 쾌적한 온도는 주관적 지적온도(쾌적감각온도), 최소의 노동으로 최대 생산활동을 발휘하는 온도는 생산적 지적온도(최고생산온도), 최소에너지로 최대생리적 기능을 발휘하는 온도를 생리적 지적온도(기능지적온도)

(2) 불쾌지수(DI : discomfortable index)

① 정의 : 습도와 온도의 영향에 의해서 인체가 느끼는 불쾌감을 숫자로 표시(기류와 복사열이 고려되지 않아 실내에서 적용).
② 정도 : DI≧70 : 다소불쾌(10%정도의 사람이 불쾌)
DI≧75 : 50% 사람이 불쾌
DI≧80 : 거의 모든 사람이 불쾌
DI≧85 : 모든 사람이 견딜 수 없는 상태(매우 불쾌)
③ 계산공식
㉮ 실내 : DI=(건구온도 ℃+습구온도 ℃)×0.72+40.6
DI=(건구온도 ℉+습구온도 ℉)×0.4+15
㉯ 실외 : DI=0.72(건구온도(℃)+습구온도(℃))-7.2$\sqrt{v}$+2.6J+40.6
v = 풍속(㎧), J = 일사량(㎈/㎠.min)

5) 이상기압과 유해광선

(1) 이상기압

공기 중에 약 78% 차지하고 있는 질소(N_2)는 불활성 기체로 정상 기압에서는 피해를 주지 않지만 고기압 또는 감압 시에는 영향을 준다.

① **고압환경(2차 가압 장애가스)** : 수면 밑으로 10m 깊어질수록 1기압 상승 질소마취작용(4기압 이상), 산소중독(산소분압 2기압 이상), 이산화탄소에 의한 관절장애(bends)현상유발(산소독성과 질소마취 작용을 증가)

② **감압환경** : 감압병(decompression disease) 또는 잠함병(caisson disease)

㉮ 고기압상태에서 정상기압(저기압)상태로 갑자기 복귀할 때 체액 및 지방조직의 질소가 유리되어 혈액 중에 기포가 발생됨.

㉯ 위험자 : 비만자, 순환기이상자, 노약자

㉰ 주증상 : 관절통, 피부소양증, 반신불수, 마비증상, 근육통, 호흡곤란 등

㉱ 예방 : 가능한 서서히 감압, 적성검사실시, 감압 끝날 무렵 산소흡입, 작업시간 제 한, 질소가스를 헬륨가스로 대치사용

③ **저압환경** : 적혈구증가, 고공증상, 폐수종, 고산병, 항공병

(2) 유해광선(사용에 따라서)

① **자외선** : 살균작용(광화학적작용, 일명 화학선) : 범위 : 2920~4000Å

㉮ Dorno선(건강선, 생명선) : 2800~3200Å

㉯ 장애 : 피부비후, 색소침착, 피부암, 각결막염, 설안염, 부종, 수포현상, 백내장 등

㉰ 장점 : 비타민 D 형성(구루병예방), 신진대사 촉진, 혈구증가, 살균작용, 관절염치료, 혈압강하, 피부결핵치료

② **적외선** : 열선 7500~12000Å의 전자파 : 혈관확장, 피부홍반(색소침착 없음), 피부온도 상승 등, 과량조사 시 두통, 현기증, 백내장, 일사병 등

③ LASER : 유도방출에 의한 광선의 증폭(주파수가 상이)

㉮ 이용 : 거리측정, 외과수술 등의 의료, 용접 및 광통신, 정밀공작

㉯ 피해 : 각막염, 백내장, 피부화상

④ **Micro파** : 10~30,000㎒ 전자파를 총칭한다. 라디오파라고도 한다. 백내장을 유발하고, 뇌암 발생과도 연관이 있다.

4. 대기오염(air pollution)

1) 대기오염의 정의(definition of air pollution)

(1) 세계보건기구(WHO)

"대기오염은 대기중에 인공적으로 배출된 오염물질이 존재하여 오염물량, 그 농도 및 지속시간이 어떤 지역 주민의 불특정 대다수인에게 불쾌감을 일으키거나 해당지역에 공중보건상 위해를 미치고 인간이나 식물, 동물의 생활에 해를 주어 시민의 생활과 재산을 향유할 정당한 권리를 방해받는 상태"

2) 대기오염물질(air pollutants)

(1) 1차 오염물질(primary pollutant)

① 입자상의 물질

물질의 파쇄, 선별, 퇴적, 여적, 기타 기계적 처리 또는 연소, 합성, 분해 시에 발생하는 고체상 또는 액체상의 미세한 물질

- ㉮ 먼지(dust) : 대기 중에 떠다니는 입자상 물질을 말한다. 확산되지는 않으며 중력의 영향으로 내려앉게 된다.
- ㉯ 재(fly ash) : 연료의 연소로 발생된 배기가스 속에 있는 미세 분말을 말한다.
- ㉰ 연무(mist) : 비교적 큰 물방울 입자가 묽은 상태로 분산되어 있는 것을 말한다.
- ㉱ 연기(smoke) : 불완전연소로 인해 발생된 에어로솔 입자, 탄소 및 다른 가연성 물질
- ㉲ 작은 물방울(droplet) : 작은 액체 입자를 말하는데 조용한 상태에서는 아래로 떨어지고 소용돌이 상태에서는 현탁 되는 정도의 크기와 밀도를 갖는 것
- ㉳ 안개(fog) : 액체의 가시 에어로솔, 응결에 의해 형성된 것도 포함, 기상학적으로는 물 혹은 얼음이 분산되어 있는 것
- ㉴ 훈연(fume) : 기체상태로 응축된 고체입자, 용해된 물질이 증발되어 생기고 때로는 화학반응을 수반하며 산화되기도 한다. 훈증된 물질은 뭉쳐지기도 하고 융합된다.
- ㉵ 그을음(soot) : 연소 시에 발생하는 유리탄소가 응결하여 지름이 1㎛이상인 입자상 물질
- ㉶ 에어로솔(aerosol) : 기체매질 속에 현미경적 크기의 고체 혹은 입체 입자가 분산되어 있는 것, 연기, 안개(fog), 연무(mist) 등이 포함된다.

② 가스상의 물질

물질의 연소, 합성, 분해 시에 발생하거나 물리적 성질에 의하여 발생하는 기체상 물질

㉮ 일산화탄소(CO) : 주요 배출원은 각종 교통수단의 엔진연료의 연소, 공장 쓰레기의 소각 등 인위적 활동으로 인하여 방출된다.

※ 링겔만 매연 농도표(Ringelmann smog chart : RSC)

굴뚝으로부터의 연기의 배출은 RSC에 의하여 색과 불투명도를 조사하여 그 번호와 지속시간을 기록, RSC의 No. 2 이상의 연기를 3 min/hour 이상 배출해서는 안 된다.

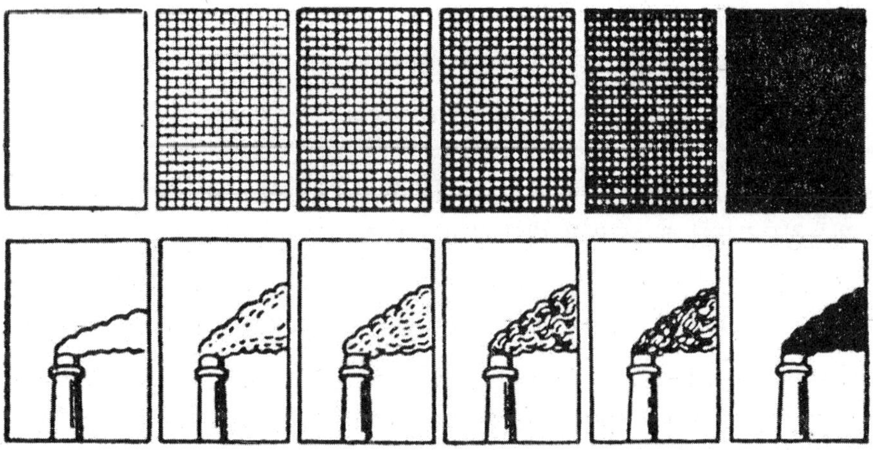

Card번호(농도)	흑색의 폭	백색의 폭	백색의 부분	매연농도
No. 0(0도)	전백	-	100%	0%
No. 1(1도)	1.0mm	9.0mm	80%	20%
No. 2(2도)	2.3mm	7.7mm	60%	40%
No. 3(3도)	3.7mm	6.3mm	40%	60%
No. 4(4도)	5.5mm	4.5mm	20%	80%
No. 5(5도)	전흑	-	0%	100%

그림 5-1 링겔만 매연 농도표(비탁표)

㉯ 질소산화물(NOx) : 석탄이나 석유 등 연료의 고온 연소과정에서 발생, 특히 문제되는 것은 NO와 NO_2이다. NO는 무색, 무취의 기체, NO_2는 다갈색의 자극성이 있는 기체, NOx는 교통기관과 보일러와 같은 연료연소시설이 주 배출원, 연료로서는 가솔린이나 천연가스와 같은 고발열량의 연소를 연소시킬 때 더 많이 발생

㉰ 황산화물(SOx) : SOx란 SO_2와 SO_3의 두 화합물을 총칭한 것인데 SO_2는 무색,

자극성 냄새가 있는 기체로써 대기오염물질 중 가장 중요시되는 물질, SO_3는 극히 활성인 화합물로써 무색 기체이다. 배출원은 화력발전소, 자동차, 각종 난방 시설 및 정유공장 등이며 특히 대기의 습도가 높을 때에는 부식성이 강한 황산 연무(mist)를 형성하여 산성비의 원인이 된다.

㉣ 탄화수소(HC) : 탄화수소란 탄소와 수소만으로 구성된 화합물을 총칭한 것, 상온에서 고체, 액체, 기체의 3가지 형태, 탄소수가 1~4개인 것을 기체, 5~6개인 것을 액체, 9 이상인 것은 고체이며, 대기 중에서 물체가 되는 것은 상온에서 기체이거나 휘발성이 높은 화합물, 즉 탄소수가 12개 이하인 것, 각종 연료, 유기용제 사용 중 휘발 또는 증발함으로써 대기오염을 일으킨다.

㉤ 악취 : 황화수소, 메르캅탄류, 아민류, 기타 자극성 있는 기체 물질이 사람의 후각을 자극하여 불쾌감과 혐오감을 주는 냄새

(2) 2차오염물질(secondary pollutant)

① 대기 중에서 방출된 1차 오염물질은 대기 중에서 서로 반응하거나 분해하여 발생원으로부터 배출되었을 때와 상이한 새로운 물질을 형성시켜 대기를 오염시킨다.

② 1차 오염물질인 탄화수소(HC)가 반응하여 Aldehyde를 만들고 이 Aldehyde는 NO와 NO_2에 의해서 다시 PAN이 생성되는데 이 물질들을 총칭하여 광화학 산화물(photochemical oxidants), 이 광화학 산화물이 황산 Mist, CO, 기타 유기물과 혼합되어 대기오염을 초래하는 상태를 광화학 스모그라 하여 Los Angeles smog가 그 전형적인 예이다.

표 5-4 Smog의 두 가지 유형

내 용	London형	Los Angeles형
발생시의 온도	-1~4℃	24~32℃
발생시의 습도	85% 이상	70% 이하
역전의 종류	방사성 역전(복사성 역전)	침강성 역전
풍 속	무풍	5m 이하
스모그 형성시의 시계	100m 이하	1.6~0.8km 이하
가장 발생하기 쉬운달	1월, 12월	8월, 9월
주된 사용연료	석탄과 석유계	석유계
주된 성분	SOx, CO, 입자상 물질	O_3, NO_2, CO, 유기물
반응의형	열적	광화학적, 열적
화학적 반응	환원	산화
최다 발생시간	이른아침	낮
인체에 대한 영향	기침, 가래, 호흡기계 질환	눈의 자극

(3) 환경보전법에서 오염물질

① 대기오염 배출허용기준

우리나라의 배출허용기준은 대기환경보건법에서 정하고 있는데 대기오염물질은 52종이며 총량으로 규제토록 하고 있으며 가스상 물질과 입자상 물질로 구분하여 배출허용기준을 정하고 있다.

㉮ 가스상 물질 : 암모니아, 일산화탄소, 염화수소, 염소, 황산화물, 질소산화물, 황화수소, 플루오린화물, 시안화수소, 브로민화합물, 벤젠화합물, 페놀화합물, 수은화합물, 비소화합물, 이황화탄소 등

㉯ 입자상물질 : 미세먼지, 초미세먼지, 매연

② 특정대기유해물질

사람의 건강, 재산이나 동 · 식물의 생육에 직접 또는 간접으로 위해를 줄 우려가 있는 대기오염물질로서 카드뮴, 납, 크롬, 비소, 수은, 염소 및 염화수소, 니켈, 페놀, 베릴륨 등의 그 화합물과 시안화수소, 폴리크로리네이티드비페닐, 프로필렌옥사이드, 플루오린화물, 석면, 염화비닐, 디옥신, 벤젠, 이황화메틸, 아닐린, 클로로폼, 폼알데하이드, 아세트알데하이드, 벤지딘 및 1,3-부타디엔 등 23개 특정 대기 유해물질이 있다.

3) 대기오염 사건

(1) 뮤즈계곡(Meuse valley) : 벨기에

① 시기 : 1930년 12월
② 환경 : 계곡, 고기압, 대기, 안정, 안개(방사무), 공장지대
③ 원인 : 아황산가스, 황산 Mist, 질소산화물, 금속산화물, 불화수소 등이다. 무풍상태에서 기온 역전과 연무 발생
④ 피해 : 급성 호흡기 자극성 질환이 발생, 사망자는 평상시의 10배로서 60명

(2) 도노라 계곡(Donora valley) : 미국 펜실베이니아주

① 시기 : 1948년 10월
② 환경 : 계곡, 고기압, 대기안정, 안개, 공장지대
③ 원인 : 아황산가스, 황산 Mist 등 기온 역전과 연무 발생
④ 피해 : 시민 14,000명 중 43%의 심장호흡기 환자가 발생, 18명이 사망

(3) 런던(London) : 영국

① 시기 : 1952년 12월 5일~9일

② 환경 : 고기압, 대기 안정, 안개, 인구조밀, 템즈강 유역 저지대

③ 원인 : 아황산가스, 황산 Mist, 매연, 부유분진 등과 석탄가스 ; 심한농무, 기온역전, 무풍

④ 피해 : 2주간에 4,000명의 과잉사망, 그 후 2개월간에 추가로 8,000명 사망, 80~90% 호흡기계와 심장혈관계 질병에 이환

(4) 로스앤젤레스(Los Angeles) : 미국

① 시기 : 1945년 이후

② 환경 : 해안분지, 안개, 기온역전, 인구증가, 석유계 연료 소비증가

③ 원인 : 일산화탄소, 질소산화물, 탄화수소, 과산화물

④ 피해 : 눈, 호흡기에 자극, 식물, 농작물, 고무제품 등의 손해

(5) 보팔(Bhopal) : 인도

① 시기 : 1984년 12월 2일

② 환경 : 화학기업 유니온 카바이드(Union Carbide)의 15년 된 화학공장, 주변 근로자와 가족들이 사는 무허가 주택이 난립

③ 원인 : 농약 및 살충제 제조에 쓰이는 '아이소사이안화메틸' 유독가스 유출

④ 피해 : 가스 누출 직후 2,259명 사망, 후유증을 얻은 사람들이 사망하며 2만여명 이상이 사망, 50만명 이상의 부상자가 발생.

4) 대기오염의 영향 및 방지대책

(1) 대기오염의 영향

① 지구 환경에 미치는 영향

지구 온난화(온실 효과), 오존층의 파괴와 산성비, 황사현상 등

② 인체에 대한 영향

㉮ 자극성에 기인하며 호흡기도와 눈에 나타나고 급성은 기온 역전에 의해서 사망하는 경우(런던 스모그 사건)

㉯ 주로 만성기관지염, 기관지 천식, 폐기종, 진폐증, 폐암, 인후두염, 시야장해, 악취, 불쾌감, 심리적 영향

③ 식물에 대한 영향

㉮ 분진은 광합성 작용이나 성장에, 오존은 잎 끝의 검은 반점이 생기며, SO_2, HF, F 등은 잎을 고사시키며 성장을 지연

㉯ PAN은 잎하단이 청동색으로 변하고, 생육을 지연시킨다. Ethylene은 잎의 절단 현상, Cl_2는 변색이나 위축

④ 동물에 대한 피해

플루오린화물을 가축이 섭취하면 Fluorosis(불소침착증)

⑤ 경제적 손실

SO_2는 금속류를 부식, 광화학 Smog의 발생은 고무제품을 상하게 한다.

(2) 대기오염의 방지대책

연료의 탈황, 에너지의 사용규제, 대체, 대기오염 방지시설의 확충과 감시체제의 정비, 산업구조의 고도화, 방지기술의 향상과 보급, 공업지대의 입지 선정 시 사전조사, 대기오염 방지에 대한 지도, 계몽활동, 방지교육 및 법적 규제, 오염자의 비용 부담 원칙의적용, 대기오염 감시의 확충 등

① 연료대책

도시나 공장지대에서 저유황유의 사용, 탈황시설 확충, 생산과 소비과정에서 연료의 소비를 절감하여 오염물질을 최소화시킬 수 있는 생산 기술의 혁신과 열관리 필요하다.

② 공장대책

공장의 입지는 지리적, 기상학적 조건을 검토하여 확산, 희석될 수 있는 위치에 선정할 것, 자원의 회수와 재이용, 질소화합물, 황산화물, 탄산수소, 기타 유해가스의 발생이나 배출방지를 위한 시설투자와 기술개발

③ 교통기관 대책

도로 포장률을 확장하여 배기가스의 배출량을 감소시킬 것, 저유황유 사용

④ 공공기관의 대책

인구의 도시집중 방지와 합리적인 도시계획, 대기오염물질의 관측, 감시와 지역에 알맞은 환경기준 설정, 주거지역내 공해산업의 이전, 오염물질을 유발하는 산업을 억제하거나 오염물 배출방지시설의 의무화, 대기오염방지를 위한 국제적인 기술협력, 대기오염방지에 관한 교육과 계몽활동 강화

표 5-5 대기환경기준(환경정책 기본법 시행령)

항 목	기 준	
아황산가스 (SO_2)	연간 평균치 24시간 평균치 1시간 평균치	0.02ppm 이하 0.05ppm 이하 0.15ppm 이하
일산화탄소 (CO)	8시간 평균치 1시간 평균치	9ppm 이하 25ppm 이하
이산화질소 (NO_2)	연간 평균치 24시간 평균치 1시간 평균치	0.03ppm 이하 0.06ppm 이하 0.10ppm 이하
미세먼지 (PM-10)	연간 평균치 24시간 평균치	50㎍/㎥ 이하 100㎍/㎥ 이하
초미세먼지 (PM-2.5)	연간 평균치 24시간 평균치	15㎍/㎥ 이하 35㎍/㎥ 이하
오존 (O_3)	8시간 평균치 1시간 평균치	0.06ppm 이하 0.1ppm 이하
납 (Pb)	연간 평균치	0.5㎍/㎥ 이하
벤젠	연간 평균치	5㎍/㎥ 이하

비고

1. 1시간 평균치는 999천분위수(千分位數)의 값이 그 기준을 초과해서는 안 되고, 8시간 및 24시간 평균치는 99백분위수의 값이 그 기준을 초과해서는 안 된다.
2. 미세먼지(PM-10)는 입자의 크기가 10㎛ 이하인 먼지를 말한다.
3. 초미세먼지(PM-2.5)는 입자의 크기가 2.5㎛ 이하인 먼지를 말한다.

5. 상 수

1) 물

(1) 물의 이용

① 인체의 60~70%를 차지하는 필수적인 구성요소
② 성인의 경우 1일 2.0~2.5 ℓ의 물이 필요
③ 신체 중 10%의 물을 상실하면 생리적 이상이 오며, 20% 이상을 상실하게 되면 생명의 위험을 초래

(2) 물의 자정작용

① 물리적 작용 : 침강, 확산, 휘산, 오염물질 운반, 희석, 분쇄, 일광소독, 혼합, 여과
② 화학적 작용 : 폭기에 의한 산화, 환원작용, 중화, 응집
③ 생물학적 작용 : 미생물의 산화·분해(용존산소, 수온, pH, 태양광선)와 식균작용

(3) 상수에 의한 질병

① 플루오린(F)의 함량 : 반상치, 노화촉진(과다함량), 우식치 또는 충치(적은 함량)는 8, 9세 어린이에게 많음
② 질산성 질소(NO_3 - N, 질산은) : 청색아
③ 황산마그네슘($MgSO_4$) 다량 함유(250mg/ ℓ 이상)한 물 : 설사
④ 수인성 질병의 전염원 : 장티푸스, 세균성이질, 유행성간염, 콜레라, 파라티푸스 등물에서 병원체는 증가하지 않고 감소한다.
* 감소하는 이유 : 영양원의 부족, 일광의 작용에 의한 사멸, 번식온도의 부적당, 다른 잡균에 잡혀 먹힌다.
⑤ 기생충 질병의 전염원 : 간흡충, 폐흡충, 광절열두조충, 주혈흡충 등이 있고 회충, 편충 등도 수질오염으로 전염

※ Mills-Reinke 현상
물을 여과 급수함으로써 수인성 질병 및 수도열과 사망률도 감소된 현상

※ Hannover열(수도열)
물을 여과 급수하지 않음으로써 발생하는 총대장균, 잡균에 의한 발열 현상

2) 측정 및 수질기준

(1) 측정 및 검사 의의

① 총대장균군 : 자체가 직접 유해하지 않으나 병원성 세균이나 분변의 오염을 추측, 검출방법 간단하고 정확, 저항성이 병원균과 동일 또는 그 이상이기 때문에 수질오염의 지표로 중요

㉮ 총대장균지수(coli index) : 총대장균군을 검출할 수 있는 최소 검수량의 역수(10㎖에서 양성은 0.1을 말한다)로 오염상태를 나타낸다.

㉯ 최확수(MPN : most probable number) : 검수 100㎖ 당 총대장균군의 수

② 암모니아성 질소 : 분변오염이 의심되고, 유기물질 오염이 된지 얼마 되지 않은 경우, 단백질→ 아미노산 → 암모니아성질소(NH_3-N) → 아질산성질소(NO_2) → 질산성질소(NO_3-N)의 5단계로 분해과정을 거침

③ 과망가니즈산칼륨($KMnO_4$)소비량 : 수중유기물이 양을 간접적으로 추정

3) 상수처리과정(정수법)

(1) 침전법(sedimentation)

① 보통침전(plain sedimentation) : 중력을 이용하여 침전시키며 Stokes법칙이 적용됨

② 약품침전(chemical sedimentation) : 응집제를 이용하여 침전시킨다. 응집의 가장 큰 효과는 침사, 부유물의 제거, 색도, 탁도, 세균 등의 감소효과도 있다.

※ 응집제

황산반토(황산알루미늄)와 폴리염화알루미늄이 사용 그 외 염화제2철, 황산제1철, 황산제2철 등

(2) 여과법(filteration)

여과효과는 색도, 탁도, 세균의 감소가 일어나며 냄새, 무기물의 제거효과

※ **생물막(vital layer)또는 여과막(dirt cover)** : 원수를 여과하면 세균, 조류, 부유물질 등이 가는 모래층 상부에 콜로이드상(colloid)의 막을 형성하는 것, 여과막은 세균의 99%까지도 제거, Mills-Reinck현상.

① 완속여과법(slow sand fiteration) : 영국식여과법, J.Simpsom(1829), 탁도 30이상일 때 사용곤란, 원수 양호시 5~6월 사용

② 급속여과법(rapid sand filteration) : 미국식여과법, 여과속도는 완속여과의 40배 이상으로 약품침전을 하고, 수원의 탁도·색도가 높거나 수조류·철분량이 많고 추운지방, 도시 급수를 위해 사용

표 5-6 완속여과법과 급속여과법의 비교

구 분	완속사 여과법	급속사 여과법
침 전 법	보통 침전법	약품침전법
소제방법	사면대치	역류세척
여과속도	3m(6~7m)day	120m/day
1 차 사용일수	20~60일(1~2개월)	12시간~2일(1일)
탁도, 색도가 높을 때	-	좋 다
이끼류가 발생되기 쉬운 장소	-	좋 다
수면이 동결되기 쉬운 장소	-	좋 다
면 적	광대한 면석	좁은 면석
비 용	·건설비가 많이 든다. ·경상비는 적게 든다.	완속사 여과법과 반대
세균 제거율	98~99%	95~98%

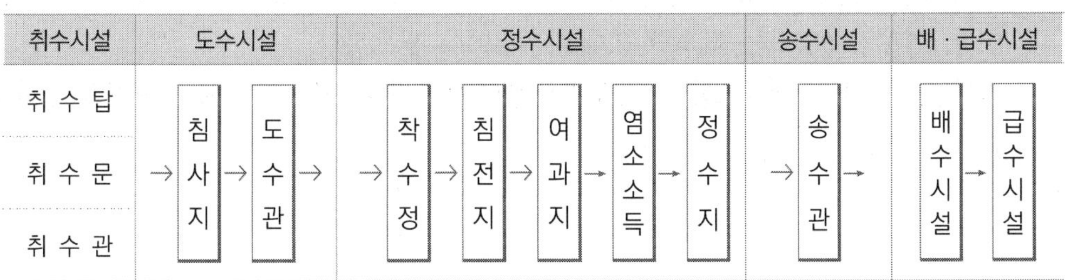

그림 5-2 상수처리단계

(3) 소독(disinfection)

열처리법(자비소독), 자외선 화학적 방법(염소, 과망간산칼륨, 오존), 수도물에는 액화염소, 이산화염소를, 공동급수시설에는 표백분을 사용

① 염소소독의 장점

㉮ 소독력이 강하다.

㉯ 잔류효과가 우수하다.
㉰ 가격이 저렴하다.
㉱ 조작이 간편하다.

② 단점
㉮ 강한 냄새
㉯ 발암물질 생성(trihalomethane : THM)

③ 오존소독의 장점
㉮ pH 변화에 상관없이 강력한 살균력을 발휘
㉯ 발암물질을 형성하지 않음
㉰ 공기와 전력만 있으면 필요량을 쉽게 만들 수 있다.

④ 오존소독의 단점
㉮ 잔류성이 없어 살균 후 미생물 증식에 의한 2차 오염의 위험이 있다.
㉯ 반감기가 짧아 처리장에 오존 발생기가 있어야 한다.
㉰ 오존 구입시설 장비가 복잡하여 고도의 운전기술이 필요하다.
㉱ 가격이 비싸다.

(4) 결합잔류염소와 유리잔류염소

① 유리잔류염소(residual free chlorine)는 급수전에서는 0.2mg/ℓ, 비상시 0.4ppm 이상, 결합잔류염소는 최소한 0.4mg/ℓ 이상 필요하다.

② 잔류염소는 송수, 배수, 급수, 사용과정에서 오염될 수 있는 미생물 살균작용에 유효

6. 수질오염(water pollution)

1) 수질오염의 정의(definition of water pollution)

① 수질오염이란 물이 자연적으로 가지고 있는 물리·화학적 또는 생물학적인 특성이 상호 연관된 자연적·인위적인 요인들에 의해서 변화함으로써 물 이용상의 지장을 초래하거나 환경변화를 야기하여 수중생물에 영향을 주는 상태로 변하는 것을 말한다.
② 인축의 배설물에 의하여 병원성 미생물이나 기생충에 의해서 인체에 수인성 감염병을 일으켜 공중보건상 위험이 발생될 정도까지 수질이 악화되는 상태
③ 자연적이거나 혹은 인위적으로 수중에 부유물질, 유독성물질 또는 부패성 물질의 혼입으로 액성의 변화, 용존산소량의 감소 등을 초래하여 직접적으로는 생활, 농수산업, 공업용수 이용 등에 지장을 줌으로써 경제적인 손실을 가져오고, 간접적으로 공중보건에 피해를 가져올 정도로 수질이 악화되는 것

2) 수질오염의 발생원 및 오염물질

(1) 수질오염의 발생원

① **생활하수**

가정오수, 상업시설 및 공공기관의 폐수 등. 병원균, 부유물, 유기물질 등이 많다.

② **공장폐수**

㉮ 유기물질이 높은 폐수를 배출하는 공장 : 양조장, 도정공장, 통조림공장, 낙농공장, 증류공장, 세탁공장, 펄프공장, 피혁공장, 직물공장 등
㉯ 부유물질이 많은 폐수를 배출하는 공장 : 양조장, 통조림공장, 펄프공장, 증류공장, 제지공장, 피혁공장 등
㉰ 용해성물질이 많은 폐수를 배출하는 공장 : 화학약품공장, 정수장 등
㉱ 기름이 많은 폐수를 배출하는 공장 : 세탁공장, 유전, 통조림공장, 석유정제 등
㉲ 색도가 높은 폐수를 배출하는 공장 : 전기도금공장, 제지공장, 피혁공장 등
㉳ 악취가 발생하는 폐수를 배출하는 공장 : 화학약품공장, Cokes공장, 석유정제소 등
㉴ 유독폐수를 배출하는 공장 : 원자력이용 공장, 화학약품공장, 전기도금공장, 펄프공장, 피혁공장 등
㉵ 산성폐수를 배출하는 공장 : 화학약품공장, 탄광, 전기도금공장, 제철소, 펄프공장
㉶ 알칼리성 폐수를 배출하는 공장 : 화학약품공장, 세탁공장, 피혁공장, 직물공장 등

㉮ 고온의 폐수를 배출하는 공장 : 병의 세척, 전기도금공장, 발전소, 직물공장, 연초제조공장 등

③ **농경하수**

화학비료, 살충제, 제초제 등이 하천에 유입되어 어족을 사멸시키고 축산 시설물의 폐수도 상수원을 오염하여 인체에까지 영향을 미친다.

④ **광산폐수**

채탄시의 미분탄, 용해성 유독물질, 탄광의 산성 폐액은 하천 및 해수를 오염시키고 어족과 농업에도 피해를 줄 뿐만 아니라 상수도원을 오염시키기도 한다.

(2) 수질오염물질(water pollutants)

① **유기물질**

수중의 호기성 세균에 의하여 분해되며, 이때 수중 용존산소(dissolved oxygen)가 이용된다. 도시하수와 펄프공장, 식품가공공장의 폐수

② **화학적 유해물질**

수은, 납, 카드뮴, 플루오린, 시안, 크롬, 산, 알칼리, 농약 등이 하수

③ **병원균**

살모넬라균, 이질, 콜레라, 장티푸스, 전염성 간염 등 수인성 감염병

④ **부영양화물질**

인과 질소계의 물질이 하수층에 포함되어 자연수의 수조를 무성하게 하여 해수의 적조현상을 초래한다.

⑤ **현탁고형물질**

비중이 큰 고형물은 유속이 느린 곳에서 침전하여 물고기의 먹이를 덜고 혐기성 부패를 하며, 비중이 작은 것은 수면에 부상하여 바닥에서 올라온 가스와 함께 거품을 형성하여 일광과 산소의 공급을 막는다.

⑥ **비분해성 물질**

경성세제, PCB, DDT 등

⑦ **열**

더운물이 하천에 방류되어 하천수의 온도가 오른다. 이때 수중생물의 생존 온도에 맞지 않아 생태계가 파괴될 수 있고, 해수의 적조현상을 초래 한다.

3) 수질오염의 영향 및 방지대책

(1) 인체에 미치는 영향

① 수인성 감염병에 의한 피해

㉮ 1982년 : 독일(함부르크) 발병자 18,500여명 중 사망자 8,600명, 상수원이 콜레라균으로 오염
㉯ 1914년 : 스페인(바르셀로나) 발병자 12,329명 중 사망자 609명, 이질
㉰ 1946년 : 우리나라 발병자 15,000여명 중 사망자 10,000명, 콜레라

② 무기물에 의한 피해

㉮ 1953~1960년 : 일본(미나마타시), 발병자 1,600여명 중 사망자 284명, 수은 중독
㉯ 1964~1965년 : 일본(니카다현), 발병자 669명 중 사망자 55명, 수은 중독
㉰ 1968년 : 일본(도야마현), 발병자 258명 중 사망자 128명, 카드뮴 중독

(2) 공업에 미치는 영향

배관, 펄프, 밸브, 고무제품을 손상, 기계, 기구의 금속부분을 부식

(3) 농업에 미치는 영향

농작물의 고사, 농작물의 오염으로 인하여 인체에 피해

(4) 어업에 미치는 영향

어패류, 플랑크톤, 해조류의 사멸, 어류 양식의 저해요인

(5) 공중위생에 미치는 영향

오염된 물은 상수도원으로 사용할 수 없게 되며, 오염된 하천에서 자란 생선류 등을 먹고 중독증상, 악취로 인한 두통, 기침, 비염 등의 증상

4) 폐수의 배출허용기준

① 폐수는 물에 액체성 또는 고체성의 수질 오염 물질이 혼입되어 그대로 사용할 수 없는 물을 말한다.
② 수질오염 물질 : 수질 오염의 요인이 되는 구리(동), 납(연), 니켈, 망가니즈, 바륨, 브로민, 비소, 셀레늄, 수은, 시안, 아연, 염소, 인, 주석, 질소, 철, 카드뮴, 크롬, 플루오린,

황 등과 그 화합물 및 대장균, 부유물질, 산·알칼리류, 색소, 세제류, 유기물질, 유류(동·식물포함) 및 페놀류 등 29개 물질이다.

③ 특정 수질유기물질 : 구리(동), 납(연), 비소, 셀레늄, 수은, 시안, 유기인, 6가 크롬, 카드뮴 등의 그 화합물과 테트라클로로에틸렌, 트리클로로에틸렌, 페놀류, 폴리크로리네이티드비페닐, 벤젠, 사염화탄소, 디클로로메탄, 1,2-다이클로로에테인 등 17개 물질이 있다.

5) 수질오염방지시설 및 방지대책

(1) 수질오염 방지시설

수질오염물질을 배출하는 시설물·기계·기구·기화물체(선박과 해양시설은 제외)을 폐수배출시설로부터 배출되는 수질오염물질을 제거, 감소시키는 처리시설

① 물리적 처리시설 : 스크린, 분쇄기, 참사·유수분리·유량조절(집수조), 혼합, 응집, 침전, 부상, 여과, 탈수, 건조, 증류, 농축시설 등 14가지

② 화학적 처리시설 : 화학적 침강, 중화, 흡착, 살균, 이온교환, 소각, 산화, 환원, 침전물개량시설 등 9가지

③ 생물학적 처리시설 : 살수여상, 폭기시설, 산화시설(산화조 또는 산화지), 혐기성·호기성 소화시설, 접촉조, 안정조, 돈사톱밥 발효시설 등 7가지

(2) 방지대책

① 계획과 정비

국토계획, 도시계획, 공업단지를 설치할 때에는 수질오염 방지에 대하여 충분한 배려가 있어야 한다. 하수도의 정비와 폐수처리장을 동시에 완비해야 한다.

② 실태의 파악과 폐수처리시설

㉮ 사업장 및 공장에서 배출되는 폐수는 그 양과 질에 있어서 다양하므로, 시간적 변화에도 유의하여 폐수의 오염실태를 정확히 파악한다.

㉯ 생산공장, 관리방법 등을 개선하여 오염물질을 최대한 억제하고 산업폐수의 처리시설은 개별적인 처리보다 다수 공장의 공동처리시설을 갖추는 것이 바람직하다.

③ 폐수처리방법의 연구

㉮ 폐수처리방법 : 물리적, 화학적, 생물학적 방법, 최근 많이 이용되는 방법으로는 활성오니법(activated sludge method)이 있다.

㉾ 살수여상법(tricking filter)을 병용하기도 하는데, 폐수중의 유용물질의 회수, 폐수의 재사용, 폐수의 수집, 폐수의 저류 등을 계속 연구해야 한다.

6) 환경호르몬(environmental hormone)

외부에서 생성, 환경 중에 배출된 화학물질이 인체 내에 유입되어 마치 호르몬처럼 작용하여 인체 내분비계의 정상적인 기능을 방해하거나 혼란시키는 유해한 화학물질, 즉 외인성 내분비 교란 화학물질을 환경호르몬이라고 한다. 환경호르몬은 생태계 및 인체에 장기적으로 영향을 주어 다음 세대에까지 각종 이상을 초래하기도 한다.

이에 따라 지구의 생물종에 위협이 될 수 있다는 경각심을 일으켜 오존층 파괴, 지구 온난화 문제와 함께 세계 3대 환경 문제로 등장하였다.

환경호르몬 물질로는 각종 산업용 물질, 살충제, 농약, 유기 중금속류, 다이옥신 류, 의약품으로 사용되는 합성 에스트로겐 류, 플라스틱 용기를 단단하게 만들기 위해서 사용하는 물질인 비스페놀 A(Bisphenol A 혹은 BPA)와 세척제나 곰팡이 제거제로 사용되는 트라이뷰틸주석(tributyltin, TBT), 비닐용품 제조에 사용되는 프탈레이트(phthalate)도 환경호르몬의 일종이다.

이 중 다이옥신은 석탄, 석유 등의 화석연료나 담배 등을 태우거나 화학물질을 만드는 공장 또는 소각장에서 쓰레기를 태울 때 발생하는 대표적인 환경 호르몬이다. 뿐만 아니라 발생할 수 있는데, 다이옥신은 주택 실내 인테리어 건축자재에서도 발생하며, 실온에서도 인체에 매우 유해한 물질이므로 특별히 조심해야 한다.

7. 주택보건

주택의 기본적인 조건은 건강성, 안전성, 기능성, 쾌적성이다.

1) 주택의 보건학적 조건

(1) 대지

① 환경조건 : 소음이 없고, 한적하고 교통이 편리하며, 공장으로 인한 환경오염원이 없는 곳. 폐기물 매립지는 매립 후 20년 이상 경과된 곳.
② 지형 : 언덕의 중복에 위치하고 넓은 곳
③ 방향 : 남향 또는 동남향, 동서향 10도 이내인 곳
④ 지질 : 건조하고 침투성이 있고, 지반이 견고한 곳으로 점토퇴적지층은 피할 것
⑤ 지하수위 : 깨끗한 음료수를 얻을 수 있고, 최소 1.5m 이상으로 3m 이상인 곳
⑥ 하수처리 : 배수가 잘되며 하수처리가 잘된 곳

(2) 구조 · 벽

① 지붕 · 벽 : 방서, 방한, 방수, 방음, 방열을 위해 천정과 지붕공간을 넓게 한다.
② 천정 : 2.1m 정도 둔다.
③ 마루 : 통기고려 45㎝ 간격을 둔다.
④ 거실 : 거실, 침실(1인당 면적 4㎡, 체적 10㎥), 어린이, 노인 방은 남쪽으로 하고, 잘 사용하지 않은 방, 화장실, 목욕탕, 부엌은 북쪽에 둔다.

2) 환기(ventilation)

실내의 오염된 공기를 내보내고, 온도 · 습도가 높을 때 실외의 신선한 공기와 교환하는 것을 환기라 하며 주택의 환기 방법에는 자연환기와 인공환기가 있다.

(1) 자연환기(natural ventilation)

① **중력환기(gravity ventilation)**

실내 · 외의 온도차이로 이루어지는 자연 환기로서 밀도차가 형성하게 되어 압력차로 공기의 흐름이 일어난다. 창문은 바닥면적의 $\frac{1}{20}$ 이상이어야 환기 양호.

② **중성대(neutral zone)**

실내 기온이 실외 기온보다 높을 때 압력차에 의해서 실내에 하부로는 공기가 들어오고 상부로는 배출되는데 그 중간에 압력 0의 지대인 중성대가 형성된다.

③ **풍력환기**

풍향측의 압력 증대로 생기는 양압과 풍향 배측의 압력 감소에 기인하는 음압에 의한 압력차에 의하여 형성되는 환기

(2) 인공환기(artificial ventilation)

① **공기조정법(carrier식)** : 공급되는 온습도를 조정할 수 있고, 배기의 오염물을 처리하는 여과설비를 갖추고 있어 가장 이상적인 방법
② **배기(흡인)식 환기법** : 오염물 배기나 처리에 유효
③ **송기식환기법** : 오염물 제거에는 효과가 없으나 신선한 공기를 공급하여 주며, 오염물을 희석
④ **평형식환기법** : 급배기를 함께 할 수 있어 효과적인 방법
⑤ **보조환기법** : 지붕이나 천정을 이용한 자연환기에 의한 옥배환기법을 병행

3) 채광과 조명

(1) 자연조명(주간조명)

주택의 자연 조명에서 고려되어야 할 사항
① 창의 방향 : 거실 및 침실은 남향이 좋으며, 작업실은 동북 또는 북향이 좋다.
② 창의 면적 : 방바닥(거실)면적의 $\frac{1}{7}$~$\frac{1}{5}$이 적당하며, 같은 면적에서는 창의 위치가 높고, 세로로 긴 것이 조도를 균등히 할 수 있어 좋다. 건축법에는 건축물 종류에 제한 없이 1/10 이상 확보하도록 되어 있다.
③ 거실의 안쪽 길이 : 거실의 안쪽 길이는 창틀 윗부분까지 높이의 1.5배 이하인 것이 적당하다.
④ 창의 개각과 입사각 : 개각은 4~5°, 입사각은 27° 이상이 좋으며 클수록 밝다.
⑤ 앞 건물과의 거리를 충분히 둘 것
⑥ 일조량 : 하루에 최소 4시간 이상, 남창은 여름에 최저가 되고, 겨울에는 방 안쪽까지 입사되어 최대가 되며, 봄·가을은 중간정도가 된다.
⑦ 건물색과 반사율 : 흰색 70~80%, 회색 15~55%, 진한 녹색 10~20%이므로 커텐, 벽지선택을 하여 광량을 조절한다.

(2) 인공조명

① 직접조명 : 조명 효율이 크고 경제적이나 현휘(눈부심)를 일으키고, 강한 음영으로 불쾌감을 준다.

② 간접조명 : 반사에 의한 산광 상태로 온화하며, 음영이나 현휘는 생기지 않으나 조명 효율이 낮고, 설비유지비가 다소 비싸게 든다.

③ 반간접조명 : 직접조명과 간접조명의 절충식으로 반투명의 역반사각에 의해 작업면사에 오는 광선의 $\frac{1}{2}$ 이상을 간접광, 나머지를 직접광에 의한 방법으로 가장 위생적인 방법

④ 조명의 위생학적 조건

㉮ 조도는 작업상 충분할 것

㉯ 광색은 일광(주광색)에 가깝고, 유해가스의 발생이 없어야 할 것

㉰ 열의 발생이 적고 폭발, 발화의 위험이 없어야 할 것

㉱ 취급하기 간단하고 가격이 저렴할 것

㉲ 조명도는 균일하고 음영의 눈부심이 생기지 않을 것

㉳ 눈을 보호하기 위한 간접조명일 것

㉴ 조명시설은 좌측 상방에 있는 것이 좋다.

표 5-7 인공조명의 표준

장 소	표준조명도(Lux)
사무실, 도서실, 교실	80~120
대합실, 강당, 옥내체육관	30~80
미용실, 작업실(정밀작업실)	100~200(300)
보통 상점	50~100

※ Lux : 1Lux는 1촉광의 광원이 1m 거리의 평면을 비치는 명도이다.

(3) 부적당한 조명의 피해

① 장해

가성근시, 안정피로, 눈떨림(탄광부), 광각막염, 백내장(용접, 고열작업자) 등

② 재해

작업능률 저하나 재해발생을 초래할 수 있다.

4) 난방(heating)

(1) 적당한 실내온도

① 실내 온도 : 18±2℃, 두부와 발의 온도차이 2~3℃
② 실내 습도 : 40~70%

표 5-8 적정 실내온도

욕실 , 병실	20~22℃	강당, 집회장	16~18℃
중노동실, 체조장	10~15℃	육아실	22~25℃
침실	12~18℃	거실, 사무실, 학교	18~20℃

(2) 난방방법

체온을 유지하고 작업능률을 유지하려면 10℃ 이하에서는 난방, 26℃ 이상에서는 냉방

① 국소난방(local heating)

열원을 실내에 두는 경제적인 방법으로 연료운반의 불편, 실내의 오염(가스, 진애), 화재사고의 위험성이 크다.

② 중앙난방(central heating)

㉮ 방열장치를 실외에 설치하여 배관을 통하여 열을 각방에 공급하는 방법. 실내오염이 없고 실내온도를 균일하게 하는 장점은 있으나 시설비와 관리비가 많이 든다.
㉯ 중앙난방에는 공기조절법(carrier system), 온수난방법(warm water), 증기난방법(steam heating), 지역난방법 등이 있다.
※ 온수난방은 조작이 쉽고, 경제적이므로 소규모 건축물에 이용되고, 증기난방법은 면적이 넓은 큰 건축물에 적합하다.

(2) 냉방법(cooling)

① **국소냉방** : Air-conditioner, Room cooler, 선풍기 등
② **중앙냉방법** : Carrier system

8. 의복위생

1) 정의와 목적

(1) 정의

① 의복 : 체표면과 의복내외 표면에 한정된 공간전체
② 의복위생 : 복장을 구성하는 각 피복재료가 함유한 공기와 피복과 피복 간의 공기층

(2) 의복의 목적

인체의 체온조절, 신체청결, 신체보호, 사회생활에서의 예의, 품격, 개인의 취향 등

(3) 의복의 위생학적 조건

① 온도 · 습도 · 기류 등의 기후 조절능력이 우수할 것.
② 피부에 감촉이 좋을 것.
③ 피부에 피해를 주지 않으며 더럽혀지지 않을 것.
④ 세탁에 적합할 것.
⑤ 가벼울 것.
⑥ 외래의 위험에 대한 피부보호력이 커야 할 것.
⑦ 신체활동에 적합할 것.
⑧ 체온 조절력이 커야할 것.

2) 의복건강

① 중량 : 혈액순환, 호흡방해, 신체활동의 부자유로 동복은 체중의 5%가 적당하며 가벼워야 한다. 남자는 겨울 6~7㎏, 여름 3~4㎏임(여자는 1㎏ 가볍다).
② 침실온도 : 잠옷을 입을 경우 침실온도는 2~3℃ 낮은 편이 좋다.
③ 모자 : 방서, 방한 역할을 하는 데 가벼울 것
④ 양말 : 여름에는 견직, 목면, 통기성이 있어야 한다.
⑤ 의복 내 기류 : 신진대사를 원활하게 하여 방서, 방한의 역할을 한다.
⑥ 후착 · 피복압 : 채열방산, 신진대사, 피부저항력 등에 장애를 일으키며 울열증이 생길 수 있고(영유아는 울열성 이질), 인체의 혈액 순환은 각 부위의 운동에 밀접한 관계있어 코르셋, 치마끈, 넥타이, 구두끈 등에 지나친 압박을 삼가야 한다.
⑦ 방한화 : 1kg이하로 2.5 CLO가 좋다.

9. 하 수

우리나라의 하수 처리의 주무부서는 환경부이며, 도시하수의 하천 유입으로 DO 감소, BOD 증가, 오염도 증가, 유기물의 증가 및 부유물질이 증가한다.

1) 하수도의 종류

(1) 합류식 : 가정하수와 천수 등 모든 하수를 한꺼번에 운반

① 장점 : 시설비가 적게 든다. 하수관이 커서 시공, 수리, 검사, 청소가 용이하다. 우기에는 자연청소 가능하다.

② 단점 : 우기에 범람우려가 있다. 악취가 발생한다. 우수사용이 불가능하다. 갈수기에 하수관이 막히기 쉽다. 미관을 해친다.

(2) 분류식 : 가정하수와 천수를 별도 운반

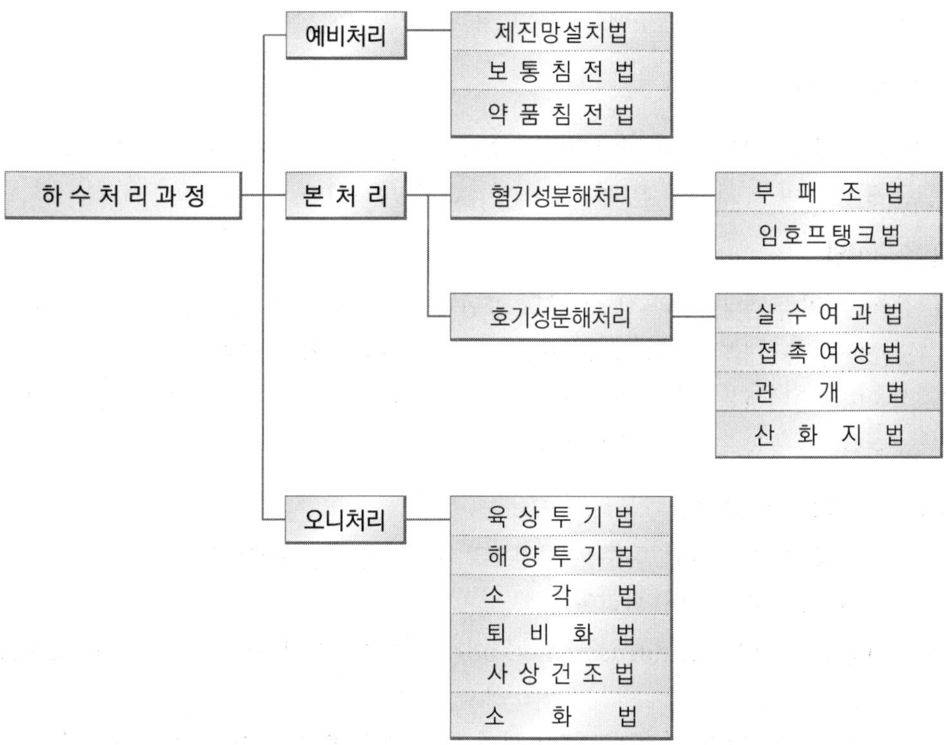

그림 5-3 하수처리과정과 종류

2) 하수처리

(1) 예비처리

예비처리(스크린, 침사, 침전) → 본처리(혐기성처리, 호기성처리) → 오니처리(해양투기, 매몰, 소각, 비료화, 소화법 등)의 단계를 거친다.

(2) 본처리(생물학적 처리)

① 혐기성 분해처리(미생물을 이용한 생물학적 처리)

㉮ 혐기성 균이 증식함으로써 탄소계 물질을 분해하여 메탄가스를 많이 발생한다.

㉯ 단백질 등을 분해하여 암모니아, 아미노산 등을 생성하며, 황화물을 분해하여 황화수소, 메르캅탄(mercaptan) 등의 화합물을 만드는 과정을 혐기성 분해처리라 한다.

㉰ 혐기성 처리법에는 단순한 탱크로서 부패조(septic tank)와 1907년 Karl Imhoff가 고안한 부패조의 결점을 보완하여 Imhoff tank(two story tank)에서 일어나는 고체, 액체의 분리 및 부패작용을 이용하는 방법이 있다.

② 호기성 분해처리

본처리 중 호기성 분해 처리의 대표적인 살수여상법과 활성오니법을 하수의 2대방법이며, 호기성 균에 의하여 유기물을 분해시키는 생물학적 처리이다.

㉮ **살수여상법**

a. 접촉여상법의 개량형이라 할 수 있고, 표면에는 호기성 세균, 안쪽에는 혐기성 세균이 활동하는 통성혐기성 처리(facultative system)라 할 수 있다.

b. 살수여과법에서는 제1침전지 → 살수여과지 → 최종 침전지의 순서로 이루어지며 분수식, 주행식, 회전식 등이 있다.

㉯ **활성오니법(촉진오니법)**

a. 폭기조를 거쳐 정화된 하수는 침전조로 가서 깨끗한 상청수는 방류된다.

b. 오니는 일부 반송되어 처리된다.

c. 통기방법은 산기판법(diffuser method), 기계적 교반법(mechanical agitating type) 등이 있다

d. 활성오니법은 면적이 적어도 가능하며 경제적인 방법이지만 살수여상법에 비해 운용에 있어서 고도의 숙련이 필요하다.

(3) 오니처리(汚泥處理 : sludge disposal)

하수처리 과정 중 최후단계로서 육지나 바다에 투기, 소각, 퇴비화, 사상건조법, 소화법 등이 이용되는데, 소화법이 가장 진보된 방법이다.

① 사상건조법 : 모래 위에 말려서 이용

② 소화법 : 소화 탱크에 넣어서 혐기성 부패를 일으키게 하면 오니 중 유기물이 분해되어 안정화하며 병원미생물은 사멸해 버린다. 또한 고형성분은 그 일부가 액화되고 일부는 가스화 되어서 감량된다. 충분히 소화된 오니는 건조시켜서 비료로 사용할 수도 있고 해양이나 육상 투기를 할 수 있다.

3) 하수시험

(1) 생물화학적 산소요구량(BOD : biochemical oxygen demand)

① 하수의 오염도를 측정하는데 주로 사용하며 공공수역의 오염지표

② 하수 중의 유기물질이 미생물에 의해 분해, 산화하면서 소비하는 산소량을 의미한다. 20℃에서 5일간 측정한다.

③ BOD치가 높다는 것은 유기물질이 많이 함유되어 있다는 것을 의미한다. BOD에 영향을 주는 인자는 수온, 측정기간, 유기물의 종류, 유기물의 양이 있다. 그 중에서 영향을 주는 유기물량이 가장 중요하다.

(2) 용존산소량(DO : dissolved oxygen)

① 용존산소는 수중에 용해되어 있는 산소량을 말한다.

② 용존산소가 높다는 것은 수중온도가 낮고 물이 깨끗하다는 뜻으로 순수한 물 일때 최대이다.

③ 온도가 하강하면 용존산소는 증가하나 생화학적 산소요구량은 저하한다. 즉 BOD가 높으면 DO는 낮아진다. 수중생물이 생존하기 위한 DO량은 5㎎/ℓ 이상(WHO)이다.

(3) 화학적 산소요구량(COD : chemical oxygen demand)

① 하수중의 오염원이 될 수 있는 유기물질을 직접 산화제($K_2Cr_2O_7$)에 의해서 화학적으로 산화시키기 위한 산소요구량이다.

② 호수 및 해양오염의 지표

10. 폐기물

폐기물이란 쓰레기, 연소재(燃燒滓), 오니(汚泥), 폐유(廢油), 폐산(廢酸), 폐알칼리 및 동물의 사체(死體) 등으로서 사람의 생활이나 사업활동에 필요하지 아니하게 된 물질을 말한다

1) 쓰레기(refuse)의 종류

① 일반쓰레기, 음식물쓰레기, 재활용쓰레기, 대형폐기물 등이 있다.
② 일반쓰레기는 종량제봉투로 배출하는 쓰레기
③ 음식물쓰레기는 분리 배출된 음식물류 폐기물
④ 재활용쓰레기는 폐지류, 고철 및 금속캔류, 폐합성수지, 유리병 등
⑤ 대형폐기물은 폐전기전자제품, 폐목재 및 폐가구류 등으로, 별도 신고 후 배출

2) 쓰레기 처리법

(1) 노천폐기(방기)법

저지대 투기법, 해양 투기법, 등 가장 간단한 처리법이나 쓰레기 비산, 악취 발생, 위생해충의 발생 및 번식, 지하수 오염 및 해양오염 등 비위생적 방법

(2) 위생적 매립법

① 방식

경사식(30℃가 좋다), 지역적(저지대매립법), 도랑식(2~7m 도랑을 파고 폐기물을 묻은 후 흙을 덮는 법) 방법, 건축은 10~15년 이후에 하는 것이 좋다.

② 폐기물 매립시 복토의 두께

㉮ 쓰레기 1~2m 매립한다.
㉯ 15∼20cm 정도로 복토해야 한다.
㉰ 매립 진개가 발효, 소화되어 1/2로 줄어들면 다시 진개를 매립하고 복토한다.
㉱ 1주일 이상 작업이 중단된 후 30cm로 중간 복토를 한다.
㉲ 최종 복토는 60cm~1.0m 두께로 한다.
㉳ 대개가 매몰법을 이용하고 있다.

③ 매립 후 사후 처리

㉮ 침출수처리
㉯ 가스배출 장치
㉰ 악취제거 장치 설치
㉱ 해충, 쥐 등의 번식 방지

(3) 소각법

① 장점 : 도시쓰레기의 가장 이상적인 방법

㉮ 설치소요 면적이 적어 시의 중심부에 설치할 수 있으며 운송비를 줄일 수 있다.
㉯ 잔유물이 적고 매립에 적합하며, 기후 및 기상에 영향을 받지 않는다.
㉰ 위생적으로 처리할 수 있으며, 폐열을 이용할 수 있다.

② 단점

㉮ 건설비가 많이 든다.
㉯ 대기 오염의 우려가 있으며 방지시설을 하여야 한다.
㉰ 소각시설, 건설부지 취득에 어려움이 있다.

(4) 가축사료법

음식물쓰레기 중 일부는 가축사료로 이용

(5) 퇴비법

유기물질 쓰레기 분쇄하여 부패 후 이용, 퇴비 제조시 발생되는 온도는 60~70℃이다.

3) 분뇨(night soil)

(1) 분뇨와 보건

수거식 화장실에서 수거되는 액체 또는 고체성의 오염물질(오수처리시설 및 단독 정화조의 청소과정에서 발생하는 것 중 탈수되지 아니하는 것)을 말한다.

① 환자, 보균자의 분변을 위생적 처리
② 소화기 감염병 전파(장티푸스, 콜레라, 파라티푸스, 세균성이질균, 유행성간염)
③ 기생충 질환 전파(회충, 구충, 편충, 동양모양선충, 조충, 요충)

(2) 분뇨처리법

① 농촌

㉮ 저장법(부패조) : 분뇨 부식기간은 여름 1개월, 겨울 3개월 이상 부식시키면 균과 기생충란이 사멸

㉯ 퇴비법 : 퇴비 위에 분뇨를 뿌려두면 60~70℃의 열이 수일간 계속되므로 균이 완전히 사멸

㉰ 분뇨 분리처리법 : 병원성세균, 기생충이 적고 질소성분이 많은 소변을 비료로 사용

㉱ 화학적 처리법 : 화학약품을 사용하여 처리하는 방법, 예비처리-본처리(황산제이철, 석회, 철염) - 종말처리

② 도시

㉮ 소각법 : 고열로 완전히 태워버리는 법인데 특수병원에서 시행

㉯ 수세식 처리 : 하수도 설비가 완비한 지역에 하수관을 거쳐 하수처리장에서 처리되며, 주로 도시에서 사용하는 방법 가장 안전, 청결, 보건 위생적

4) 산업폐기물 처리

산업폐수의 문제점은 음용수의 오염, 수중의 용존 산소량의 감소로 인한 자정작용의 방해, 경제적 피해(수산업에 피해) 등이다.

폐기물 성분 중에서 특히 오염물질 배출 허용기준 이하로 처리되어야 할 폐기물의 종류는 오니, 수은, 카드뮴, 납, 6가 크롬, 폐유, As, 유기인, 시안화합물, 폐산, 폐알칼리, 폐 PCB 오염물질, 폐합성수지 등이다.

(1) 오니처리

가연성 오니, 무기성 오니 : 소각, 함수율 85% 이하로 탈수 처리

유기성 오니 : 일정한 매립 장소에 매립

(2) 특정 유해물질 처리

산업폐수 처리방법으로는 희석법, 침전법, 생물학적 처리법이 있다.

5) 의료폐기물 관리

(1) 의료폐기물의 정의

① 보건 · 의료기관, 동물병원, 시험 · 검사기관 등에서 배출되는 폐기물 중 인체에 감염 등 위해를 줄 우려가 있는 폐기물

② 인체 조직 등 적출물, 실험 동물의 사체 등 보건 · 환경보호 상 특별한 관리가 필요하다고 인정되는 폐기물

(2) 의료폐기물의 종류

① 격리 의료폐기물

감염병으로부터 타인을 보호하기 위하여 격리된 사람에 대한 의료행위에서 발생한 일체의 폐기물

② 위해의료폐기물

가. **조직물류폐기물** : 인체 또는 동물의 조직 · 장기 · 기관 · 신체의 일부, 동물의 사체, 혈액 · 고름 및 혈액생성물(혈청, 혈장, 혈액제제)

나. **병리계폐기물** : 시험 · 검사 등에 사용된 배양액, 배양용기, 보관균주, 폐시험관, 슬라이드, 커버글라스, 폐배지, 폐장갑

다. **손상성폐기물** : 주사바늘, 봉합바늘, 수술용 칼날, 한방침, 치과용침, 파손된 유리재질의 시험기구

라. **생물 · 화학폐기물** : 폐백신, 폐항암제, 폐화학치료제

마. **혈액오염폐기물** : 폐혈액백, 혈액투석 시 사용된 폐기물, 그 밖에 혈액이 유출될 정도로 포함되어 있어 특별한 관리가 필요한 폐기물

③ 일반 의료폐기물

혈액·체액·분비물·배설물이 함유되어 있는 탈지면, 붕대, 거즈, 일회용 기저귀, 생리대, 일회용 주사기, 수액세트

(3) 의료폐기물 수집 · 운반 및 보관

① 수집 · 운반차량

의료폐기물은 전용용기에 밀폐 · 포장된 상태로 전용 운반 차량으로 수집 · 운반

가. 섭씨 4도 이하의 냉장설비가 설치되고, 수집·운반 중에는 적재함의 내부온도를

유지

나. 밀폐된 적재함 설치, 적재함은 사용할 때마다 약물소독의 방법으로 소독

다. 차량의 차체는 흰색으로 색칠

라. 적재함의 양쪽 옆면에는 의료폐기물의 도형, 업소명 및 전화번호를, 뒷면에는 의료폐기물의 도형을 붙이거나 표기하되, 그 크기는 가로 100cm 이상, 세로 50cm 이상이어야 하며, 글자의 색깔은 녹색

마. 차량 뒷면의 글자 크기는 가로·세로 각각 50cm 이상

② 보관

가. 의료폐기물은 발생했을 때부터 종류별로 전용용기에 넣어 보관

나. 사용이 끝난 전용용기는 내부 합성수지 주머니를 밀봉한 후 외부용기를 밀폐·포장

다. 재사용은 금지한다.

③ 전용용기

전용용기는 흰색으로 하고 바깥쪽에 도형과 같이 표시하고 도형색상은 의료폐기물 종류별로 다음과 같이 상이하게 표시한다.

재활용 태반	격리	위해 및 일반 (재활용 태반 제외)	
		상자형 용기	봉투형 용기
녹색	붉은색	노란색	검은색

④ 전용용기별 혼합 가능한 의료폐기물

가. 격리의료폐기물, 위해의료폐기물 중 조직물류폐기물(치아 제외) 및 손상성폐기물과 액체상태의 폐기물: 합성수지류 상자형 용기

나. 그 밖의 의료폐기물: 봉투형 용기 또는 골판지류 상자형 용기

(5) 의료폐기물 처리

① 모든 의료폐기물은 소각시설이나 멸균·분쇄시설에서 처리해야 한다.

② 위탁처리는 소각만 허용, 자가 처리는 소각 또는 멸균분쇄 가능하다.

11. 쥐 및 위생해충의 구제

1) 구충, 구서의 일반적인 원칙

① 발생원, 서식처를 제거가 가장 근본적이고 중요한 대책
② 발생 초기에 실시, 해충의 증식은 기하급수적이므로 유충을 구제하는 것이 가장 효과적이다.
③ 생태와 습성에 따라서 구제, 대상 동물의 생태 습성을 정확히 파악하여야 한다.
④ 광범위하게 동시 한 지역을 구제하여도 다른 지역으로 쉽게 옮겨가므로 광범위한 지역은 동시에 실시

2) 위생해충의 병인작용

(1) 직접 폐해

① 기계적 외상 : 피부조직 파괴
② 2차적 감염 : 피부조직에 세균이 감염
③ 체내 기생 : 파리유충(구더기증 : myiasis), 옴진드기, 여름진드기
④ 독성물질의 주입 : 벌, 거미, 지네 등에 물리거나 쏘일 때, 독나방의 독모
⑤ 이물질에 대한 감수성 : 곤충에 물리거나 쏘일 때 주입되는 이물질에 대하여 인체가 면역학적으로 과민반응 - 알러지, 쇼크, 혼수, 사망까지 가능
⑥ 흡혈 및 영양물질 탈취
⑦ 피부염 및 알러지 형상 : 진드기, 바퀴, 깔다구
⑧ 수면 방해

(2) 직접 폐해

① 질병의 기계적 전파
② 질병의 생물학적 전파 : 증식형, 발육형, 발육 · 증식형, 경란형 전파
③ 정신적 · 경제적 피해

3) 위생곤충의 생태

(1) 바퀴(cockroach, black beetle)

① 종류 : 독일바퀴(바퀴), 이질 바퀴(미국바퀴), 먹바퀴, 집바퀴(일본바퀴) 등

② 생활사 : 불완전변태(알-자충-성충) 독일바퀴는 6회, 이질 · 먹바퀴는 10회 탈피

③ 습성 : 잡식성, 가주성, 야간활동성(일주성), 질주성, 군거성, 음식점, 다방, 과자점, 병원, 아파트 등에 많이 서식한다.

④ 질병

㉮ 직접피해 - 공포감, 물릴 시 상처나 피부질환 유발, 알러지 반응을 일으켜 호흡질환에 걸린다.

㉯ 간접전파 - 기계적 전파로 바퀴분, 저작형구기로 반소화물을 토하여 병원체 운반

· Bacteria : 흑사병, 한센병, 장티푸스, 콜레라, 파상풍, 결핵

· Virus : 폴리오, 간염

· 식중독 원인균 : 살모넬라증, 포도상구균 중독증

· 기생충 : 회충, 무구조충, 편충, 요충

· 원충 : 이질아메바, 장트리코모나스

⑤ 구제 : 서식처제거, 열탕수분무법, 트랩설치, 살충제사용과 붕산(4%), 아비산석회(5%), 플루오린화나트륨(20%) 등의 독이법, 연무, 훈증법, 잔류분무, 분제살포

(2) 이(human louse)

① 생활사 : 불완전변태, 3회 탈피, 수명 30일, 증식형 전파

② 습성

· 몸이 : 남성, 노년층, 1일 평균 2회 흡혈

· 머릿이 : 여성, 어린이, 2시간 흡혈

· 사면발이 : 음부털 기생, 성교행위 전파, 엄격한 숙주 선택성

③ 질병 : 발진티푸스, 재귀열, 참호열

④ 예방 : 환경위생개선, 보건교육

(3) 모기(mosquito)

① 종류 : 중국얼룩날개모기(말라리아모기), 작은빨간집모기(뇌염모기), 토고숲모기(사상충병) 등

② 생활사 : 완전변태, 말라리아모기는 알(2~3) → 유충(7일) → 번데기(약 3일) →

성충(약1~2개월) → 산란, 탈피 3~4회, 월동은 말라리아모기, 뇌염모기(성충), 숲모기(알)만 가능. 전성기는 말라리아(한여름), 뇌염모기(8~9월), 집모기(여름). 수명은 온대지방(6월), 열대지방(1개월)

③ 습성

· 유충은 물속에서 유기물을 섭식, 번데기는 먹지 않고 활발히 운동

· 교미 : 성충은 육서생활, 일몰 후 군무, 교미(일생1회), 산란 전에 암 모기만 흡혈

㉮ 숙주선택 : 동물, 조류기호성. 숙주의 피부를 뚫고 타액을 주입하고 흡혈

㉯ 휴식 : 옥내(실내, 축사내벽), 옥외(동굴, 하수도)에서 2~3일간 휴식

㉰ 산란 : 논, 저수지, 수로(중국얼룩날개모기), 늪, 논, 호수(작은빨간집모기), 하수구, 빈용기, 화분, 도랑물(빨간집모기), 바위틈, 나뭇잎사이(숲모기)

④ 질병 : 말라리아(중국얼룩날개모기 : *Anopheles sinensis*, 3일열 *P.vivax*), 사상충병(숲모기 반크로피 - 아프리카, 제주도 해안지방, 말레이시아- 우리나라), 황열병(이집트 숲모기 - 도시형, 아프리카 숲모기 - 밀림형), 뎅그열(이집트 숲모기, 흰줄숲 모기), 일본뇌염(작은빨간집모기 : *Culex tritaeniorhynchus*, 8월중순~9월중순 발생, 돼지가 증폭숙주이며 500~1,000 : 1로 불현성 감염율이 높다)

⑤ 구제

㉮ 물리적 구제 : 환경위생(발생원 제거, 트랩이용)

㉯ 화학적 구제 : 유충(발생원유제, 수화제, 입제살포), 성충(대유행시 공간살포, 옥외휴식습성으로 잔류 살포)의 잔류분무(축사), 실내연무(침실), 옥외연무(정부실시) 기피제 사용(야간, 야외)

㉰ 생물학적 구제 : 새, 거미, 잠자리, 송사리, 왕모기(유충), 물고기 등의 포식 동물, 천적, 불임웅충의 방산, 유충 구제(methoprene 등), 생장 조절제 이용

(4) 집파리(house fly)

① 종류 : 집파리과(집파리, 아기집파리, 왕큰집파리), 검정파리과(금속광택파리, 비금속성파리), 쉬파리과 등

② 생활사 : 완전변태 유충은 7일~10일(2회 탈피) 성충은 1~2개월. 월동은 성충으로 하며 연 10~12세대 발생

③ 습성 : 체체파리의 알 부화장소는 흙, 쉬파리는 유성생식 난태성, 쇠파리는 흡혈

④ 질병 : 장티푸스, 파라티푸스, 이질, 결핵, 결막염, 콜레라, 위장염, 뇌척수막염, 회충, 십이지장충, 조충, 이질아메바 등을 기계적으로 전파, 수면병(체체파리)을 발육 증식형 전파, 승저증(구더기)을 유발, 불쾌감, 수면 방해

⑤ 방제 · 구제

㉮ 물리적 방법 : 환경위생(서식처, 발생원 제거), 근본적인 방법으로 부엌 · 하수구의 청결, 화장실, 쓰레기장, 퇴비장 관리 등. 그 외 방충망 설치, 파리통, 트랩, 끈끈이줄, 열탕치사(재래식 화장실의 구더기)

㉯ 화학적 방법 : 유충구제(발생원 표면에 유제, 수화제, 분제살포), 성충구제(천정, 벽에 잔류분무, 옥내 에어로졸, 가열연무기)

㉰ 생물학적 방법 : 천적(가장 널리 이용되는 기생벌, 풍뎅이)

(5) 진드기(tick)

① 종류 : 참진드기(hard tick), 공주진드기(soft tick), 좀진드기(mites) - 옴진드기, 먼지진드기, 털진드기, 여름진드기, 쥐진드기, 닭진드기, 생쥐진드기

② 생활사 : 불완전변태 (1~7령) 탈피

③ 습성 : 털진드기과는 유충만이 포유동물에 기생하여 흡혈, 참진드기의 숙주선택성(체온의 따뜻한 기류, 땅의 진동 냄새, 광선 강도의 변화)이 있다. 록키산홍반열(경란형전파), 재귀열(증식형 전파)

④ 질병 : 중증열성혈소판감소증후군(SFTS, 작은소참진드기), 록키산홍반열, Q열, 진드기 매개뇌염, 야토병, 라임병, 일본홍반열(참진드기), 진드기매개, 재귀열(공주진드기), 피부병 · 옴(옴진드기), 양충(쓰쓰가무시)병(털진드기), 심한 홍반성 구진, 농포 등 피부병(여드름진드기과 = 모낭충)

⑤ 구제 : 전파예방 - 잡초제거, 잔디밭, 인체접촉차단, 기피제, 잔류분무

(6) 쥐

① 종류 : 가주성 쥐에는 지붕쥐(곰쥐), 시궁쥐(집쥐), 생쥐가 있고 야서성 쥐에는 등줄쥐, 흰넓적다리 붉은쥐, 뫼밭쥐, 갈밭쥐, 쇠갈밭쥐 등과 반가주성 쥐로 분류한다.

② 생활사 : 임신기간 (22일), 낳은 새끼 수는 시궁쥐(8~12마리), 지붕쥐(6~8마리), 생쥐(5~6마리), 수명 (1년)

③ 습성

㉮ 서식처 : 쓰레기장, 하수구, 구멍에 서식한다.

㉯ 감각기관 : 청 · 미 · 촉각이 발달, 시각은 빈약(색맹, 근시)하다.

㉰ 활동 : 야간활동성(일몰직후), 도약성, 수영(1Km 이내), 활동범위(시궁쥐, 지붕쥐 30~40m, 생쥐 3~8m), 광선 · 소음으로 경계심, 낯선 물질에 예민

㉱ 식성 : 잡식성, 갉는 습성, 토하지 못함, 가을보다 봄이 개체밀도가 높고 겨울은 낮다.

㉲ 천적 : 족제비, 개, 고양이, 매, 부엉이, 뱀, 곰쥐는 건물 상층부이면 시궁쥐는 하층부이고 농촌에 수평적 분포이다.

④ 질병 : 흑사병, 발진열, 서교열, 렙토스피로시스증, 살모발라(시궁쥐(곰쥐)) 살모넬라(닭, 개, 고양이, 가축, 쥐), 서교열(자교시), 렙토스피라증(야생동물의 소변, 습지), 리슈마니아증(나방전리), 아메리카수면병, 유행성 출혈열, 신증후군 출혈열(등줄쥐), 선모충증(돼지, 쥐) 등

⑤ 구제 : 개체군의 밀도가 낮을 때가 구제의 적기다(겨울, 여름). 쥐의 통로에 분, 약을 뿌려 쥐의 흔적 등 사전 조사, 환경개선(금속, 항아리 등 방서용기, 쓰레기장, 출입문 관리, 건물기초 하부설계), 천적이용(족제비, 오소리, 고양이, 개), 불임약제 이용, 트랩이용(쥐틀. 쥐덫-소수 구제시), 살서용제(급, 만성 살서제 이용) 등

㉮ 급성쥐약 : ANTU, Red sguil. 1080, VACOR(RH787), Strichnin. 081, Arseniou Bisthiosemi, Bronethalin, Calciferol silachlor

㉯ 만성살서제 : Talon, Maki, Counachlor, Coumatetralyl, Dicoumarol, Difexacoum, Warfarin, Diphacinone, Fumarin, Blonethalin

12. 소음(noise)과 진동(vibration)

1) 소음(noise)

(1) 소음의 정의(definition of noise)

기계, 기구, 시설, 기타 물체의 사용으로 인하여 발생하는 강한 소리로 우리가 일상생활을 영위하는 데 있어서 시끄러운 소리나 듣기 싫은 소리

(2) 소음측정단위

① 매초 당 음의 진동횟수를 주파수㎐(Herzt) · c/s(cycle), 가청음역은 16~20,000㎐, 일상회화 음역은 25~3,000㎐
② dB(decibel)은 음의 강도(음의 수준), sone은 감각의 크기(량), phon은 음의 크기

(3) 소음의 종류

공장소음, 건설소음, 교통소음 등 생활 속에 주로 문제되는 것은 자동차소음

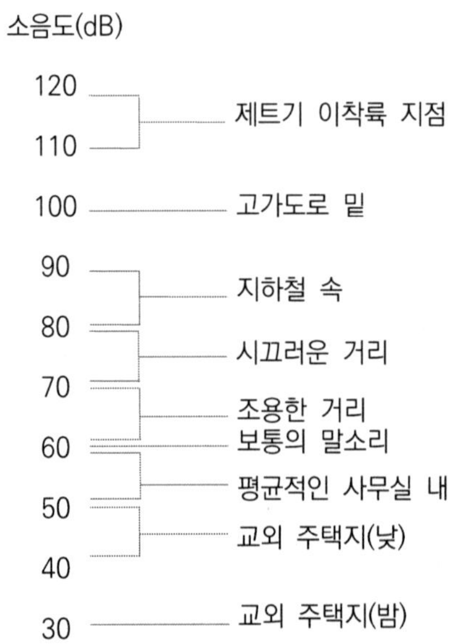
소음도(dB)
120
110
제트기 이착륙 지점
100
고가도로 밑
90
80
지하철 속
70
시끄러운 거리
60
조용한 거리
보통의 말소리
50
평균적인 사무실 내
40
교외 주택지(낮)
30
교외 주택지(밤)

그림 5-4 소음의 정도

표 5-9 생활소음 기준

보 정 표		
항 목	내 용	보정치
충 격 음	충격음 성분이 있을 경우	+5
관련시간대에 대한 측정소음, 발생시간의 백분율	50% 이상	0
	25% 이상 50% 미만	-5
	12.5% 이상 25% 미만	-10
	12.5% 미만	-15
시 간 별	(낮) 06 : 00~18 : 00	0
	(저녁) 18 : 00~24 : 00	+5
	(밤) 24 : 00~익일 06 : 00	+10
지 역 별	1. 도시지역 ◦ 주거전용지역, 녹지지역, 의료법에 의한 종합병원 및 교육법에 의한 학교의 부지경제에서 50미터 이내의 지역	0
	◦ 주기지역, 준주기지역	5
	◦ 상업지역, 준공업지역	-15
	◦ 공업지역, 전용공업지역	-20
	2. 산림보전지역, 자연환경보전지역, 관광휴양지역, 취락지역중 주거지구	0
	3. 취락지역중 주거지구이외의 지구, 수산자원보전지역, 경지지역, 개발촉진지역, 유보지역	-10
	4. 공업지역	-20

(4) 소음의 허용기준과 규제기준

① 1일 8시간기준 90dB(A)을 넘어서는 안 되고 소음의 규제는 소음평가치(NRN)로 하는데 보정하여 50이하가 되도록 한다.

② 소음측정 : 장애물이 없는 지점에서 지면 위 1.2~1.5m 높이에서 실시

(5) 소음의 영향

정신적 영향, 일상생활의 장해, 생리적 기능의 장해, 청력장애, 노이로제

① 수면방해

② 전화, 회화, TV 등의 청취 방해

③ 주의력 산만과 작업능률 저하

(6) 소음방지대책

소음원의 제거, 소음기 장치, 흡음과 차음, 소음의 규제지역, 소음 방지시설의 설치, 소음 저감을 위함 자율 규제

① 차음벽을 설치
② 방음시설의 기준 강화
③ 주거지역내에 있는 공장의 이전
④ 건축시 방음재료의 기술적 설치

2) 진동(vibration)

(1) 정의

기계, 기구, 시설, 기타 물체의 사용으로 인하여 발생하는 강한 흔들림

(2) 분류

공장진동, 건설공사진동, 교통차량 진동 및 기타

(3) 측정방식

전기식, 기계식, 광학식

(4) 영향

교감신경 영향(혈압 상승, 맥박 증가, 말초혈관수축, 생리불순, 성기능 저하), 위하수, 장내압 증가, 척추에 대한 이상 압력, 시력 저하, 정신·신경상의 피해(불안감), 작업능률 장애(평행감각, 촉각 둔화), Laynaud's phenomenon, 골관절 기능장애, 내분비장애

(5) 대책

① 진동이 적은 기계를 선정하고 방진장치를 완전히 한다.
② 하부에 자갈, 벽돌을 두껍게 깔고 그 위에 콘크리트 블록, 그 위에 기계를 놓고 주위와 절연하며 연약한 지반에는 긴 갱목을 많이 박는 등 기초를 충분히 한다.
③ 진원에서 멀어지면 진동이 약해지기 때문에 거리를 충분히 둔다.
④ 법적 규제로 진동업무에 대한 행정적 및 법적인 규제가 필요하고 진동방지를 위한 도시계획을 한다.

제6장 산업보건

1. 산업보건의 개념

1) 산업보건의 정의(WHO와 ILO)

"산업보건이란 모든 산업장에서 일하는 근로자들의 육체적, 정신적, 그리고 사회적 건강을 최고도로 유지, 증진시키며 작업 조건으로 인한 질병을 예방하고, 건강에 유해한 취업을 방지하며, 근로자를 생리적으로나 심리적으로 적합한 작업환경에 배치하여 일하도록 하는데 있다."

※ 산업보건은 산업의 종류에 따라서 생기는 근로자 집단의 건강장애를 예방하는데 중점을 둔 것이며, 산업장의 근로 환경대책이 그 주요 내용에 속한다.

2) 산업보건의 역사

(1) 산업보건의 시조(Bernardino Ramazzini : 1633~1714)

「근로자의 질병」이라는 저서 남김.

(2) 산업보건의 발전과정(A. Hamilton)

① 1단계 : 20세기 초에는 산업의 발전 초기에 빈발하였던 산업재해예방과 안전관리에 집중

② 2단계 : 제1차 세계대전 후 위생공학발전과 공업중독과 직업병예방이 중심과제

③ 3단계 : 제2차 세계대전 후 기계공학 발전에 따른 인간공학과 작업적성, 인간관계를 포함한 산업 심리가 대두

④ 4단계 : 최근에는 노년근로자의 증가로 만성질환 관리를 포함한 노년근로자의 건강관리와 산업정신 위생에 관한 과제들이 대두. 자연과 산업 및 사람의 조화 추구

3) 산업보건의 중요성과 목표

(1) 산업보건의 중요성

① 급격한 산업의 발달로 산업상의 노동 인구의 증가

② 노동력의 확보와 인력관리 필요성 증대(노동력의 유지증진으로 생산성과 품질향상)

③ 근로자의 권익 보호(산업 보건 관리가 노동자의 인권문제로 대두)필요성

(2) 산업보건사업의 3대 기본목표(ILO)

① 노동과 노동조건으로 일어날 수 있는 건강 장애로부터의 근로자 보호

② 작업에 있어서 근로자들의 정신적, 육체적 적응 특히 채용시 적성배치에 기여

③ 근로자의 육체적, 정신적 안녕의 상태를 최대한으로 유지 증진시키는데 기여

4) 근로와 보호대책

(1) 근로시간과 근로강도

① 근로기준법 제64조에서 "15세 미만인 자(「초·중등교육법」에 따른 중학교에 재학 중인 18세 미만인 자를 포함한다)는 근로자로 사용하지 못한다."라고 규정하였으며, 제65조에서는 "임신 중이거나 산후 1년이 지나지 아니한 여성(임신부)과 18세 미만자를 도덕상 또는 보건상 유해·위험한 사업에 사용하지 못한다." 라고 하였다. 또한 15세 이상 18세 미만인 자는 작업시간을 제한하는데, 1일에 7시간, 1주일에 40시간을 초과하지 못한다, (단 합의 시에 1일 1시간 1주일에 6시간 한도로 연장가능)

② 작업의 강도는 경노동 RMR 1 이하, 중등노동 RMR 1~2, 강노동 RMR 2~4, 중노동 RMR 4~7, 격노동은 7 이상 등 5단계로 구분한다.

(2) 여성 근로자와 보호

여성근로자의 사회진출이 늘고 있고 앞으로도 계속 증가할 것으로 예측한다.

① 여성의 특성의 맞는 직종, 작업에 적정 배치한다.

② 주 작업의 근로강도는 에너지 대사율(RMR)이 2.0 이하일 것

③ 무거운 짐 등 중량물의 취급업무는 중량제한을 할 것(16세이하 연속작업 8kg, 16~18세 15kg, 18세 이상 20kg).

④ 서서하는 작업(버스, 방직, 백화점)은 연속작업시간을 제한하고 휴식의 횟수와 그 시간을 고려한다.

⑤ 생리휴가, 산전·산후 각 6~8주 휴가를 준다.

⑥ 손의 과도한 사용(typist, key puncher)에는 작업 조건 및 적정배치를 한다.

⑦ 고온 작업을 가능한 한 피한다.

⑧ 공업중독의 우려가 있는 작업장은 배치하지 않는다.

(3) 연소자 보호대책

연소자는 아직 발육단계에 있어, 신체발육은 여자는 14~16세, 남자는 17~18세에 최고에 달한 후 떨어지기 시작하여 여자는 18세에, 남자는 20세에 정지되어지므로 이전의 노동은 신체발육을 억제하기 쉽다.

5) 근로와 영양

작업능률과 건강의 중요한 요소로서 근로의 종류, 강도에 따라 다르다.

(1) 근로자의 영양 관리

① 작업량이 증가하면 그에 따른 에너지소비량이 증가하므로 열량을 보충하여야 한다.
② 단백질은 작업에 의해서 소비량이 증가되지 않으나 체격, 체력적으로 그 작업을 수행할 수 있도록 발육되어야 하므로 그 부문만큼 단백질을 보충하여야 한다.
③ 고온작업에는 식염, 비타민 A, B, C와 물의 공급이 필요하고, 저온작업에는 지방질과 비타민 A, B, D 등의 공급이 필요하다. 또한 심한 노동에는 비타민 B_1과 Ca 등의 강화 영양식품으로서 장유, 강화미, 우유·음료 등을 섭취한다.

(2) 직업성중독자의 영양관리에서 고려할 사항

① 벤젠의 급성 중독 : 비타민 B_2, 만성중독 : 비타민 B_6
② 암모니아 중독 : 비타민 C
③ 일산화탄소 중독 : 비타민 B_1
④ 사염화탄소 중독 : 비타민 E
⑤ 이황산탄소 중독 : 비타민 B_2, C
⑥ 아연중독 : 철, 동, 대두단백, 우유, 야채, 과실 및 해초 등의 투여가 좋다.

6) 산업 재해

사망재해(fetal accidents : 인명손상), 주요재해(major accidents : 입원정도상해), 경미재해(minor accidents : 통원정도 상해), 유사재해(near accidents : 재산피해)로 구분. ILO와 미국표준연구소에서는 재해통계상으로 재해란 인명손상을 가져오는 것을 말한다.

(1) 재해의 상병 분류

① 사망 : 0.7~0.9%, 중상 : 23~27%(휴업 2주 이상, 휴업 14일 이상), 중등상(휴업 8~14일), 경상 : 72~76%(휴업 3~7일), 미상(휴업 1~2일), 불휴재해(휴업일 없음)
② 재해 정도에 따라 사망·영구장해·일시장해로 구분한다.
③ 상해명에 따라 절단상, 화상, 절상, 신경·척추의 손상으로 나눈다.
④ 상해 부위에 따라 두부, 안부, 흉부로 나눈다.

(2) 재해보상

요양급여, 휴업급여, 장해급여, 유족급여, 상병보상연금, 장의비, 장해특별급여, 유족특별급여를 한다.

(3) Heinrich(1959)법칙

현성재해(휴업재해 : 주요재해 : 중상해사고 : 사망포함) : 불현성 재해(불휴재해 : 경미재해 : 경상해사고) : 잠재성 재해(유사재해 : 무상해사고) = 1 : 29 : 300이라 하였다.

(4) 재해 발생 요인

① 환경적요인 : 기계 자체의 문제와 재해 원인의 비율이 분석과 예방대책 수립, 작업장소, 작업 밀도 · 속도, 감독자의 태도, 작업장소 · 면적

② 인적요인 ; 관리상요인(작업지식부족, 작업미숙, 인원부족 혹은 과잉, 작업진행의 혼란), 생리적요인(체력부족, 신체적결함 불건강, 수면부족), 심리적요인(정신집중력부족, 태만, 부주의, 착오, 무리한 행동)등 불안전 행위가 관여하고 있다.

7) 산업피로(industrial fatigue)

(1) 발생요인

작업부하, 작업환경조건, 작업편성과 작업시간, 생활조건 및 개인조건

(2) 종류

정신적, 육체적 피로, 국소 및 전신피로, 보통피로, 과로 및 곤비(과로상태가 축적되어 단시간의 휴식으로 회복될 수 없는 병적 상태를 말한다.)

(3) 증상

측정방법으로 CMI (cornel medical index). 피로자각증상 항목(일본산업위생학회)

(4) 대책

① 작업과정 중 적절한 휴식시간 삽입한다(시간은 등차 급수적, 피로는 등비 급수적)

② 불필요한 동작은 피하고 에너지 소모를 적게 한다(작업숙련 되고, 훈련필요).

③ 작업에 사용되는 공구, 기계, 작업자세는 인간공학적으로 고안한다(작업 환경을 정비, 검토).

④ 작업능력에는 개인차가 있으므로 각 개인마다 알맞은 작업량을 배분한다.

⑤ 작업시간 중, 작업 전 · 후에 간단히 체조나 오락을 갖도록 한다.(전신운동)

⑥ 충분한 수면과 영양을 섭취한다. 그리고 작업 후 목욕, 마사지 등을 하여 혈액순환을 좋게 한다.

⑦ 정신 건강면에 있어서의 작업적성과 피로문제가 다각적으로 검토되어야 한다.

2. 직업성질환(직업병)

직업병이란 "그 직종이 가지고 있는 특정한 요인으로 그 직종에 종사하는 사람에게만 발생하는 특정의 질환"을 말한다.

1) 물리적 인자에 의한 건강장애

(1) 열중증(heat disorder : 고열장애)에 의한 장애

① 열경련(heat cramps : hypo chloremia)

고온환경에서 심한 육체적 노동을 할 때 잘 발생한다.

㉮ 원인 : 지나친 발한에 의한 탈수 및 염분 손실이다.

㉯ 증상 : 작업시 많이 사용한 수의근의 유통성 경련(사지경련)외 이명, 두통, 구기, 현기증, 맥박상승, 혈중 NaCl 감소 등의 증상이 있으나 체온, 혈압의 현저한 상승은 없다.

㉰ 치료 : 서늘한 바람이 잘 통하는 곳에 환자를 옮기고 전도와 복사에 의한 체열방출을 촉진시키고 생리식염수 1~2ℓ를 정맥주사, 0.1%의 식염수를 마시게 한다.

② 열허탈증(heat collapse : next exhaustion 열피로 : 열피비)

고온 환경에 오래 동안 중노동한 결과로 말초혈관운동신경의 조절 장애와 심박출량의 부족으로 초래하는 순환부전이다. 미숙련공에게 많이 발생한다.

㉮ 원인 : 말초 순환의 이상, 특히 대뇌 피질의 혈류 부족이다.

㉯ 증상 : 전신권태, 탈력감, 구기, 현기증, 이명 등과 최저혈압의 하강이 현저하다.

㉰ 치료 : 쾌적한 환경에 휴식, 강심제, 5% 포도당 및 생리식염수 주사, 따뜻한 차 복용시킨다.

③ 열사병(heat stroke : 울열증 heat retension : 일사병)

고온 다습한 작업환경에서 격심한 육체적 노동을 하거나 실외에서 태양의 복사열을 두부에 직접 받는 경우에 발생하는데 예후가 아주 불량하다.

㉮ 원인 : 체온 조절 중추의 기능 장애에 의한 체온조절의 부조화

㉯ 증상 : 체온 41~43℃ 급격상승, 두개내압과 온도상승, 두통, 현기증, 이명, 혼수상태, 피부건조, 땀을 흘리지 못한다.

㉰ 치료 : 체온을 급격히 얼음물에 담가서 39℃까지 내려 주어야하며 울열방지와 체열이동을 돕기 위해 사지를 격렬하게 마찰시킨다. 호흡곤란 시 산소공급 해주고 체열생산 억제를 위해 항신진대사제 투여한다.

④ **열쇠약(heat prostration)**

만성 열중증, 고열에 의한 만성 체력소모(만성울열 상태)를 말한다.

㉮ 원인 : 고열작업에 의한 비타민 B_1 결핍이 중요하다.

표 6-1 열중증의 주요 감별법

질 환	주증상	이화학적 소견				치료의 착안점
		피부	체온	혈중Cl농도	혈액농축	
열경련	유통성경련	습 · 온	정상 약간상승	현저히 감소	현저 (높음)	수분 및 NaCl 보충
열허탈	실신, 허탈	습온 또는 냉온	정상범위	정상	정상	휴식, 강심 5% 포도당
열사병	혼수, 섬망	습온 또는 건온	현저히 상승 (41~43℃)	정상	정상	체온의 급속한 냉각

㉯ 증상 : 전신권태, 식욕부진, 위장장애, 분면, 빈혈 등이 나타나며 몸이 쇠약해진다.

㉰ 치료 : 영양공급, 비타민B_1, 공급, 휴양 등이 필요하다.

⑤ **열성발진(heat rash)**

습난한 기후대에 머물거나 고온다습한 대기에 계속 폭로될 때 발생한다.

㉮ 원인 : 땀샘의 개구부가 땀에 붙은 피부의 Keratin층 때문에 막히고 땀샘에 염증이 일어난다.

㉯ 증상 : 피부에 작은 발적된 수포가 보이고, 발한도 장해를 받는다.

㉰ 치료 : 내열성을 크게 저하시키므로 조기 치료한다.

2) 저온폭로 건강장애

(1) 전신체온하강(general hypothermia)

장시간 한냉폭로와 체열 상실에 따라 발생하는 급성 중증 장애(급격한 혈관 확장과 전신냉각)이다. 진정제 복용과 음주는 체온하강의 위험을 더욱 증대시키는 요소가 된다.

(2) 참호족(trench foot, 침수족 : immersion foot)

한냉에 계속해서 장기간 폭로되고 동시에 지속적으로 습기, 물에 잠기면 발생한다.

① 원인 : 차고 습한 환경에 폭로된 사지(국소의 산소 결핍)

② 증상 : 혈액농축, 적혈구 정체, 혈액순환 정체, 부종, 작열통, 소외감, 심한통증, 수포, 퇴행성 변환 후 괴저(gangrene), 궤양이 형성된다.

(3) 동상(frost bite)

조직이 동결되어 세포구조에 기계적 파탄이 일어나기 때문에 젖은 사지부분에 많다.

① 원인 : 조직 자체가 동결, 조직 손상으로 피부빙점(-10℃)에 풍속이 늘면 체열방산에 커져서 신속하게 동상이 일어난다.

② 증상 : 따끔따끔함, 가려움, 국소발적, 부종, 구반(丘斑)

※ 동상구분

제1도 동상 : 발적 종창이 일어난 상태

제2도 동상 : 수포 형성에 의한 삼출성 염증상태

제3도 동상 : 국소 조직의 괴사 또는 괴저상태

3. 유해광선

1) 전리방사선의 생체작용(α, β, γ, X-선, 중성자)

(1) 인체에 미치는 영향은 투과력, 전리작용, 피폭방법(체외, 표면, 체내)

투과력은 X선과 γ선〉β선〉α순으로 크다. 전리작용은 투과력과 반대이다.

(2) 피폭선량, 조직 감수성에 따라 다르다.

① 증식력 · 재생기전이 왕성할수록, 세포핵분열이 영속할수록, 형태의 기능이 미완성일수록 감수성이 크다.

② 개체 효과의 장해는 림프구, 백혈구, 적혈구 순으로 혈구가 감소되며 만기 장애는 백혈병, 장기암, 백내장, 수명단축이 있다.

(3) 전리 방사선에 대한 감수성이 큰 신체조직의 순서

골수, 림프구, 림프선, Peyer's patches 및 흉선 등 림프조직의 조혈기와 생식선 등이며, 신경조직, 골, 근육 등은 감수성이 낮다.

(4) 전리 방사선에 대한 대책

① 허용기준을 준수 LD_{50}은 400±100rem/주를 최대 허용으로 한다.

② 시설과 작업방법의 관리로 차폐물 설치, 원격조정, 조사시간 단축, 노출을 금한다.

2) 비전리 방사선 : 전리능력이 없거나 전리능력이 약한 방사선

① 자외선, 가시광선, 적외선, Micro파, 라디오파, Laser 광선 등

② 단위는 렌트겐(Roentgen : R)

· χ선과 γ선 조사선량을 표시

· 퀴리(ci) : 방사능으로 평가한 방사성 물질량 표시

· 렘(rem) : 인체에 대한 영향의 정도에 기초, 생체실효선량

· Rad : 흡수선량의 단위 등이 있다.

(1) 자외선(ultra violet radiation : 일명 화학선)

① 자외선의 성질 : 2,800~3,150Å(280~315㎚)의 자외선, 인체에 유익하므로 건강선(vital-ray : 생명선) 또는 Dorno-ray이라고 한다.

② 자외선의 인체에 대한 작용

㉮ 긍정적 작용 : Vitamin D형성(구루병 예방), 살균작용 (2,540~2,800Å), 피부결핵 · 관절염치료, 신진대사 및 적혈구 생성 촉진, 혈압강하작용 등

㉯ 장애 작용 : 색소침착(melanin색소), Snow blindness(설맹, 설안염), 홍반 형성, 피부비후, 피부암 발생, 부종, 수포형성

㉰ 눈에 대한 작용 : 급성결막염, 각막표층염, 작열성 안염

(2) 가시광선의 생체 작용(4,000~7,600Å)

조명부족으로는 근시, 안정피로 조명과잉으로는 안구진탕증, 시력장애, 시야협착, 망막변성, 황반부변성, 암순응의 저하와 광시 등

(3) 적외선(ultra-red-radiation : 열선)

① 적외선의 성질 : 근적외선→중적외선→원적외선

② 적외선은 7,600~10,000Å의 파장을 가진 전자파 : 인체 피부온도에 상당한 만큼의 적외선을 복사하나 그 양은 의복, 옥내 기후의 영향을 크게 받는다.

㉮ 피부장애 : 피부 투과성이 가장 큰 파장 7,000~7,600Å은 충혈, 혈관확장, 괴사

㉯ 안장애(14,000Å 이상) : 각막손상, 만성폭로로 유리공, 용광로의 화부 백내장

(4) 레이저(light amplification by stimulated emission of radiation : LASER)

① 성질 : 유도방출에 의한 광선 증폭의 뜻

② 레이저 광선의 생체 작용

㉮ 안장애 : 각막염(700~1,400㎚ 적외선), 백내장(700~1,400㎚ 적외선과 300~ 400㎚ LASER)

㉯ 피부장애 : 피부화상(열응고, 괴사, 탄화)를 일으키며, 피부에 미치는 작용은 흑인보다 백인이 유리

(5) 라디오파와 Micro파

① 성질 : 10~30,000㎒의 전자파를 총칭한 라디오파, 무선주파, 극초단파가 있다. TV, radio, 일반 및 군용 raider에 사용되어 피폭인구가 많은 반면에, 그 생체효과는 아직 불확실하다.

② 생체 작용 : 열작용, 눈에 대한 작용(백내장 발생), 중추 신경 장애, 혈액 변화, 유전 및 생식 기능 장애

4. 소음

1) 소음의 성질

(1) 정의

① 소음은 "원치 않는 소리"
② 잠행성 오염물(insidious pollutant)

(2) 음의 특성

① 단위시간 동안에 생기는 압력파동, 즉 주파수로 Hertz(㎐), Cycle per second(CPS)로 나타내고, 가청범위(청취영역)는 20~20,000㎐(㎐ : 진동수의 단위).
② 음압수준(sound pressure level : SPL) : 음자극이 되는 가압변동의 평균진폭을 기본으로 측정된다. 소리의 강도, 에너지량에 직접 비례하며 decibel(dB)이 단위
㉮ dB : decibel : 음의 강도(음압 수준)
㉯ dB(A) : 강력한 소음을 측정할 때 A 가중치를 사용
㉰ Phone : 음의 크기(1,000㎐로 보정한 치수), 청감단위
㉱ Sone : 감각의 크기(배수 설정 단위), 40Phon을 1Sone이라 한다.

2) 소음의 피해

(1) 청력장애

① **일시적 청력 장애(일과성 청력 손실)**
산업장 소음의 일시적 노출로 4,000~6,000㎐에서 2시간 일시적 난청발생
② **영구적 청력 장애(직업성 난청, 소음성 난청)**
장기간 소음 폭로로 인하여 특히 90~120dB 작업시 난청이(corti 기관이 원상복귀 불능) 심하다.
※ 소음작업자의 영구적 청력손실은 3,000~6,000㎐(고주파수)의 범위에서 나타나고, 4,000㎐에서 가장 심하게 나타나는데 이를 audiogram C_5-dip 현상이라고 한다.

(2) 인체에 대한 피해

불쾌감, 생리적 장애로 교감신경에 작용 흥분, 불안, 두통, 위장기능 감퇴, 맥박, 호흡수 증가, 대화 방해, 작업능률저하, 수면 방해 등

3) 소음의 대책

(1) 소음원 대책

① 공장 소음 : 소음이 적은 기계사용, 소음기의 부착
② 건설장 소음 : 무음헤머의 사용, 방음시설
③ 교통 소음 : 소음기 부착, 경적사용의 제한, 속도의 제한

(2) 소음의 확산 방지 대책

① 공장의 입지 선택시 주거지역의 단절, 차음벽 설치, 소음발생시설의 이전조치
② 도시계획의 정비로서 주거지의 안락한 생활을 영위
③ 소음에 대한 법적 기준의 제정 : 철저한 이행

5. 진동

1) 진동의 성질

(1) 진동

물체의 앞뒤, 좌우, 상하운동을 가리키며 여기서의 진동은 사람과 접촉한 물체가 낮은 주기로 전후 방향운동을 하는 것을 말하며, 진동과 특히 관계되는 것은 1~400㎐이다.

(2) 단위 Hz(hertz)

전신진동의 경우 2~100㎐, 국소 진동의 경우 8~1,500㎐ 문제된다.

(3) 공명(resonance)

상체는 5㎐, 두부 · 견부는 20~30㎐, 안구는 60~90㎐로 외부에서 발생한 진동에 맞춰서 생체가 진동하는 성질이 있다.

2) 진동원

(1) 전신진동원

자동차 · 선박 · 항공기승무원, 발전기 취급자, 전동기 취급자, 착암기

(2) 국소진동원

착암기, 분쇄기, 진공기구 사용자(병제조), 전기톱 사용자

3) 진동의 장애

(1) 전신 진동 장애

자율신경 장애, 말초혈관 수축, 혈압상승, 맥박증가, 뇨중 17-Ketosteroid의 배설감소, 피부의 전기저항 저하, 여성 안내원의 내부생식기 위치이상, 월경장애, 위장장애, 내장하수증 척추의 이상, 압박감, 동통감, 공포감, 오한 등

(2) 국소 진동 장애

① 레이노드 현상(Raynaud's phenomenon) : 손가락의 말초혈관 운동장해로 인한 창백, 동통 증상, 특히 한랭환경에서의 진동작업시 발생(일명, dead finger 또는 white finger)

② 뼈 및 관절의 장애 : 뼈, 관절, 신경, 근육, 건, 인대, 혈관 등 연부조직의 병변 · 수근골(wrist bone)의 탈석회화 작용, 수근 관절, 주관절(elbow joint), 관절염, 골연골염, 가성관절염

4) 방지 대책

① 발생원에 대하여 진동이 적은 기계, 작업 방법으로 교체하여 진동원을 개량 및 제거한다.
② 탄성체(코일 스프링, 공기 스프링, 방진 공무)와 진동차단벽 등 진동의 전파를 차단하는 방법이 필요하다.
③ 조기발견, 조기치료 및 일반적 예방대책(전신보온, 영양섭취, 교육 등)

6. 이상기압

1) 저기압 환경과 장애

일반적으로 건강 장애가 문제가 되고 있다.

(1) 3,000m급 이상의 산을 등반 시 산소부족과 기계장애가 있어 산소호흡기 착용

(2) 고공비행, 고산지대에서 작업할 때(항공병, 고산병) 이상저압의 장애

① 기계적 장애(난청, 통증, 항공성 중이염, 항공성 부비강염)
② 저산소증 : 폐포의 산소 분압의 저하에 의해서 일어남
③ 고산병 : 두통, 불면, 불안, 탄력감, 식욕부진, 구역질, 호흡촉박, 심계항진, 수면 방해, 이명, 현휘, 난청
④ 산소공급 증가를 위해 탄산가스 배출이 과다해지면서 Alkalosis 유발 : 고지도착 1주일 후에 현저하게 그 후 감소

2) 고기압 환경과 장애

(1) 질소 중독

① 공기 중 질소 가스는 4기압 이상에서 마취작용을 나타내어 작업력 저하, 기분의 변화 등 여러 정도의 다행증(euphoria)이 일어난다.(10기압, 전신기능장애)
② 질소의 지방용해도는 혈액→물→지방, 순서로서 물에 비하면 5배나 높다.

(2) 산소 중독

① 산소분압이 2기압이 넘으면 산소 중독 증세가 나타난다. (4기압 : 45분 후에 경련, 7기압 : 5분 후 경련)
② 수지와 족지의 작열통, 시력장애, 현청(acoustic hallucination), 근육경련(안면), 오심, 전간양경련 등의 증상을 일으키나 폭로 중지 즉시 회복된다.

(3) 이산화탄소

① 산소의 독성과 질소의 마취작용을 증강시킨다.
② 고압환경의 3%를 초과해서는 안 된다.

3) 감압환경과 장애

(1) 원인

① 높은 기압에서 감압하는 과정에서 발생하는 기계적 장애이다.

② 질소 분압이 높아져 혈액에 용해되어 조직에 확산, 흡수되는데 체액보다 지방의 용해도가 5배 이상 큼 - 지방에 많이 축적.

③ 너무 급격한 감압으로 혈액과 조직에 용해되어 있던 질소가 기포(순환장애와 조직손상을 줌)를 형성하여 일으킨다.

(2) 폭로장소

터널굴착, 교각건설, 댐건설, 건물 기초건설, 삼수삭업, 잠항작업자, 잠수부, 공군비행사에서 발생하고 있다. 항공기의 급격한 고도상승시

(3) 증상

① 관절 및 근육의 둔한 통증(niggles), 격심한 동통(bends), 피부소양감, 중추신경 장애, 만성장애로 비감염성(무균성) 골괴사(aspeticvone necrosis) 등이 있다.

② 잠함병(caisson disease)의 4대 증상

㉮ 피부소양감 · 사지관절통, ㉯ 척추의 전색증 및 마비, ㉰ 내이 및 미로의 장애, ㉱ 뇌내혈액순환 및 호흡기장애 - Heller

(4) 예방 대책

- 여자, 호흡기 및 부적격자(순환기 이상자, 약물중독자, 비만자, 노약자) 등을 제외
- 서서히 (1기압에 20분 이상) 단계적으로 감압
- 감압 후 인공적인 산소를 흡입시켜 체내 잔류 질소 기포 배설 촉진
- 고압폭로시간을 단축
- 감압 후 운동으로 혈액순환을 촉진

7. 공업중독

1) 금속 중독(호흡기계 침입이 가장 문제)

(1) 납중독 (Pb)

① 폭로장소 : 연제련, 고연재생, 연용접, 축전지 제조업, 크리스탈 제조업, 염화비닐 수지 가공 시, 페인트나 안료의 제조, 도자기 제조, 석유정제업, 납광산, 인쇄업 등 산업장에서 납을 용광, 용해, 분쇄, 도포, 용접 등

② 증상 : 혈색소량저하, 적혈구내 프로토폴피린 증가, 혈청 내 철 증가, 혈청 및 요 중 δ-ALA증가, 위장장애(식욕부진, 변비, 복부팽만감, 복부산통), 신경·근육계통의 장애(사지의 신근이 쇠약·마비, 관절통, 근육통, 연성마비-근육의 피로), 중추신경 장애(급성뇌증인 뇌중독 증상-유기인에 폭로)

※ 납중독의 4대 증상

㉮ 혈관수축, 빈혈로 인한 피부 창백
㉯ 구강치은부에 암청회색의 황화연(PbS)이 침착한 청회색선 (연선 : lead-line)
㉰ 호염기성 과립(점) 적혈구 수의 증가
㉱ 소변 중의 Corproporphyrin 증가, 특히 소변 중의 Corproporphyrin 검사 (혈중 Protoporphyrine)는 초기 진단에 유용

③ 예방대책 : 허용기준 0.05㎎/㎥, 혈중납량측정 성인남성 40㎍/100㎖, 가임기 여성 30㎍/100㎖ 초과하지 못한다(WHO)

(2) 수은 중독(Hg) : 미나마타(minamata)병

① 폭로장소 : 약품제조업, 농약공장, 온도계 제조, 도금, 피륙, 박제제조, 도료제조

② 증상

㉮ 초기증상 : 안색이 누렇게 변하고 두통, 구토, 복통, 설사 등 소화불량 증세

㉯ 3대 증상 : 근육 진전(hatter's shake : 근육경련), 치은염(구내염), 정신과민증 (정신증상- 중독성흥분)

- 메틸수은 : 사지감각이상, 구음장해, 청력장해, 운동실조 등 뇌중추 신경 장애
- 어린이 : 선천성 중독(정신박약, 실명, 뇌마비)

(3) 크롬 중독(Cr)

증기, 분진 흡입으로 발생, 산화물 및 그 염이 유해

① 폭로장소 : 채광, 제련, 크롬색소, 도금의 산업장, 크롬산염을 촉매로 취급하는 작업

② 증상

㉮ 급성 : 피부염, 습진, 피부궤양, 심한 신장장해를 일으켜 과뇨증이 오고 무뇨증을 일으켜 요독증을 사망

㉯ 만성 : **비중격 천공**, 코, 폐 및 위장의 점막에 병변이 생긴다. 기침, 두통, 호흡곤란

(4) 카드뮴 중독(Cd) : 이타이이타이(itai-itai)병

① 폭로장소 : 합금제조, 용접, 도자기, 페인트, 플라스틱 제품, 축전지 생산공장, 반도체, 자동차 항공기 제작, 도금 작업, 합성수지, 비료, 제지 등

② 증상

㉮ 급성 중독 : 고농도 섭취로 발생, 구토, 설사, 급성위장염, 복통, 착색뇨, 긴・신장 기능장애, 폐부종 등

㉯ 만성 중독 3대 증상 : 신기능 장애, 폐기종, 단백뇨, 기타 골격계 장애

※ 체내 흡수된 카드뮴은 혈액을 거쳐 $\frac{2}{3}$는 간과 신장으로 이동 나머지는 혈액을 통하여 다른 장기로 이동, 체내 축적된 것 중 50~70%는 간과 신장에 축적

(5) 비소 중독(As)

① 폭로장소 : 살충제, 살서제, 방부제, 농약제조

② 임상증상

㉮ 자각증상 - 권태감, 발열, 소양, 탈력감

㉯ 국소증상 - 비소진(피부염), 비소흑피증, 비소각화증

(6) 망가니즈 중독(Mn)

① 폭로장소 : 철강제조, 알루미늄, 구리, 마그네슘과의 합금 제조, 건전지, 도자기, 유리 제조, 안료 및 색소 제조, 망간 광산 및 취급장

② 증상

㉮ 제1기 : 망간 신경증, 무기력, 식욕감퇴, 권태

㉯ 제2기 : 가면성얼굴, 언어장해

㉰ 제3기 : 근긴장항증, 운동실조(parkinson과 비슷한 증상)

(7) 베릴륨 증상(Be)

① 폭로장소 : 제련, 채광, 원자력 산업

② 증상

㉮ 급성증상 : 폐염, 폐부종

㉯ 만성증상 : 육아종성 폐렴

(8) 벤젠 중독

① 폭로장소 : 유기용제로 방향족 탄화수소에 속하는 물질로 농약이나 약품제조

② 증상

㉮ 급성중독 : 두통, 이명, 현기증, 오심, 구토, 근육마비, 의식상실

㉯ 만성중독 : 방향족 탄화 수소 중에서 유일하게 만성을 나타내는 조혈장해와 백혈병, 홍반, 괴사, 각질 증식 등 변화와 알러지 반응, 신경계 장애

8. 농약중독

1) 화학조성별 종류

(1) 유기인제 : Malathion, Diazinon, Ethion, Phorate Pathion, TEPP, DDVP, Dipterex

(2) 유기염소계 : DDT, BHC, Dieldrin, Aldrin, Chlordane

① 유기인제의 생리적 영향 : Acetyl cholinesterase의 활성도를 감소시켜 신경 말단에서 Acetylcholine량 증가 → 중독증상

② 급성유기인제 중독시 치료제 : Atrophine, PAM

9. 진폐증

1) 규폐증(silicosis)

규폐증은 3대 직업병(납중독, 벤젠중독)으로 대표적인 진폐증이며 이산화규소(silica, SiO_2)의 분진은 결정형(규석), 미세결정형 및 무정형(규조토)의 3종이 있으며 결정형이 제일 문제되고 크기가 0.5~5.0㎛에서 폐에 만성섬유 증식을 일으키는 질환

(1) 산업장

금속광산, 금속제련소, 탄광, 토석채취업, 주물업, 기계공업, 요업, 암석분쇄, 채광, 선광, 금속이나 암석을 연마하는 작업장

(2) 기전

기계적 자극설, 화학적 자극설, 면역학설, 용해설 등 규폐결절 형성의 기전이 있다.

(3) 진단

① 경력, 임상검사, 흉부사진소견으로 결정한다.

② 산업장의 경력이 3년 이상에서 발병이 시작된다.

(4) 증상

① 결절형성이 심하지 않는 한 자각증상이 없다.

② 주증상은 호흡곤란, 기침, 흉통 등이고 진행되면 폐활량, 흉위의 위축 차의 감소가 일어난다.

③ 말기는 규폐성 폐결핵에 걸리어 심하다.

(5) 예방대책

① 설비 · 시설의 개선 및 분진흡입감소 대책 : 근본적인 원인 제거, 방지 마스크 착용
② 노무관리 : 작업시간조정 작업강도경감, 흡진을 적게 하는 자세 유지
③ 의무관리 : 채용 시 신체검사에서 호흡기 질환자 제외와 정기건강진단으로 조기발견 치료

3) 탄광부 진폐증(coal worker's pneumoconiosis)

① 석탄, 규토, 운모, 규산이 혼합된 분진에 폭로된 탄광부에게 발생
② 진폐증의 발생기 전에는 면역학적 작용에 큰 영향을 받는다.
③ 허혈성 괴사의 결절 형성은 결핵균이나 류마티스 인자 영향으로 더욱 악화

(1) 산업장

소화용제, 절연제, 내화직물 등에 쓰인다.

(2) 기전

석면섬유가 세소기관지에 부착하여 그 부위의 섬유증식이 생긴다.

(3) 증상

초기에 체중 감소가 있고, 심하면 호흡곤란, 기침, 객담, 흉통을 호소한다. 흉부가 야위는 것이 규폐증과 다르다.

(4) 진단

5년 이상 되면 폐모의 간질에 섬유증식이 발생, 석면폐증으로 진단되기까지는 15년 이상이다. 석면 분진의 크기가 2~5㎛인 것이 가장 유해하다.

제7장 식품위생

1. 식품위생의 정의

1) 세계보건기구(WHO), 환경위생전문위원회(1995)

"식품위생이란 식품의 생육, 생산, 수확, 저장, 제조 가공으로부터 유통과정과 판매, 조리과정에서 최종적으로 사람에게 섭취될 때까지의 모든 단계에 있어서 식품의 안전성, 건전성 및 완전무결성(악화 방지)를 위한 모든 수단을 말한다."

2) 식품위생법

식품위생이라 함은 식품, 식품첨가물, 기구 또는 용기·포장을 대상으로 하는 식품에 관한 위생을 말한다.

※ **보건분야의 3대악**

부정식품, 부정의약품, 부정의료(무면허 의료행위)

위에 해당하는 범죄행위시 보건범죄단속에관한특별조치법으로 가중 처벌되고 있다.

2. 식품의 감염병

1) 식인성 병해(food born illnesses)

(1) 식인성 질병

식품에 의해서 일어나는 건강 장애

표 7-1 식인성 병해의 분류와 병인물질

분류	종 류	병 인 물 질
내인성 (식품 자체)	유해, 유독성분(자연독)	복어독, 버섯독, 바지락, 알카로이드, 마비형 패독
	생리작용성분(고유유해물)	항비타민성 물질, 항효소성 물질, 항갑상선물질, 식이성 Allergen
외인성 (식품 외적)	생물적	세균성 식중독균, 곰팡이독(aflatoxin), 경구감염병, 기생충
	인위적 - 의도적 첨가 - 식품오염(비의도덕적) - 가공과정	 - Dulcin, 비인가 타르색소 - 잔류농약, 방사선 물질, 공장배출물질 - 비소, PCB 등
유기성 (유해물질)	물리적 작용 생성물 화학적 작용 생성물 생리적 작용 생성물	조사유지, 가열(산화) 유지 아질산염, Amine Amide 반응물(N-nitro화합물) 아질산염, 생체내 Amine Amide류 생성(N-nitrosoamin화합물)

(2) 식인성 위해 요인을 예방하기 위한 기본 원칙

① 원인균에 오염되지 않도록 하고 일단 오염된 것은 절대로 섭취하지 않을 것.

② 부패, 변패를 일으키지 않도록 살균 후 저온에서 단기간 저장할 것.

③ 식품첨가물의 사용량의 한계를 넘지 않도록 하며, 진류농약, 공장폐수 등에 오염되지 않도록 할 것.

④ 생육, 생산, 제조, 저장 등 과정에 유독, 유해한 물질의 혼입을 방지 할 것.

⑤ 불량, 부정식품을 제조하지 않도록 하며, 이의 단속을 지속적으로 실시하여 근절시키는 것이 중요하다.

2) 경구감염병의 종류와 특징

(1) 경구감염병의 종류

① 세균성 감염병 : 장티푸스, 파라티푸스, 이질, 콜레라

② Virus성 감염병 : 유행성간염, 소아마비 등

(2) 경구감염병의 특징

① 환자, 보균자의 분변으로 배설되므로 식품이 직접 분변에 오염되거나, 병원체가 함유되어 있는 분뇨가 2차적으로 물, 손, 파리, 식기 등을 통해 오염될 경우도 있다.

② 식품으로부터 감염되었을 때 환자는 폭발적으로 유행하거나 집단적으로 발생되며 특히 여름철에 발생이 많다.
③ 소화기계 감염병은 잠복기가 세균성 식중독보다 길기 때문에 원인 물질로부터 원인균을 검출하는 것은 곤란하다.
④ 장티푸스, 이질 등의 환자, 보균자가 분변으로 음식물이 오염되어 집단발생이 일어날 때에는 취사 담당자 등의 분변검사에 의해서 매개자를 발견할 수가 있다.

(3) 경구감염병의 대책

① 감염원 대책 : 환자의 조기발견, 격리, 식품취급자의 정기적 건강진단이나 검변 등
② 감염경로대책 : 상수도 · 우물의 위생적 관리, 소독, 화장실과 하수의 위생적인 관리, 구충, 구서, 그리고 식품의 안전성을 위해 급성, 아급성 및 만성독성실험의 3단계 식품의 독성시험을 하게 되는데 인체에 위해를 주지 않는 최대 무작용량과 1일 섭취량을 구하여 안전성을 평가
③ 숙주대책 : 개인의 건강관리, 위생적인 식생활과 예방 접종의 실시

3) 식품과 기생충질병

(1) 기생충 질병

① 채소를 통한 기생충 질병

회충(*Ascaris lumbricoides*), 십이지장충(*Ancylostoma duodenale*), 편충(*Trichuris trichiura*), 요충(*Enterobius vermicularis*)

② 고기를 통한 기생충 질환

㉮ 돼지고기 : 유구조충(*Taenia solium*), 선모충(*Trichinella spiralis*)
㉯ 소고기 : 무구조충(*Taenia saginata*)

③ 담수어를 통한 기생충 질환

㉮ 왜우렁이, 담수어 : 간디스토마(*Clonorchis sinensis*)-참붕어, 간흡충
㉯ 다슬기, 가제, 게 : 폐디스토마(*Paragonimus westermani*)-은어, 요꼬가와흡충, 이형흡충 등

④ 해산어류를 통한 기생충 질환

갑각류, 고등어, 갈치, 전갱이, 청어, 대구, 조기 : 아니사키스증(anisakis simplex, anisakis physteris)

(2) 기생충 예방대책

① 채소와 관계되는 기생충에는 야채를 흐르는 물에 5회 이상 깨끗이 씻는다. 파리 구제, 분변관리
② 수육은 충분히 익혀서 먹고 밀도살방지, 도축장의 철저한 위생검사
③ 민물고기나 생선의 경우에는 생선회를 금하고 조리 후 도마, 칼, 식기를 청결히 한다.

3. 식중독(food poisoning)

1) 세균성 식중독

(1) 감염형 식중독

① **살모넬라 식중독(salmonellosis)**

㉮ 원인균 : 장염균(*Salmonella enteritids*), 쥐티프스균(*Salmonella typhimurium*), 돼지 콜레라균(*Salmonella choleraesuis*)이 대표적이다.

㉯ 잠복기 : 섭취 후 12~24시간(평균 20시간)이며, 발병률은 75% 이상이나 사망률은 낮다.

㉰ 증상 : 급성위장염의 특징을 나타내고 복통, 설사, 전신권태, 두통, 식욕감퇴, 구토가 반드시 일어나며, 급격한 발열(38~40℃)과 오한, 전율이 같이 오며 대개 2~5일 지속된다.

㉱ 원인식품 : 동물성 식품에 의해 여름과 가을철에 많이 발생하며, 수육제품, 어육제품, 우유, 유제품, 어패류, 샐러드, 마요네즈, 두부류 등

㉲ 감염 경로 : *Salmonella*균의 이환 혹은 보균 조류의 고기를 먹거나 환자, 보균자, 가축, 쥐의 분뇨에 의해 오염된 식품이 감염원이 된다.

㉳ 예방 : 첫째, 도축장의 위생검사 철저. 둘째, 환자의 식품 취급을 제한·금지. 셋째, 식육류의 안전보관과 저온보존에 보존하여 균의 증식방지. 넷째, 식품의 저장 감소, 조리장 등에 방충방서시설 파리 및 쥐 구제. 다섯째, 식품은 먹기 전에 60℃에서 20분간 가열 처리. 여섯째, 보균자의 색출 등

② **장염비브리오 식중독(vibrio food poisoning), 호염균식중독(halophilic)**

㉮ 원인균 : *Vibrio parahaemolyticus* 이다.
해수세균의 일종으로 2-5% 식염에 잘 자라며, 10%의 염분에서는 성장이 정지되는 포자가 없는 간균으로 편모를 하나 가진 세균

㉯ 잠복기 : 일반적으로 8~20시간(평균 12시간)

㉰ 증상 : 복통, 설사(2~6회), 구토, 발열(37~38℃), 두통, 권태감 등을 전형적인 급성 위장염이다. 설사는 수양성 혈변을 동반하여 콜레라나 세균성이질로 오인된다. 보통 2-3일이면 회복되나 치사율은 0.5%

㉱ 원인 식품 : 어패류(70%)와 그 가공품, 2차로 오염된 도시락, 야채샐러드 등이다.

㉲ 예방 : 첫째, 장염비브리오는 열에 약하고 담수에 의하여 사멸하므로 식품의 가열, 수돗물에 의한 세정효과가 있다. 둘째, 어패류 중독이 발생하므로 7~9월간(3개월)의 어패류의 생식을 피한다. 셋째, 조개류의 생식을 피하고 조리기구와 행주 등의 위생적 처리가 필요하다.

③ 병원성대장균 식중독(enteropathogenic *Escherichia coli*)

㉮ 원인균 : 병원성 대장균(enteropathogenic *E. coli* : EPEC),
장관침습성 대장균(enteroinvasive *E. coli* : EIEC),
독소원성 대장균(enterotoxigenic *E. coli* : ETEC),
O-157(장관출혈성대장균(Enterohemorrhagic *E. coli* : EHEC) 등

㉯ 잠복기 : 성인은 10~30시간(평균 12시간)이나 유아는 짧다.

㉰ 감염경로 : 영유아에 대하여 병원성이 강하며, 이질과 같이 사람에게서 사람으로 전염되므로 영아원이나 병원(산부인과)에서는 극히 위험하다.

㉱ 증상 : 영유아는 급성위장염을 일으키며, 두통, 발열, 구토, 설사, 복통

(2) 독소형 식중독(bacterial toxins)

① 포도상구균 식중독(staphylococcal food poisoning)

㉮ 원인 : 사람 화농성질환의 최대 원인균인 황색포도상구균(*Staphylococcus aureus*)이 생성하는 장독소(enterotoxin)가 원인이다. 장독소는 내열성으로 120℃에서 20분간 가열하여도 거의 파괴되지 않는다.(218~248℃에서 30분에 파괴)

㉯ 잠복기 : 일반적으로 1~6시간(평균 3시간)으로 잠복기가 매우 짧다.

㉰ 증상 : 식후 평균 3시간 정도에 발병하는 급성 위장염으로 타액분비 증가, 오심, 설사, 구토, 복통 증상을 일으킨다. 경과가 짧아 12시간에 치유되며 예후가 좋아서 사망하는 예는 없다. 발열은 38℃ 이하이며 거의 없다.

㉱ 원인식품 : 우유 및 버터 치즈 등의 유제품과 육류품, 떡, 김밥, 도시락, 어패류 및 그 가공품 등

㉲ 전염경로 : 화농성질환자, 유방염이 있는 젖소로나 원인균이 있는 식품으로부터 전염되고, 계절적으로 늦은 봄과 가을철에 많이 발생한다. 첫째, 식품이 포도상구균에

오염될 것, 둘째, 균의 증식에 필요한 온도를 유지할 것, 셋째, 장독소를 생산하는데 필요한 기간이 필요 등의 조건이 충족되어야 식중독이 발생한다.

㉳ 예방 : 첫째, 식품의 오염방지와 깨끗한 조리법으로 한다. 둘째, 저온보존한다. 셋째, 화농성 질환자 식품취급 금지 등

② **보툴리눔균 식중독(Botulism)**

㉮ 원인 : *Clostridium botulinum*가 분비하는 신경독소(neuro toxin)중독을 말한다. 식중독 중에서 사망률이 가장 높은 이 균은 혐기성 세균으로 아포를 형성하며 운동성이 있는 간균으로 A~G의 7형으로 구분되며 사람에게는 A, B, E형이 식중독을 일으킨다.

㉯ 잠복기 : 12~36시간(평균 24시간)이나 2~4시간 후에도 신경증상이 나타난다.

㉰ 증상 : 신경계 증상이 주증상이며 복시(diplopia), 눈꺼풀처짐, 삼킴곤란, 언어곤란, 호흡곤란, 말초 및 중추마비에 빠지고 사망하기도 한다. 신경증상 전에 구토, 복통, 설사 등이 발생한다.

㉱ 감염경로 : 치명률이 가장 높은 식중독이며 예후는 불량하다.

㉲ 원인 식품 : 통조림 소시지 등 밀봉식품과 식육, 과일, 야채, 어육, 유제품 등이 혐기성 상태에 놓일 때가 문제가 된다.

㉳ 예방 : 첫째, 균이 오염되지 않도록 위생적인 조리를 한다. 둘째, 음식물의 가열 조리 후 섭취한다. 셋째, 통조림·소시지의 위생적 보관 및 가공처리

2) 자연독 식중독

자연독을 내포하고 있는 상태와 발생경위에 따라서 생존 중에 생산되는 것은

① 본래 유독물질을 함유하고 있는 것(독버섯, 독꼬치)을 섭취하였을 때 발생한다.

② 어떤 특수한 조건하에서 유독물질이 함유되어 있는 것(바지락, 감, 청매)을 모르고 섭취하였을 때 발생한다.

③ 유독물질이 특정부위나 기관에 한정되어 있는 것(복어, 감자)을 독성물질을 완전히 제거하지 않고 섭취했을 때 발생한다.

(1) 동물성 자연독

① **복어 중독(swellfish poisoning)**

㉮ 독성분 : 원인독은 tetrodotoxin($C_{11}H_{17}O_8N_3$)이며 복어의 난소, 간, 고환, 위장 등에 많이 함유되어 있다. 봄에 독력이 강해지기 시작하여 5~6월에 최고에 달한다. 내열성이어서 100℃에서 4시간 가열해도 파괴되지 않지만 알칼리에는 약하기 때문에 4% NaOH에서 20분에 무독화된다.

㉯ 발생 및 증상 : 섭취 후 30분~5시간 내에 나타나 회복되지만 근육마비현상은 며칠 계속되나 발증 1시간 이내에 사망하는 경우도 있다.

- 제1도 : 입술, 혀끝마비, 구토, 두통, 오심, 보행장애
- 제2도 : 촉·미각의 둔화, 손·발의 운동장애, 호흡곤란, 혈압강화
- 제3도 : 운동불능, 삼킴·호흡곤란, 청색증, 반사기능소실
- 제4도 : 의식불명, 혈압하강, 호흡정지

㉰ 예방법 : 복어요리 전문조리사가 취급하고 유독한 내장, 난소, 간 등의 장기를 제거한 고기만을 식용으로 한다.

② **패류(조개류)중독**

㉮ 보시조개, 굴, 고등, 바시락 중독 : 독성분은 venerupin으로 100℃에서 1시간 가열해도 파괴되지 않는다. 잠복기는 12~48시간, 증상은 초기에 불쾌감, 전신권태, 구역, 구토, 변비, 두통 등이 있으며, 배, 목, 다리 등에 피하출혈, 반점, 황달 등, 중증일 때는 뇌증상, 의식 혼탁, 혈변 등

㉯ 홍합(검은조개, 대합조개, 섭조개) : 독성분은 mytilotoxin(홍합의 간), saxitoxin (1889 Brieger)이다. 증상은 말초신경 마비가 나타나는 것이 특징인데 섭취 후 30분~3시간의 잠복기를 거쳐 입술, 혀마비로 사지마비와 기립보행이 불가능해진다. 이 독소는 내열성으로 100℃에서 60분 이상 끓이면 해소되나 5~9월 중 한여름에 독성이 강하다.

(2) 식물성 자연독

① **독버섯 식중독**

㉮ 종류 : 외대버섯, 미치광이버섯, 광대버섯, 무당버섯, 화경버섯, 깔대기 버섯 등

㉯ 유독성분 : 주로 muscarine이며 muscaridine, cholin, neurin, phaline 등

㉰ 증상 : 섭취후 2시간에 부교감신경의 말초를 흥분시켜 각종 분비물의 증진, 위장장애, 황달, 혈뇨, 발한, 환각, 경련, 혼수 등이 일어난다. 그리고 husemann은 위장형, 콜레라형, 뇌증형 중독

㉱ 예방법 : 독버섯을 식용으로 사용하지 않아야 하며 감별법을 이용

※ 독버섯 감별법 : 색이 아름답다. 악취가 난다. 줄기가 거칠거나 점성이 있다. 쓴맛, 신맛이 있다. 버섯 줄기가 세로로 쪼개지지 않는다. 버섯을 끓일 때 나오는 증기에 은수저가 흑색으로 변한다.

② **맥각 중독**

㉮ 중독 성분 : Alkaloid에 속하는 ergotamine, ergometrine, ergotoxine의 3군이 있다.

㉯ 보리가 개화기에 발생하는 맥각균(*Claviceps purpurea*)의 기생에 의하여 활동성이 강한 균핵이 생기는데 이것이 교감신경에 작용하여 중독을 일으킨다.

㉰ 증상 : 구토, 설사, 복통, 경련 등을 일으키며, 임신부에서는 유산을 일으키기도 한다. 혈관수축제나 자궁수축제로 이용

③ **감자 중독**

㉮ 태양에 노출, 저장 중에 생기는 감자의 녹색부위와 싹이 발아한 부분인 솔라닌(solanine, $C_{45}H_{73}NO_{15}$)에 의해서 중독이 발생한다. (0.1%).

㉯ solanin은 열에 강하고, 물에 잘 녹지 않는다.

㉰ 증상 : 복통, 설사 등 위장장애, 두통, 현기증, 구토, 권태감, 언어장애, 의식장애, 허탈을 일으키나 발열은 없다.

㉱ 예방법 : 감자 껍질과 녹색부 부분(특히 눈)을 제거하고 섭취

(3) 곰팡이 중독

① **aflatoxin** : 곰팡이의 대사물질인 진균독인 Aflatoxin은 탄수화물이 함유된 곡물류(쌀, 보리, 옥수수 등)에서 생성되며 간암의 원인이 된다. 25∼30℃, 습도 80∼85%, 기질수분은 16% 이상, pH 4(산성) 식품에서 잘 번식한다. 자외선이나 방사선에 불안정하며 강산이나 강알칼리에 쉽게 분해된다.

② **황변미** : citrinin는 신장에, islanditoxin은 간장에, citreoviridin은 신경독소이다.

3) 화학물질에 의한 식중독

(1) 중금속

비소, 납, 구리, 수은(미나마타병), 카드뮴(이타이이타이병)

(2) 살충제

농약(TEPP, paration PN, BHC, malation)

(3) 유해성감미료(비허용 식품첨가물)

① cyclamate : 발암물질성이 있어 사용금지(1970)되었다. 설탕보다 40~50배 감미를 가지고 있다.

② dulcin : 감미도는 설탕의 250배 정도이다. 혈액독, 간에 종양, 적혈구생산 억제, 소화효소 억제를 한다. 일명 당원으로 사용되나 금지(1966)되었다.

③ 파라니트로올소톨루이딘(p-Nitro-o-toluidine) : 황색 색소원료로 살인당, 원폭당으로 불리며 감미는 설탕의 200배이다. 위통, 식욕감퇴, 구토 등의 증상을 보인다.

㉮ 아우라민(auramine) : 황색, 착색성이 좋고 값이 싸고 빛과 열에 안전. 단무지, 과자, 카레, 빈대떡가루에 이용된다. 증상은 두통, 설사, 사지마비, 심계항진, 의식불명 등

㉯ 로다민 B(rhodamine B) : 홍도색, 생선묵, 토마도케첩, 얼음과제의 착색에 사용, 중독되면 오심, 구토, 설사증세가 있다.

표 7-2 유해 금속에 의한 중독 경로와 증상

금 속 명	경 로	주요 증상
수 은	수질오염, 농수산물 오염	구토 · 복통 · 설사
비 소	농약의 과용	위통 · 구토 · 설사 · 출혈
납	불량식기 · 농약의 오용	복통 · 구토 · 설사
구 리	식기 · 용기	구토 · 복통
Antimony	불량 식기 · 용기	구토(비소의 경우와 비슷함)
Barium	팽제의 오용	구토 · 복통 · 설사
아 연	식기 · 용기	갈증 · 복통 · 설사
아질산염	식염의 오용	Cyanosis · 구토 · 설사 · 저혈압
Cadmium	식품기구, 수질오염	오심 · 구토 · 설사 · 경련

4. 식품의 변질과 보존

1) 식품의 변질(Spoilage)

식품을 방치해 두면 외관적, 내용적 및 관능적으로 식품 본래의 성질이 변하여 비타민과 영양소의 파괴, 향미와 색이 손상되어 식용에 부적당하게 되는 현상을 식품의 변질(spoilage)이라고 한다.

(1) 부패(putrefaction)

단백질이 많이 함유된 식육, 고기, 달걀, 어패류에 혼입된 미생물의 작용에 의하여 질소를 함유하는 복잡한 유기물(단백질)이 혐기성 상태에서 간단한 저급물질로 퇴화 분해되는 과정에서 악취가 나는 가스(암모니아, 메탄, 황화수소가 발생한다)

(2) 변패(deterioration)

① 질소를 함유하지 않은 탄수화합물(당질), 지방질은 미생물에 의한 변질을 가져온다.
② 유기물질을 생성하는 경우가 적다.

2) 식품의 보존방법

(1) 물리적 처리법

① **가열법(heating method)**

㉮ 식품에 붙어 있는 미생물을 죽이거나 조직 속에 있는 효소를 파괴하여 미생물의 작용을 저지함으로 식품의 변질을 방지하여 보존하는 방법
㉯ *Clostridium botulinum*의 아포는 열에 강하여 120℃에서 20분간 가열
㉰ 가열로 고유의 향미, 영양가, 비타민이 손상된다.

② **냉장법(cold storage)**

㉮ 저온으로 자기소화(自家消化)의 반응의 속도를 늦추는 보관법이다.
㉯ 식품의 단기간 저장의 효과로는 세균번식억제, 미생물 발육억제, 식품보존기간 연장, 식품의 부패속도억제 등이다.
㉰ 어패류는 4~6℃보존이 적당하다.

③ **냉동법(freezing storage)**

㉮ 식품을 동결시키기 때문에 장기간 보존이 가능하며 광범위한 식품에 이용된다.
㉯ 냉동은 0℃ 이하로 저장하는 방법으로 미생물의 증식은 억제하나 사멸은 어렵다.

㉰ 어류는 -4~-6℃에서 보존하는 것이 좋다.

㉱ Drip 양이 많을수록 영양가, 맛, 빛깔의 손실이 많고 곧 부패하기 시작한다.

④ **건조법(탈수법)**

㉮ 식품 중 가용성 고형성분의 농도가 증가되고 삼투압이 높아지면 미생물은 저항성이 약하므로 생육하지 못한다.

㉯ 세균은 수분함량이 15% 이하로 하면 번식하지 못하나 곰팡이는 생육이 불가능정도(13%이하)로 건조시켜 저장

㉰ 건조과정은 표면 증발, 내부확산, 내심부수분 증발의 단계를 거쳐 이루어진다.

㉱ 탈수법에는 일광건조법, 인공건조법(고온건조법, 열풍건조법, 냉동건조법, 배건법, 분무건조법, 감압건조법 등)

㉲ 응용범위가 넓고 간단하여 과실, 어류, 곡류, 육류 등의 보존에 이용

⑤ **자외선 이용법**

㉮ 살균 작용하는 유효파장은 2,500~2,700Å이며 오존을 발생하여 산화작용에 의한 식품표면에 세균을 살균시키지만 내부에 있는 세균의 살균효과는 없다.

㉯ 기구, 청량음료, 분말식품에 사용

⑥ **방사선 살균법**

방사선 α, β, γ선중 γ선이 가장 살균력이 강하며 우리나라에서는 ^{60}Co이 사용되고 있다. 감자, 양파, 마늘 등은 0.15KGy 이하, 밤은 0.25KGy 이하, 버섯은 1KGy 이하의 방사선 등으로 처리한 식품이 실용화(1987)되고 있다.

⑦ **통조림법**

밀봉법이며 효소의 비활성화, 세균의 발육과 번식억제로 식품부패를 방지하고 장기간 보존할 수 있다.

(2) 화학적 처리법

① **합성보존료**

첫째, 인체에 대해 독성이 없고
둘째, 미량으로서 효과가 있어야 하며,
셋째, 무색, 무미, 무취 해야 하고,
넷째, 식품에 어떤 변화가 없어야하며,
다섯째, 사용방법이 간편하고 가격이 저렴해야 한다.

㉮ 방부제 필수요건은 허용된 식품 첨가물을 사용하여야 하며 그 사용량도 허용량을 넘어서는 안 된다. 식품에 자기발효, 세균, 효모류에도 유효할 것과 무독성이어야 하고 만성 중독을 초래하지 아니할 것, 미량으로도 효과가 있어야 하며 무미 · 무취해야 하고, 내열성, 수용성이어야 한다. 식품에 보존이 확실하고 식품에 변화를 가져와서는 안 된다.

㉯ 주로 사용되는 방부제에도 데히드로초산나트륨, 프로피온산, 안식향산 등이 있다.

② **절임법 : 소금, 설탕 이용 방법**

㉮ 식염절임(salting) : 축산물, 해산물, 야채류 등에 이용되며 식품을 소금물에 담구는 염수법과 10~15%의 소금을 직접 뿌려서 쌓아 올리거나 혼합시키는 법이 있다.

㉯ 당절임(sugaring) : 식품을 설탕, 전화당으로 저장하는 방법으로 젤리, 잼, 가당연유, 과실 등에 사용한다. 미생물 발육저지를 위해서는 40~50%가 사용되나 호당성균(saccharophilic bacteria)이 있으므로 산과 병행하면 효과적이다.

㉰ 식초절임(pickling) : pH가 낮은 초산, 젖산을 이용하여 식품을 저장하는 방법으로 과일, 채소의 저장에 이용된다. 세균은 pH 4.9 이하에서는 생육하지 못하고 효모는 pH 3.1에서 생육이 저지된다.

(3) 종합적인 보존법(물리 · 화학적처리법)

① **훈연법(smoking method) 온훈법, 냉훈법, 액훈법이 있다.**

살균작용과 동시에 저장성과 특수한 냄새와 맛을 내게 하는 방법이다.

연기 속에는 크레오소트(creosote), 폼알데하이드, 알콜, 알데하이드, 아세톤, 페놀 등의 물질로 살균작용을 유도하는 이 방법은 주로 햄, 베이컨, 생선, 조개 등에 사용한다.

② **훈증법(fumigation)**

㉮ 곡류 등에 적용하여 곤충, 기생, 충란, 미생물을 사멸시키는 방법

㉯ 클로로피크린(chloropicrine), $CHCl_3$, NO가 흔히 사용되나 인체에 유독하여 주의

(4) 생물학적 처리법

① 세균, 곰팡이와 효모의 작용으로 식품을 저장하는 방법

② 유산균의 이용으로 치즈, 발효유 등의 형태로 보존

5. 우유위생

1) 우유의 살균방법(milk pasteurization method)

(1) 저온살균법(low temperature long time method ; pasterurization)

우유를 62~65℃에서 30분간 보존 살균하여 방법

(2) 고온단시간살균법(high temperature short time method ; HTST법)

우유를 급속하게 71.1℃(161℉)에 가열하고 15초간 보존 후 급냉시킨다. 대량처리용

(3) 초고온가열살균법(ultra high temperature short time method ; UHTS법)

우유를 120~150℃에서 1~3초간 가열해 완전히 사멸시킨다. 멸균유를 얻기 위한 방법

2) 우유의 미생물 오염에 대한 방지책

① 젖소의 건강관리
② 착유 시 유방의 청결
③ 우사 및 착유소의 위생관리 철저
④ 우유처리장과 유제품 공장의 위생
⑤ 용기, 기구 등의 세척과 멸균
⑥ 목부, 우유 취급자의 건강관리
⑦ 쥐·위생 곤충의 구제
⑧ 주위 환경위생 청결 등이다.

3) 이상우유

(1) 초유(colostrum)

① 분만 전후 1주간에 생리적으로 분비되는 초유는 정상유에 비하여 수분 및 당분이 적고 단백질의 함량은 높다.
② 외관상 짙은 황색을 띠고 불쾌한 냄새를 나타내는 것이 보통이다.

(2) 염유(salty milk)

수유말기 우유, 유방 내 질병, 과량의 인산염류나 식염을 주었을 때 분비되는 우유로서 짠맛을 가진 이상 우유이다.

(3) 점착성 우유(ropy milk)

우유 중의 세균의 이상 발효 때문에 생긴다.

(4) 쓴우유(bitter milk)

특수사료를 먹일 때나 세균이 우유 내에 증식하여 분해된 펩톤(peptone)에 의하여 생긴 쓴맛을 나타내는 이상 우유

(5) 착색유(colored milk)

세균의 색소형성, 출혈 특수사료에 의하여 우유가 빛깔은 적색, 청색, 황색을 띈다.

4) 부정우유

(1) 가수(watering)

우유의 양을 늘릴 목적으로 물을 첨가한 우유를 한다. 탈지, 질병매개의 위험성이 있다.

(2) 탈지(skimming)

유지의 전부 혹은 일부를 빼냄으로써 영양학적 가치를 저하시킨 것

(3) 알칼리(alkali)첨가

산패한 우유의 신맛을 없애기 위하여 탄산나트륨, 중탄산나트륨 등을 첨가한 경우

(4) 방부제 첨가(added anticeptics)

우유의 보존을 목적으로 각종 화학적 방부제를 첨가한 경우를 말하나 종류나 농도에 따라 인체에 유해하므로 우유에 방부제 사용을 금하고 있다.

6. 식육위생(meat hygiene)

1) 식육검사(meat inspection)

인수공통감염병, 기생충질환, 식중독, 소화기 감염병 등의 감염을 방지할 목적으로 도축시에 식육 검사가 실시된다.

(1) 생체검사(antemortem inspection)

① 가축의 자세와 동태, 영양상태, 체표상태, 외모, 호흡기계, 체온 등을 검사하여 질병을 적발함으로써 인체 또는 다른 가축에게 미치는 위해를 제거

② 생체검사의 결과에 따라 도축의 허가, 조건부 도살, 도살 금지, 폐업처분

(2) 도살해체검사(postmortem inspection)

① 도축장에서 단순한 사체검사 뿐만 아니라 복잡한 각 단계에 수반되는 오염을 방지

② 검사는 도축의 각종 장기별로 근육, 혈관 및 혈액, 점막 등에 대해서 세밀히 실시한 후 합격식육, 폐기식육으로 구분되어 소비자들에게 공급

2) 불량식육

식육, 식육가공품의 소비공급은 부정불량식육, 위화식품으로 인한 소비자의 피해가 있다. 위생정도는 오물(filth)로 **오염**되거나 이물, 화학물질의 오염으로 **부정화**되고, 지나친 영리나 비위생적 식육, 식육제품 처리시설로 **영양가의 저하**가 일어난다. 당국의 지도, 감독과 생산자나 식육업자의 가공처리, 판매, 보관, 운송과정에 위생적 만전을 기하여야 한다.

(1) 오염 식육

① 기계적 오염 : 제조, 가공 및 운반과정 중 오물 또는 이물에 의한 오염

② 화학적 오염 : 첨가물, 방부제, 기구용기 등에 의한 화학물질의 혼입 오염

(2) 부정 식육(예)

① 불순식육(impurity) : 말고기를 소고기로 속이거나 돼지고기 햄버그 등

② 대용(substitution) : 착색제를 무허가 색소로 대용하는 등

③ 과잉함량(over addition) : 과잉수분함유, 과잉첨가물 사용 등

(3) 위칭(adulteration : disguise)

명칭(designation), 조성(composition) 및 품질(quality) 등을 허위로 표시 위칭한 것

7. 식품첨가물

1) 정의

① "식품의 외관, 향미, 조직 또는 저장성을 향상시키기 위하여 식품에 보통 미량으로 첨가되는 비영양성 물질이다."(WHO와 FAO)

② "식품을 제조 · 가공 · 조리 또는 보존하는 과정에서 감미(甘味), 착색(着色), 표백(漂白) 또는 산화방지 등을 목적으로 식품에 사용되는 물질을 말한다."(식품위생법)

2) 구비조건

① 인체에 유해한 영향을 미치지 않을 것
② 식품의 제조가공에 필수 불가결할 것
③ 사용목적에 따라 효과를 소량으로도 충분히 나타낼 것
④ 식품의 영양, 이화학적 성질 등에 영향을 주지 않을 것
⑤ 식품의 화학분석 등에 의해서 그 첨가 물질을 확인할 수 있을 것
⑥ 식품의 상품가치를 향상시킬 것

3) 사용목적에 따른 구분과 제한

① 식품의 기호성을 높이고 관능을 만족시키는 것
② 식품의 변질을 방지하는 것
③ 식품의 영양을 강화하는 것
④ 식품의 품질을 개량하여 일정하게 유지하는 것
⑤ 식품제조에 필요한 것

4) 종류 및 특성

① 보존료(chemical preservatives) : 일명 방부제. 세균, 곰팡이 등의 미생물 발육을 억제하여 부패를 방지하고 신선도를 유지하여, 정균작용이나 효소의 발효작용을 억제하는 첨가물 - 디히드로초산(치즈, 버터, 마가린), 소르빈산칼륨(식육제품, 된장), 프로피온산나트륨(빵, 치즈), 프로틸(간장, 식초), 안식향산나트륨(청량음료)

② 살균료(bacteriocides germicides) : 부패의 원인이 되는 미생물이나 병원균을 사멸시키기 위해 사용 - 표백분, 치아염소산 나트륨, 이염화이소시아눌산 나트륨, 에틸렌 옥사이드

③ 산화방지제(antioxidants) : 산패나 변색, 퇴색방지 - 디부틸 히드록시 톨루엔, 몰식자산 프로필, 에리트로브신, EDTA, 비타민 C 및 E
④ 착색료(coloring matters) : 자연색소, 합성색소(타르색소 8종, 타르색소의 알루미늄레이크 7종과 비타르 색소 7종) 총 22종 허용
⑤ 조미료(seasonings) : 식품 본래의 맛을 돋구거나 기호에 맞게 조절하여 미각을 향상시키는 첨가물 - 4원미(단맛, 신맛, 짠맛, 쓴맛), 4원미의 복합미(매운맛, 풍미, 떫은맛, 청량미), 3계 구분(핵산계, 아미노산계, 유기산계)
⑥ 감미료(nonnutritive sweetners) : 식품에 단맛이 나게하여 식욕을 돋구기 위해 사용 - 글리시르리진산(된 · 간장에만 사용), 사카린 나트륨, 아스파탐, 스테비오사이드
⑦ 피막제(glazing agent) : 과일 · 과채의 신선도를 장기간 유지하기 위하여 사용
⑧ 발색제(color fixatives) : 그 자체는 착색력이 없으나 식품 중에 함유되어 있는 색소와 결합하여 색을 고정시킴으로써 식품본래의 색을 유지하는 데 사용
⑨ 착향료(flavoring agent) : 상온에서 휘발하여 특유한 방향을 느끼게 함으로써 식욕을 증진시키는 데 사용
⑩ 밀가루개량제(maturing agent)
⑪ 품질개량제(texturizers) : 결착제. 햄, 소시지 등의 식육연제품류에 사용. 탄력성, 보수성, 팽창성을 증대시켜서 조직을 개량함으로써 맛의 조화와 풍미를 향상시킬 수 있고, 변질, 변색을 방지하는 효과도 있음
⑫ 호료(thickners) : 점착성을 증가시키고 유화안전성을 좋게 하며 가공할 때 가열이나 보존 중에 경시변화에 관여하여 선도를 유지하고 형체를 보존. 미각에 점활성을 주어 촉감을 좋게 하기 위하여 사용
⑬ 유화제(emulsifiers) : 서로 잘 혼합되지 않는 두 종류의 액체를 혼합할 때 분리되지 않고 유화상태를 오래 지속시키기 위하여 사용
⑭ 용제(solvents)
⑮ 이형제(release agent)
⑯ 품질유지제(quality keeping agent) : 습윤성과 신전성을 갖게 하여 그 품질의 특성을 유지시키기 위하여 사용
⑰ 강화제(dietary supplement) : 비타민, 무기염, 아미노산 등
⑱ 껌기초제(chewing gum bases)
⑲ 팽창제(leavening agent)
⑳ 추출제(extracting agent)
㉑ 소포제(defoaming agent) : 식품제조과정에서 발생하는 거품제거를 위하여 사용
㉒ 규소수지(silicom resin)

제8장 보건행정

1. 보건행정의 개념

1) 정의

① 공적(official) 또는 사적(unofficial)기관이 사회복지를 위하여 공중보건의 원리와 기법을 응용하는 학문이다. -W.G. Smillie(1930)
② 공중보건기술을 행정조직을 통하여 주민의 생활 속에 도입하는 사회적 과정이다.
※ 기술행정과 포괄적 보건의료행정

2) 보건행정의 특성

(1) 공공성과 사회성

조직된 지역사회의 공동노력을 통해서 이루어질 수 있으므로 공공복지와 집단의 건강을 증진하는 공공이익을 위한다.

(2) 봉사성

적극적인 사회정의에 입각하여 국민의 행복과 복지에 직접 개입하면서 봉사하는 행정(사회보장)

(3) 조장성과 교육성

보건향상의 근간을 이루도록 국민과 보건관계 요원을 끊임없도록 해결시켜 나가도록 한다.

(4) 과학성과 기술성

발전된, 확고한 기초 위에 수립된다.

(5) 행정대상의 양면성

소비자 보건을 위한 규제와 보건의료산업보호를 위한 자율을 함께 고려하여야 한다.

2. 보건행정의 범위

W.H.O.	미국보건협회(A.P.H.A)	Emerson 교수
① 보건통계의 수집과 분석	① 보건통계의 수집과 분석	① 보건통계
② 보건교육	② 보건교육	② 보건교육
③ 환경위생	③ 환경위생	③ 환경위생
④ 감염병관리	④ 개인보건사업	④ 감염병관리
⑤ 모자보건	⑤ 보건시설의 운영	⑤ 모자보건
⑥ 의료제공	⑥ 여러 사업과 자원간의 조정	⑥ 보건검사사업
⑦ 보건간호	⑦ 감독과 통제	

3. 보건행정의 조직 및 활동

1) 조직의 요소와 편성원리

조직의 요소로는 목표, 과업(기술), 구성원, 구조, 환경의 다섯 가지 요소가 가장 기본적인 것으로 제시된다.

목표는 각종 보건행정조직의 존립의 근거가 되는 설치목적을 구체화하여 표시한 것이고, 과업은 이들 목표를 달성하기 위하여 수행해야 될 활동들이며, 이러한 활동을 수행하기 위하여 조직의 구성원이 필요하다. 보건행정조직에서의 과업은 행정업무이고, 조직구성원은 행정인이 된다. 조직의 구조는 조직이 그 목표를 효과적, 효율적으로 달성하기 위하여 과업의 분업체제를 편성한 것을 말한다. 이와 같이 편성된 조직은 환경 속에 존재하며, 환경적 제요소들은 조직의 과업수행에 영향을 미칠 뿐만 아니라 상황에 따라 위협요인 또는 기회요인으로 작용하게 된다. 경우에 따라서는 조직들이 환경요인들에 영향을 미쳐 자기들에게 유리한 방향으로 변화시키기도 한다.

2) 보건행정의 관리과정

관리(Management)란 미리 정해진 조직의 목표달성을 성취하고자 인적, 물적 자원을 활용하여 일련의 합리적인 협동을 하는 과정을 말하는 것이다.

3) 중앙보건행정조직

보건사업은 정부책임 하에 수행하는 경우와 지방자치단체의 책임 하에 수행하는 경우로 나누는데, 중앙보건행정의 주무관청은 보건복지부이며 그 외로 노동부와 환경부가 있다.

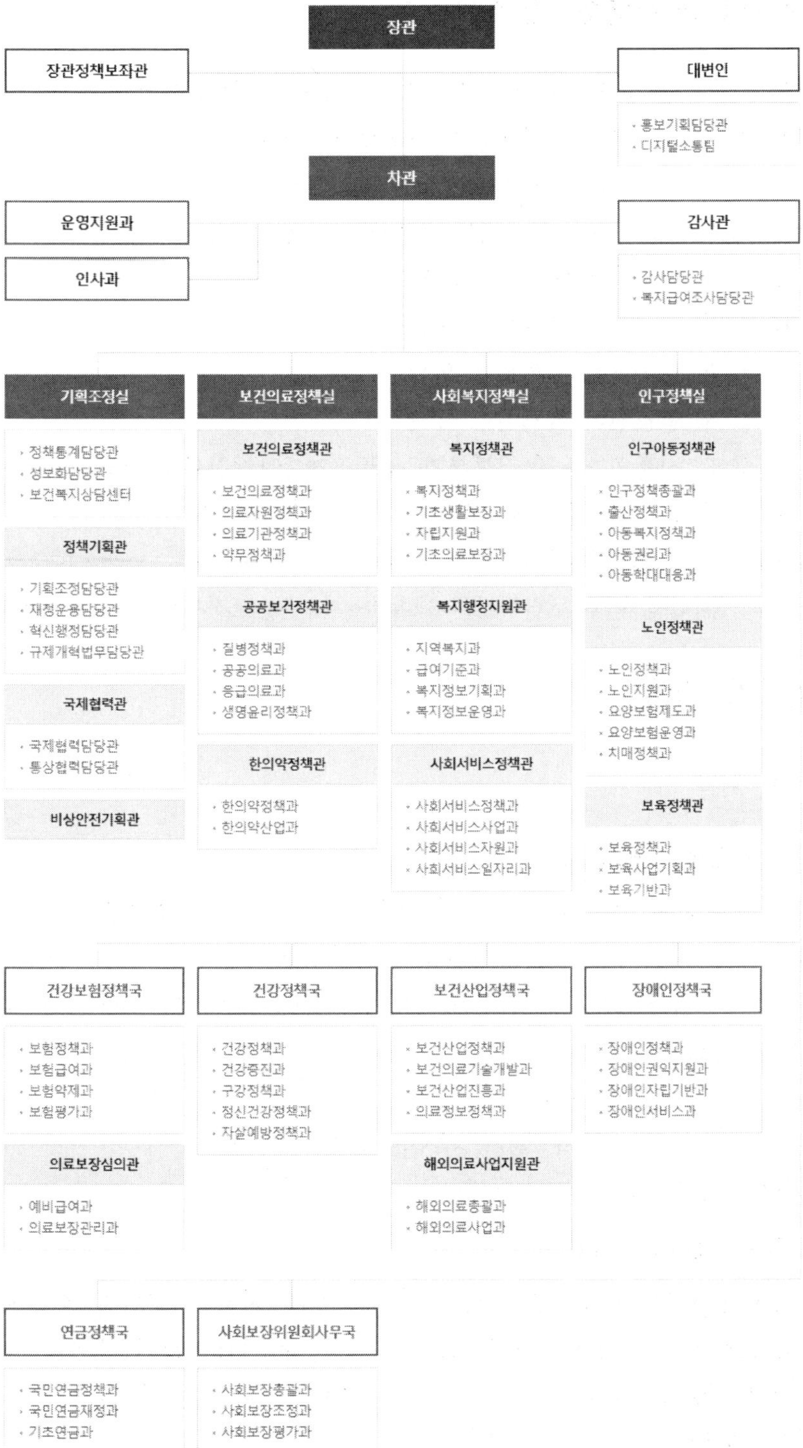
장관
장관정책보좌관
대변인
· 홍보기획담당관
· 디지털소통팀
차관
운영지원과
인사과
감사관
· 감사담당관
· 복지급여조사담당관
기획조정실
· 정책통계담당관
· 정보화담당관
· 보건복지상담센터
정책기획관
· 기획조정담당관
· 재정운용담당관
· 혁신행정담당관
· 규제개혁법무담당관
국제협력관
· 국제협력담당관
· 통상협력담당관
비상안전기획관
보건의료정책실
보건의료정책관
· 보건의료정책과
· 의료자원정책과
· 의료기관정책과
· 약무정책과
공공보건정책관
· 질병정책과
· 공공의료과
· 응급의료과
· 생명윤리정책과
한의약정책관
· 한의약정책과
· 한의약산업과
사회복지정책실
복지정책관
· 복지정책과
· 기초생활보장과
· 자립지원과
· 기초의료보장과
복지행정지원관
· 지역복지과
· 급여기준과
· 복지정보기획과
· 복지정보운영과
사회서비스정책관
· 사회서비스정책과
· 사회서비스사업과
· 사회서비스자원과
· 사회서비스일자리과
인구정책실
인구아동정책관
· 인구정책총괄과
· 출산정책과
· 아동복지정책과
· 아동권리과
· 아동학대대응과
노인정책관
· 노인정책과
· 노인지원과
· 요양보험제도과
· 요양보험운영과
· 치매정책과
보육정책관
· 보육정책과
· 보육사업기획과
· 보육기반과
건강보험정책국
· 보험정책과
· 보험급여과
· 보험약제과
· 보험평가과
의료보장심의관
· 예비급여과
· 의료보장관리과
건강정책국
· 건강정책과
· 건강증진과
· 구강정책과
· 정신건강정책과
· 자살예방정책과
보건산업정책국
· 보건산업정책과
· 보건의료기술개발과
· 보건산업진흥과
· 의료정보정책과
해외의료사업지원관
· 해외의료총괄과
· 해외의료사업과
장애인정책국
· 장애인정책과
· 장애인권익지원과
· 장애인자립기반과
· 장애인서비스과
연금정책국
· 국민연금정책과
· 국민연금재정과
· 기초연금과
사회보장위원회사무국
· 사회보장총괄과
· 사회보장조정과
· 사회보장평가과

그림 8-1 보건복지부 조직도(2019년 1월 현재, 출처:보건복지부 홈페이지)

4. 우리나라 보건행정 연혁

① 1948. 11. 4. 보건후생부, 노동부 폐지, 사회부 신설(보건국)
※ 해방 후 미군정 시대 보건행정은 위생국→ 보건후생부
② 1949. 7. 29. 사회부의 보건국을 보건부로 독립
③ 1955. 2. 17. 보건부와 사회부를 통합하여 보건사회부
④ 1963. 8. 31. 노동국 폐지와 노동청신설
⑤ 1980. 1. 5. 환경청신설(2개외청 존재)
⑥ 1981. 4. 8. 노동청이 노동부로 독립
⑦ 1990. 1. 3. 환경청이 환경처로 승격
⑧ 1993. 4. 6. 식품의약품 안전본부가 식품의약품안전청으로 승격
⑨ 1994. 12. 23. 보건복지부로 명칭변경, 식품의약품안전본부 신설
⑩ 1994. 12. 24. 환경부 승격
※ 대한민국 정부수립 이후 보건행정은 사회부→사회부, 보건부→보건사회부→보건복지부

5. 보건의료 체계

(1) 보건의료 자원

① **보건의료 인력(manpower)**

㉮ 의료인 : 의사, 치과의사, 한의사, 간호사, 조산사(의료법 제2조)
㉯ 의료기사 등 : 임상병리사, 방사선사, 물리치료사, 작업치료사, 치과기공사, 치과위생사, 보건의료정보관리사, 안경사(의료기사 등에 관한 법률 제1조 ~ 제2조)
㉰ 약사 · 한약사(약사법 제3조)
㉱ 간호조무사(의료법 제80조)
㉲ 의료유사업자 : 접골사, 침사, 구사(의료법 제81조)
㉳ 기타 : 당직의료인, 의료지도원

② **보건의료 시설(facilities)**

㉮ 종합병원, 병원, 치과병원, 한방병원, 요양병원, 의원, 치과의원, 한의원, 조산원
㉯ 보건기관(공공의료기관) : 보건의료원, 보건소, 보건지소, 보건진료소, 모자보건센터
㉰ 감염병 예방시설 : 격리치료병원, 의원, 격리소, 요양소, 진료소
㉱ 약국, 혈액원, 안경업소, 치과기공소
㉲ 대한결핵협회, 기생충 질환예방협회, 대한구강보건협회, 건강생활실천협의회

③ **보건의료장비 및 물자(equipment and supplies)**

④ **보건의료지식 및 정보(knowledge)**

(2) 보건의료조직

정부보건조직, 건강보험조직, 공공보건기관, 민간보건의료기관, 제약회사, 보건교육기관 등

(3) 보건의료서비스전달

예방, 치료, 재활 및 의료관리 서비스

(4) 보건의료재원

조세, 사회보험, 고용주부담, 자선, 민간보험, 가계지출

(5) 보건의료보수지불

행위별수가제, 포괄수가제, 봉급제, 인두제

(6) 보건의료관리

리더십, 의사결정(계획, 집행과 실행, 감시 및 평가), 규제(입법, 행정규제)

7. 양질의 보건의료 4가지 구성요건

① **보건의료의 편리성**

- 보건의료 수요자의 이용의 용이성
- 적절한 서비스
- 양적 타당성

② **보건의료의 질**

- 전문적 고려
- 보건의료 수요자의 수용성
- 질적 타당성

③ **보건서비스의 계속성**

- 전인간적 서비스
- 주무 보건의료 담당자의 수와 질
- 서비스의 상호조정

④ **효율적 보건의료**

- 합리적 재정 지원
- 적절한 보상
- 능률적 관리

8. 사회보장(social security)

1) 정 의

① 현대 복지국가에서는 의식주와 의료는 기본권으로서 국가나 사회는 이를 보장할 의무가 있다.

② 사회보장은 질병 · 실업 혹은 노령이나 사망으로 말미암아 일어나는 경제적 어려움으로부터 대중을 보호하고, 이들의 의료를 받도록 해주며, 어린이를 양육하는 가족을 보조해 주기 위한 총괄적이고도 성공적인 방안에 의하여 성취되는 결과를 말한다.

③ 사회보장제도의 창시자는 독일의 Bismark이다. 1883년 질병보험, 1884년 산업재해보상보험 및 1889년 폐질 및 노령보험을 실시하였다.

④ 사회보장에 관한 법은 1935년 미국에서 최초로 사회 보장법(social security act)이 1935년 제정

⑤ 우리나라 사회보장에 관한 법률은 1963년에 제정

2) 사회보장제도의 기능

(1) 인간다운 생활의 보장기능

개인에게 의료와 최저의 소득보장

(2) 사회복지의 증진기능

사회보험을 통한 근로자, 장애자, 약자에게도 복지 향상을 시키는 기능

(3) 경제적 기능

소득 재분배의 기능이 있다.

① 금전급여(상병급여) : 소득수준에 따라 급여를 결정한다.

② 현물급여(요양행위) : 소득과 관계없이 일률적으로 급여하는 방법

(4) 정치적 기능

국민생활의 안정과 복지증진 기능

(5) 소비적 기능

개인주의 경향촉진, 과용과 남용의 기능도 있다.

3) 사회보장의 종류

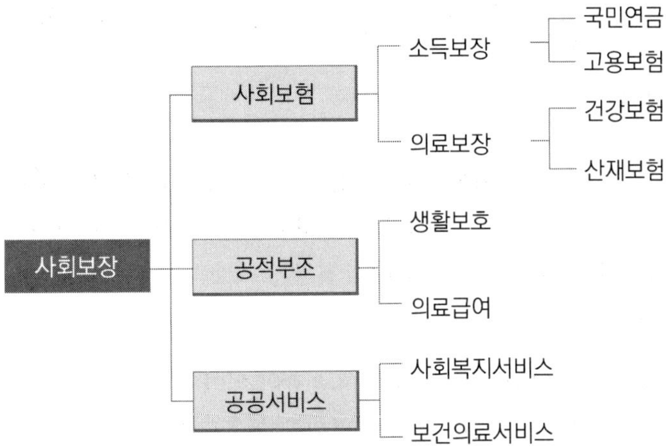

그림 8-2 사회보장의 체계

(1) 공공(공적)부조

조세를 중심으로 한 일반재정 수입에 의존하며 건강보험료를 내지 않는다.

예) 무료배급, 의료보호(부조), 취로사업 등 영세민 생계보호사업, 수용소 구호, 재해구호, 생활보호, 보훈사업, 의료보호, 재해구호

(2) 사회보험

소요자금 일부 또는 전부를 보험과 일반재정수입에 의존한다.

예) 소득보장(연금보험, 실업보험), 의료보장(건강보험, 산재보험)

(3) 공공복지서비스

노인복지, 아동복지, 부녀자복지, 장애자복지

(4) 의료급여(보호)

국민기초생활보장법에 의한 생활무능력자 및 일정수준 이하 저소득층을 대상으로 실시

① 제1종 보호대상자(황색진료카드) : 수급권자는 외래, 입원 모두 전액무료(기금 부담). 근로능력이 없는 자, 사회복지시설 수용자, 국가유공자, 인간문화재, 이재민, 북한이탈주자, 의상자, 및 의상자유족, 성병감염자, 행려환자, 광주민주화운동관련자

② 제2종 보호대상자(녹색진료카드) : 수급권자는 1차 의료기관 외래 진료 시에는 1회 방문 당 1천원 본인 부담, 2차 의료기관 입원 시에는 20% 본인이 부담하며, 수급자 중 근로능력이 있는 자

※ 1차 의료 급여기관은 시장, 군수, 구청장에게 개설 신고한 의원, 치과의원, 한의원, 조산원과 보건소, 보건의료원, 보건지소와 보건진료소 및 약국을 말하고, 2차 진료기관은 시·도지사가 개설 허가한 병원, 치과병원, 한방병원, 요양병원, 종합병원을 말하고, 3차 의료기관은 2차 의료급여 기관 중에서 보건복지부 장관이 지정하는 의료기관을 말한다.

4) 사회보장의 원칙

사회보장제도는 최저생활을 유지하기 위한 평등주의와 소득과 임금수준에 비례한 급부와 반대급부 차이에 의한 사회보장을 실시해야 한다는 능력주의로 구분한다.

1942년 Beveridge가 주장한 사회보장 6개 원칙은 최소의 소득, 의료, 교육, 주택혜택과 더불어 그 내용은 다음과 같다.

(1) 균일율의 생활급여(flat rate of subsistence benefit)

실업이나 폐질로 중단되었거나 퇴직으로 종결된 근로소득액의 다과에 관계없이 균일률의 보험급여가 제공되어야 한다(업무상의 재해나 질병으로 인한 장기 폐질의 경우에는 예외)

(2) 균일률의 각출(flat rate of contribution)

수혜자의 부담은 수입의 다과에 관계없이 각출액은 동일금액이어야 한다(국고보조가 전제).

(3) 관리책임의 단일화(unification of administrative responsibility)

사회보장의 각 제도간의 형평을 기하고 모순을 제거하여 불필요한 경비를 절약하기 위해 운영기관을 통일해야 한다.

(4) 급여의 충분성(adequacy of benefit)

모든 사회보장의 급여는 금액 또는 기간에 수혜자의 기본적 필요, 즉 최저생활을 보장하는데 적정하고도 충분해야 한다.

(5) 적용범위의 포괄성(comprehensive coverage)

① 사회보장의 대상은 신분이나 수입에 관계없이 전 국민을 대상으로 하여야 한다.

② 사회보험의 경우처럼 면책의 범위를 넓게 하거나 면책조항을 엄격하게 제한적으로 해석해서는 안 된다.

(6) 피보험자의 계층분류(classification)

사회 각 부문의 다양화 계층성이 고려되어야 한다(최저생활 유지비의 차이, 발생할 사고종류의 상이에 따른 피고용자·가정주부·취업연령 미달자·정년퇴직자 등으로 구분하여 그 필요에 맞도록 조정).

5) 사회보장의 제한

① 과잉사회보장의 금지 : 최저수준의 사회급여
② 사회보장의 남용금지 : 수급권자와 타구성원간의 위험공동체의식
③ 사회보장의 악용금지 : 고의 지급사유에 대한 엄격한 급여 배제

6) 건강보험사업

의료보험의 구성유형은 강제적 국민의료보험과 비강제적인 임의보험의 2가지 유형으로 나누는데 우리나라는 강제적 국민의료보험을 채택하고 있다. 의료보험의 급여형태는 의료비를 상환해 주는 현금급여와 그 자체를 보장하는 현물급여 방식의 2가지 형태가 있는데, 우리나라는 현물급여를 원칙으로 하고 있다.

또한 의료비 지불방법은 의사의 능력을 올리고 의료인력 낭비를 막으며 양질의 의료를 제공하는 것 등을 고려하여 결정하며, 지불 방법으로는 진료단위별로 지급하는 점수제, 의사에게 등록된 인구수에 따라 지급하는 인두제, 그리고 봉급제 3가지가 있다.

의료보험 관리방식에는 조합방식과 통합방식이 있다. 조합방식은 지역단위로 또는 피보험자 집단의 특성에 따라 조합을 설치하고 보험업무를 관리하는 방식이고, 통합방식은 전체 의료보험 적용대상자에 대한 보험관리를 통합하여 운영하는 방식이다. 우리나라는 2000년부터 통합·운영되고 있다.

우리나라의 경우에는 의료보험사업의 재원이 대부분 보험료이고 기타 재원으로는 수진시 본인 일부부담금, 국가보조금, 이자수입 등이 있다. 따라서 보험자는 의료보험에 소요되는 비용(보험급여비, 관리운영비 등)을 조달하기 위하여 피보험자 및 사용자로부터 보험료를 징수하는데 직장 및 공·교의료보험의 경우에는 근로소득의 일정률을 보험료로 부과하고, 지역의료보험의 경우에는 소독, 재산, 가구원수에 따라 등급별로 차등을 두어 보험료를 부과하고 있다.

7) 의료전달체계

의료자원의 효율적 이용, 접근성 등을 고려하여 수가적용으로 자율 규제한다.

(1) 1차 의료기관

1차 의료기관(의원급)의 의사는 전체 질병의 약 70~80%를 진료하고 있다. 일단 질병이 발생하여 진료를 받을 경우 이를 담당하게 되고 필요에 따라 전문의에게 후송·의뢰하거나 2차 의료기관이나 3차 의료기관에 의뢰하기도 한다. 이러한 진료는 하나의 가족을 단위로 하여 단골의사나 주치의가 담당하는 것이 바람직하다.

(2) 2차 의료기관

2차 의료기관에서는 해당과 전문의가 진료하게 되어 있는데 일반적으로 병원급 의료기관을 일컫는다. 2차 의료기관은 지리적 접근도를 높이기 위해 기능적으로 크게 둘로 나누어 군과 소도시에서 내과, 외과, 소아과, 산부인과 등 기본 4과 정도를 진료할 수 있는 100병상 규모의 병원으로 지정하고, 중소도시와 대도시 이상에서는 200~300병상 규모의 종합병원급이 진료를 담당하고 있다.

(3) 3차 의료기관

3차 의료기관(300병상 이상)이란 의과대학의 부속병원이나 이에 준하는 분야별 전문진료기관을 담당하는 곳으로 여기서는 특수분야 진료를 위한 각종 시설이나 장비, 고급인력이 근무하게 되며, 2차 의료기관에서 의뢰한 환자를 최종적으로 담당한다. 그러므로 의료인력의 교육, 의학연구 및 특수자료를 주요 기능으로 한다.

(4) 특수검진(진료)

특수검진을 위한 의료기관은 주로 국·공립 병원으로, 특수치료를 요하는 질환의 진료를 담당하며 이런 진료를 필요로 하는 환자는 1차 의료기관이나 2차 의료기관에서 직접 의뢰할 수도 있고, 3차 의료기관과 상호 의뢰할 수도 있다.

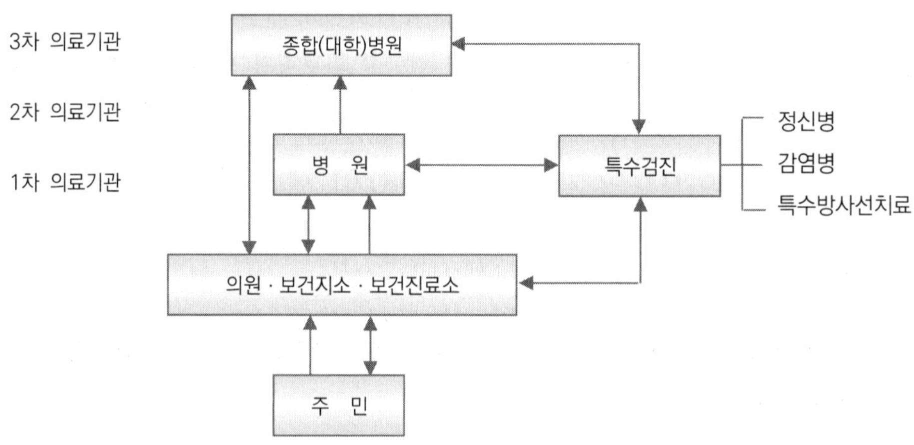

그림 8-3 의료전달체계

제9장 성인 및 노인보건

1. 성인보건

1) 성인병의 발생 요인

① 유전적 요인 : 유전병, 혈우병
② 습관적 요인 : 폭식, 폭음, 과다지방식, 자극성식품 섭취
③ 기호 요인 : 흡연, 알코올중독
④ 심리적 요인 : 근심, 걱정, 불안
⑤ 사회경제적 요인 : 부유층(비만, 유방암, 당뇨병), 빈곤자(자궁암, 위장암, 폐결핵)
⑥ 직업적 요인 : 광원(진폐증)
⑦ 환경오염 요인 : 대기오염, 수질오염, 토양오염, 소음진동 등

2) 심혈관계질환

동맥경화증(arteriosclerosis), 고혈압(hypertension), 심장마비(heart attack), 뇌졸중(stroke) 등이 있다. 뇌졸중에는 뇌출혈, 뇌혈관전색, 종양, 뇌막하출혈 등이 있다.
유발 물질은 흡연, 고지방식이 스트레스 운동부족 등을 들 수 있다.

(1) 고혈압증

① 고혈증(hypertension)의 증상

㉮ 혈압항진증이라하며, 수축기혈압인 최대혈압이 160mmHg 이상, 확장기혈압인 최소혈압이 95mmHg 이상을 말한다.

㉯ 만성 신염이나 위축신을 수반하는 신성고혈압증과 이를 수반하지 않는 본태성 고혈압증으로 대별된다.

㉰ 고혈압의 뇌 증상으로 두통, 이명, 현기증, 불면증, 불안, 피로감, 출혈 및 신경질적인 증상이 나타나고, 심장증상으로는 심계항진, 흉부통증, 호흡곤란, 좌심실의 비대 등

② **혈압 기준**

정상은 120~80mmHg, 고혈압은 165~95mmHg, 전고혈압 단계는 140~90mmHg

③ **고혈압의 예방법**

㉮ 짠 음식은 삼가한다.
㉯ 과식을 하지 말아야 한다.
㉰ 흡연, 음주를 하지 말아야 한다.
㉱ 충분한 수면과 휴식을 취한다.
㉲ 조기발견과 조기치료로 자신이 고혈압 환자인지와 정확한 처방을 따른다.
㉳ 가능한 한 정상체중유지(비만인 경우 체중조절로 혈압이 정상)한다.
㉴ 고혈압의 유전관계가 있는 가족과의 결혼을 금한다.
㉵ 혈압을 하강시키는 약 복용을 의료인 처방에 따른다.

(2) 악성신생물(암, malignant neoplasm)

피부나 기관을 싸고 있는 점막에 생기는 암에는 양성암과 악성암이 있고, 암은 발생하는 부위에 따라 암종(arcinoma) 뼈, 조직, 근육에 생기는 육종(sarcoma), 골수나 비장(spleen)과 같이 혈액을 생성하는 인체기관에 생기는 백혈병(leukemia), 림프계에 생기는 림프종(lymphoma) 4가지로 구분한다.

① **암세포의 특징**

㉮ 증식에 있어서 통제되지 않고, 조직구조대로 배열되지 않는다.
㉯ 불규칙적인 덩어리를 만들거나 표면에 튀어나오기도 한다.
㉰ 다른 조직에 전이하여 다른 장기조직의 파괴를 가져오기도 한다.

② **암환자가 증가하는 요인**

㉮ 숙주 요인(유전적, 면역적, 호르몬) 20%, 환경적 요인(인구학적 특성 - 연령, 성별, 사회계층, 식이 - 영양소 불균형, 발암물질, 가공식품, 비타민 부족, 방사선 - 자외선, 이온화, Epstein-Barr virus, Hepatitis B, 담배, 알콜, 오염, 약물, 직업성 발암물질 등)
㉯ 첫째, 진단기술의 진보, 둘째, 암연령 인구의 증가, 셋째, 암 유발 원인의 증가 등이다.

③ **악성신생물(암)의 종류 : 위암, 간암, 폐암, 대장암, 자궁암, 유방암**

㉮ 남자 : 위암, 간암, 폐 및 기관지암, 백혈병, 식도암이 많다.
㉯ 여자 : 위암, 자궁암, 간암, 폐 및 기관지암, 백혈병, 유방암이 많다.
㉰ 위암, 간암, 폐암, 대장암, 자궁경부암, 유방암 순이다.

④ **암 예방**

암의 원인을 밝혀내고 암을 제거하거나 약화시키는 방법을 통해 암의 발생을 감소시키는 것(1980 Wynder)

㉮ 발생률의 감소(암 발생 가능성이 높은 고위험군 발견, 발암물질에의 노출감소, 보건교육 및 상담

㉯ 사망률의 감소

(3) 당뇨병(diabetes mellitus)

① **당뇨병의 특징**

㉮ 췌장에서 분비하는 인슐린의 감소로 신체가 당을 적당하게 대사할 수 없어 혈당량이 정상인보다 늦게 떨어지는 증후군을 말한다.

㉯ 소년기 당뇨병(juvenile diabetes)과 성숙기 당뇨병(maturity-onset diabetes)으로 나누며 특히 소년기 당뇨병은 아동이나 성년기 초기에 발생하는데 보다 증상이 심하고 돌발적으로 나타나며, 조절하기가 힘들고 거의 인슐린 주사를 필요로 한다.

㉰ 발생은 유전적 요인이 강하고 비만자에게 많고 또한 경제력, 식생활, 활동력, 직업구성에 따라 차이가 있다.

② **당뇨병의 예방**

㉮ 당뇨병의 예방은 발생요인이 임의로 조절할 수 없는 성질의 것이 대부분이므로 효과적인 예방대책을 찾기가 어려우나 체중조절, 식생활 개선 등에 유의하고 식이조절만으로 치료를 할 수 있도록 조기발견과 조기치료에 힘써야 한다.

㉯ 비만증의 주요원인 : 비만증(obesity)이란 지방의 이상축적현상으로 지나친 초과열량 섭취, 내분비계의 장애, 운동부족, 유전적 요인, 생리적 · 심리적 요인 등

㉰ 과다체중자의 체온조절 : 적절한 정기적 운동, 과식하는 식생활양식을 개선

2. 노인보건

1) 노인보건의 의의 및 중요성

노인학과 노인의학을 연구하는 것으로 노년에 대한 사항 중에서 주로 보건에 관한 문제를 다루는 중요한 배경이 있다.

첫째, 인구통계학적 이유로 노인 인구가 평균수명 연장으로 현저하게 증가하고 있다. 그리고 앞으로 급격한 증가가 예상된다.

둘째, 과학적 또는 지적 이유이다. 노인 인구의 증가에 따라 노화(aging)에 관하여 노화의 기전이나 유전적 조절 등에 관한 관심이 고조되고 있다.

셋째, 역학적 이유이다. 노인 인구의 급증에 따라 질병과 장애의 유병율과 발병율이 높아져 "소리 없는 유행병(silent epidemics)" 들이 급격히 증가하였다(예, 미국 Alzheimer's disease).

넷째, 의료비의 증가이다. 노인성 질환은 단기 치료로 끝나는 것이 아니라는 관점에서 예방이나 비용이 적게 들면서 치료하는 제도적 장치가 필요하다.

2) 노화현상

노인을 65세 이상으로 보며 생리적 연령(physiological age)이 중요하다. 노화의 특성은 보편성(universal), 내인성(intrinsic), 점진성(progressive), 쇠퇴성(deleterious) 등

(1) 순환기능

혈관벽의 비후와 경화성 변화 있으며, 혈관전반에 탄력성 저하되고, 혈압도 연령증가와 더불어 이상치를 나타내는 경우가 많다.

(2) 호흡기능

① 호흡근의 근력저하와 최대환기량(maximal breathing capacity) 또는 1초 시한 폐활량(first second vital capacity), 호예량(expiratory reserve volume), 심흡기량(inspiratory capacity) 등의 감소가 현저하다.

② 잔기용량(residual volume), 총용량비율(잔기용량/총폐용량) 등의 증가가 뚜렷하다.

(3) 소화기능

① 소화효소인 Pepsin, Trypsin 등은 40세 이후부터 저하되기 시작하여 70세 이후에 현격 감소된다.

② 이하선, 설하선, 악하선 등의 타액선(침샘)도 위축되어 60세 이후에는 Ptyalin량도 급속히 감소한다.

③ 위, 소장 등의 연동, 분절운동의 약화와 위산분비량도 감소되어 소화장애가 온다.

(4) 내분비기능

① 생리적 기능에 깊이 관여하고 대사에 작용하는 각종 내분비는 난소, 고환, 췌장 등의 노화에 따라 감퇴

② 부신피질, 성장호르몬 등은 감소

표 9-1 노인환자에게 흔한 만성 질환의 빈도

질병명	발생빈도(%)
관절염	53.0
고혈압	42.0
청력장애	40.0
심장질환	34.0
시력장애	23.0
당뇨병	8.3

(5) 중추신경기능

① 노년층에서는 신경세포의 위축

② 과립증가 및 지방침윤 증가

③ 뇌동맥의 경화

(6) 정신기능

① 인식력, 시각적 파악 등이 저하

② 비판력, 모순의 발견력은 뚜렷이 저하

③ 피부감각이나 취각 등도 퇴화

3) 노인의 질병 예방 및 건강증진

(1) 노인기의 건강관리

① 식사 : 1일 1,800㎈, 단백질 50~60g, Ca 부족하지 않도록

② 술과 담배

③ 목욕과 용변, 수면과 운동

(2) 질병 예방 및 건강 증진

① 일차 예방
② 이차 예방
③ 삼차 예방

(3) 노화 방지 대책

① 정기적인 검사와 진료
② 식사의 양이나 회수 조절
③ 심한 육체노동의 감소와 감정 자극의 감소
④ 적당한 운동, 취미, 여행, 휴식
⑤ 보람 있는 생활유지와 정신건강

제10장 보건영양

1. 보건영양의 개념

1) 보건 영양의 정의

(1) 영양(nutrition)

① 식품과학과 영양과학으로 대별하며, 영양과학은 기초영양학, 임상영양학, 보건영양학의 영역으로 나눈다.

② 보건영양이란 지역사회 전 주민의 건강을 위하여 식품(영양)과 인간과의 관계를 연구하는 학문으로서 식생활의 결함을 제거하고 개선하여 영양부족이나 결핍이 없도록 충분한 영양섭취를 할 수 있게 하는데 있어 지역사회영양학이라 한다.

(2) 국민영양의 목표

올바른 식생활을 통해서 국민 건강상태의 향상과 질병 예방을 도모하며 질병으로부터 회복, 재활, 또는 생활전체의 질을 향상시킨다.

① 영양소 결핍으로 인한 질병 발생예방

② 어린이 및 임신·수유부의 영양관리

③ 영양소의 과잉 및 불균형으로 인한 비만증과 과소 체중 관리

④ 노인 집안의 영양 관리

2. 영양소의 작용과 종류

1) 영양소의 작용(영양소의 3대 기능)

(1) 신체의 열량공급 작용

① 단백질, 탄수화물, 지방질은 1g을 공기 중에서 산화시키면 각각 4kcal, 4kcal, 9kcal 열량을 발생한다.

② 식품의 특이동적 작용(specific dynamic action : SDA)에 의해 식품의 열량가 보다 단백질은 16~30%, 탄수화물은 4~9%, 지방질은 4% 열량상승이 있게 된다.

(2) 신체의 조직구성 작용

유기물질인 단백질(약 16%)근육조직, 탄수화물(소량), 지방질(약 14%)과 무기질(약 5%), 수분(65%)으로 그 외 20여종 원소로 칼슘과 인은 치아와 골격을, 철분은 혈액으로 구성

(3) 신체의 생리기능조절 작용

물, 무기질, 비타민(vitamin) 등의 작용으로 식품의 산화작용, 신경운동, 심장운동 촉진, 요오드는 갑상선의 기능유지

2) 영양소의 종류

영양소(nutrient)는 단백질, 탄수화물, 지방질, 무기질, 비타민 및 물 6종류

에너지를 생성하는 영양소를 열량소(단백질, 탄수화물, 지방질) 몸의 각 기능을 조절하는 영양소를 조절소(비타민, 무기질)

(1) 단백질(protein)

① 작용

㉮ 신체의 기본적 구성성분이며, 생명의 기본물질이고 중요한 열량영양소

㉯ 효소와 호르몬의 성분

㉰ 질병에 대한 면역체와 항독물질의 주성분

㉱ 체내 생리작용의 조절기능 등

② 권장량 : 성인은 1일 체중 1kg당 1.07g이지만, 1.3~1.6g이 되어야 충분하므로 남자는 70g, 여자는 55g

③ 결핍증 : 성장이 느려지며, 신체소모(marasmus), 부종, 빈혈증, 감염병에 대한 저항력 감소, 초기에는 체중감소하고 쉽게 피로하며, 신경질적이 되고, 저혈압, 피부의 색소변화,

성욕감퇴, Kwashiorkor, 발육 정지, 혈청 단백질의 감소, 신생아출혈성 질환(비타민 K 부족 시 나타남) 등

(2) 탄수화물(carbohydrate)

① 작용

㉮ 탄수화물은 C, O, H 열량공급원으로, 95%가 열량원으로서 이용된다.

㉯ 피로회복에 유효하다. 단백질을 절약하는 작용을 한다.

② 과량 섭취 : 지방으로 변하여 체내에 저장되어 비만증의 원인이 된다.

(3) 지방질(fat)

① 작용

㉮ 열량원으로 인체를 따뜻하게 한다.

㉯ 피부를 부드럽게 하며, 탄력성 있게 한다.

㉰ 체내 영양물질의 저장고 역할을 한다.

㉱ 지용성 비타민(A, D, E, K) 등을 함유 · 운반한다.

㉲ 체내단백질을 유지시킨다.

② 결핍 및 과잉증 : 허약, 빈혈, 거친 피부, 피부질병에 대한 저항력 감퇴 등이 있고, 과잉섭취는 동맥경화증, 심혈관 질환

(4) 무기질(무기염류)

① **작용**

㉮ 신체의 기능 조절에 중요한 역할을 하고 있어 부족하게 되면 여러 가지 생리적 이상을 초래하게 된다.

㉯ 뼈나 치아 등의 구성재료, 생명유지에 필요한 유기화합물의 구성재료, 체액의 성분으로서 pH나 삼투압의 조절작용, 효소반응의 활성화 등

② **식염(NaCl)**

㉮ 무기염류 중에서 가장 필요량이 많다.

㉯ 근육 및 신경의 자극 · 전도 체액의 삼투압 조절 등 조절작용

㉰ 성인은 체중 1㎏/ 1일 15g 정도가 필요하나 설사, 땀을 많이 흘리면 보충

㉱ 부족하면 열중증, 무력감

③ **철분(Fe)**

㉮ 혈액성분의 구성성분, 체내 저장이 안되므로 음식물을 통해서 보충되어야 한다.

㉯ 성인은 체중 1㎏/ 1일에 남자는 10~12mg, 여자는 18~20mg이 필요한데, 임산부, 수유부는 2% 정도와 신생아, 영유아에서는 더 많은 양이 필요

㉰ 부족하면 빈혈

④ **칼슘(Ca)**

㉮ 인체의 골(뼈), 치아의 주 구성 성분

㉯ 부족하면 골격과 치아의 쇠퇴나 발육 불량이 온다.

㉰ 성인은 체중 1㎏/ 1일에 0.5~0.7g이 필요한데 임산부는 0.4g, 수유부는 0.5g, 청소년은 1.2g의 추가 공급이 필요

⑤ **인(P)**

㉮ 인산칼슘, 인산마그네슘 형태로 존재하며, 골, 뇌신경의 구성요소

㉯ 성인은 체중 1㎏/ 1일 1.5g이 필요

㉰ 부족하면 골 및 신경작용의 영양장애, 질병에 대한 저항력이 악화

⑥ **아이오딘(I)**

㉮ 갑상선 기능유지의 작용을 한다.

㉯ 부족하면 갑상선의 장애, 신진대사 저하를 가져온다.

㉰ 임산부에게 많이 공급해 주어야 하는데, 해조류에 많다.

(5) 비타민(vitamin)

모든 동물세포의 정상적인 대사작용에 필수적인 물질이며 동물의 정상성장, 생식, 신체유지에 조효소 역할로서 극미량이 절대적으로 필요하나 비타민 자체가 에너지를 발생하거나 세포의 구성물질은 아니다.

표 10-1 비타민의 일반적인 성질 비교

지 용 성 비 타 민	수 용 성 비 타 민
기름에 녹는 것으로 비타민 A, D, E, K, F	물에 녹는 것으로 비타민 B군 및 C 등
· 기름과 기름 용매에 녹는다. · 필요량 이상 섭취하면 체내에 저장된다. · 체외로 쉽게 방출되지 않는다. · 결핍 증세가 서서히 나타난다. · 필요량을 반드시 매일 공급할 필요는 없다.	· 물에 용해된다. · 필요량 이상을 섭취하면 배설된다. · 소변으로 쉽게 방출된다. · 결핍 증세가 비교적 빨리 나타난다. · 필요량을 매일 꼭 공급해야 한다.

3. 기초대사(basal metabolism)

1) 기초대사량(basal metabolic rate : BMR)

① 신체 내에서 생명을 유지하는데 필요한 생리적 최소한의 열량을 BMR이라 한다.
② 측정은 식사 12~16시간 후 또는 아침식사 전의 공복 상태에서 정신적, 육체적으로 가장 편안함을 유지하여야 한다.
③ 기초대사의 항일성은 체중 1㎏당 1시간에 1㎉로서 일정기간 중에 기초 대사율의 변동은 5% 전후로서 항상 일정하다.

2) 기초대사량에 영향하는 인자

① 체표면적, 연령, 성별, 기온, 호르몬 분비량 임신, 영양상태 내분비, 체온, 기후 등
② 남녀 모두 20~40세에서는 비슷하며, 20℃에서 최저율을 나타낸다.

4. 열량소요

1) 활동대사(energy expended for physical activity : 노작대사)

① 근로강도가 경중에 따라 안정시보다 대사량이 증가한다. 이와 같이 증가한 대사량을 활동대사
② 비교에너지대사량(relative metabolic rate : RMR)은 활동 대사량이 기초 대사량의 몇 배가 되는가 계산한 것을 말한다.

$$RMR = \frac{\text{활동시 소비열량} - \text{안정시 소비열량}}{\text{기초대사열량}} = \frac{\text{활동대사량}}{\text{기초대사량}}$$

③ RMR의 기초대사량의 수면시 0.9, 보행시 1.5, 달리기 4.0~7.0, 경작업 1.0, 중등노동 1.0~2.0, 중노동시는 4.0~7.0

2) 특이동적 작용(specific dynamic action : SDA)

① 음식물의 소화, 흡수, 대사하는 과정에 이용되는 칼로리 소모 현상, 즉 식품섭취에 따른 대사 항진
② 단백질은 30%(16~30%), 당류는 4~9%, 지방질은 3~4%의 소모가 있게 된다. 단백질이 열량원으로서 불리하다는 것은 SDA에 소요되는 열량이 많기 때문이다.
③ 혼식을 하였을 경우 10% 정도 열량 소모가 발생하므로 1일 소모되는 총열량을 계산할 때는 SDA에서 오는 열량의 상승률 10%를 가산

5. 영양상태의 판정

1) 간접 측정

(1) 간접적 판정법

연령별 특수 사망률, 특수 질병사망률, 이환률, 식이섭취 평가 등

2) 직접측정

(1) 주관적 판정

의사의 시진, 촉진하는 방법, 빈혈, 각화증, 부종, 건반, 사소실, 안색 등으로 경험에 의해 신체에 나타내는 상태를 대상으로 판정하는 방법, 영양 결핍은 심각하여 오랜 기간 계속되어야 나타나는 문제점이 있다.

(2) 객관적 판정법

① 신체 계측에 의한 판정법

신장, 체중, 흉위, 좌고 등의 신체 계측지를 기준치와 비교하여 판정하거나 조합에 의해서 체질을 판정하는 방법

㉮ Kaup 지수 = $\frac{\text{체중}(kg)}{\text{신장}(cm)^2} \times 10^4$

영 · 유아기부터 학령기 전반까지 주로 사용되며, Kuap 지수가 22 이상은 비만, 15 이하는 마른 아이로 판정

㉯ Rohrer 지수 = $\frac{\text{체중}(kg)}{\text{신장}(cm)^2} \times 10^7$

학동기 이후의 소아에게 주로 사용되며, Rohrer 지수가 160 이상은 비만, 110 미만은 마른 아이로 판정

㉰ Broca 지수 = $\frac{\text{체중}(kg)}{\text{신장}(cm) - 100} \times 100$

성인의 비만증 판정에 사용하고 있다.

㉱ Vervaek 지수 = $\frac{\text{체중}(kg) + \text{흉위}(cm)}{\text{신장}(cm)} \times 100$

92 이상은 비만, 82 이하는 마른 체중이다. 비만도는 20 이상은 비만, ±10 이내 정상, -20 이하는 마른 체중으로 판단

㉮ 비만도(%) = $\frac{\text{실측체중} - \text{표준체중}}{\text{표준체중}} \times 100$

㉯ Broca에 의한 표준체중 = (신장(㎝) - 100)×0.9

② **이화학적 검사에 의한 판정법**

㉮ 영양상태나 질병상태의 판정을 위해서 생화학적 검사 방법을 많이 이용

㉯ 소변검사, 타액검사, 혈액검사, 혈액비중의 측정, 헤모글로빈의 미량 정량 등을 임상검사나 집단검사에 응용, 건강상태를 판정

6. 단체급식

1) 학교급식

(1) 학교급식의 목적

① 건강적 측면 : 합리적 영양섭취, 연령에 알맞은 영양공급, 건강증진 및 체위향상

② 교육적 측면 : 질서의식과 예절교육, 생활규칙 습득, 바람직한 식습관 형성 및 개선, 위생관련 확립, 학습효율 상승

③ 경제적 측면 : 효율적인 급식 '최소경비로 최고의 영양식 공급'

④ 사회적 측면 : 농수산물의 구조개선 촉진, 식품의 생산과 소비에 관한 지식, 국민 식생활 개선

(2) 편식교정법

① 운동을 권장하고 간식, 야식을 금하며 공복시 좋아하지 않는 음식을 먼저 준다.

② 건강의 도덕성과 영양의 과학성을 설득한다.

③ 본래의 색, 형태, 맛을 바꾸도록 조리법을 바꾼다.

④ 편식원인을 제거하는 방법 등이 권장되고 있다.

2) 병인식

① 환자가 앓고 있는 병과 관련되어 있는 영양 결핍증세를 빨리 정확히 알고 결핍된 영양소를 충분히 보충시킬 수 있는 음식을 마련해야 한다.

② 병인식은 건강인의 정상적인 식사를 병에 따라 알맞게 합리적으로 개정시키는데 신중을 기하여야 한다.

③ 환자의 심리상태와 식습관, 기호, 경제상태, 종교관계 등을 고려하여 이에 적합하고 받아들여질 수 있도록 조직되어야 한다.

3) 산업장 급식

① 각종 산업장에서 일하는 모든 근로인에게 영양식을 섭취하도록 하며 건강을 향상 지탱하게 함으로써 작업능률의 향상을 기하는 데 그 뜻이 있다.
② 산업장의 종류에 따라 근로자의 성별, 연령별 구성이 다르므로 그에 적절한 급식을 해야 한다.
③ 감염병, 식중독 등의 위생적 관리에 주의가 뒤따라야 한다.

7. 영양 장애

1) 형태

(1) 영양상태의 결핍증 : 필요영양소의 결핍으로 발생되는 병적 상태
(2) 저영양(under nutrition) : 열량섭취의 부족 상태
(3) 영양실조증(malnutrition) : 영양소의 공급이 질적·양적 부족으로 나타난 불건강한 상태
(4) 기아상태(starvation) : 저영양과 영양실조증이 함께 발생한 상태

2) 판정 기준

(1) 열량단백질 결핍증(protein-calorie malnutrition : 열량단백질 실조증)

① Marasmus증

㉮ 출생직후부터 영유아기에 모유나 인공영양의 공급이 부적하거나 비위생적인 수유로 인하여 설사가 계속되는 경우에 잘 발생된다.
㉯ 기아상태에서 발생되고 근육이 소모되어 뼈만 남게 되며 부종이나 지방간이 된다.

② Kwashiorkor증

㉮ 단백질 부족의 전형적인 형태로 식생활이 탄수화물이 주가 되며, 단백질과 무기질이 부족한 음식물을 장기간 섭취함으로 발생. 이유기 이후 어린이에게 잘 발생한다.
㉯ 성장지연, 간기능저하, 모발변색, 피부염, 소화기장애, 부종, 수족발육부전증
㉰ 체중이 평균보다 적고 감염병의 감염이 잘 된다.

(2) 비만증(obesity)

① 영양과다 섭취로 인한 비만증 5D는 용모손상(disfigurement), 불편(discomfort), 활동불편(disability), 질병(disease), 사망(death)
② 원인은 유전적요인, 과다열량 섭취, 운동부족, 내분비계의 장애, 심리적요인 등
③ 진단은 외모, 피하지방층의 두께, 신장과 체중의 비교, 체성분에 의해서 판단

8. 국민영양의 개선책과 실태

1) 개선책

① 균형식의 실천에 대한 보다 효과적인 영양교육의 필요성을 절감하게 한다.
② 아동들의 올바른 식습관 확립을 위한 초등학교, 특히 두뇌 발달이 빠른 태아 및 영·유아기의 최적 영양공급을 위한 어머니의 교육과 모유나 우유의 보충 식이의 개발을 한다.
③ 성장기 아동들의 보다 균형된 심신의 발육을 위해 최적 환경을 마련해줌에 있어서 보다 과학적이고 체계화된 학교급식을 실시한다.
④ 영양실태의 조사에 있어서 자료의 통일성 내지 연속성의 효과적 연구와 과학적 평가를 한다.
⑤ 올바른 영양시책은 치료보다 예방을 강조하여야 한다.

2) 영양실태

① 저소득층의 영양 결핍문제나 일부 계층의 영양과다 문제와 영양소별 불균형으로 인한 비만과 만성질환이 문제가 되고 있다.
② 영양소별 영양섭취기준에 비추어 에너지는 남자는 과다하게 여자는 부족하게 섭취하고 있으며, 단백질, 인, 철, 비타민A, 티아민, 리보플라빈, 나이아신, 비타민C, 나트륨은 과다하게 섭취하고 칼슘, 칼륨은 부족하게 섭취하고 있다. 특히 나트륨은 기준대비 2배 이상을 섭취하고 있어서 이에 대한 대책이 필요한 실정이다.
③ 국민건강통계(2015년)에 의하면 영양섭취기준에 대한 섭취비율은 에너지 103.4%(남), 90.9%(여), 단백질 153.2%(남), 125.4%(여), 칼슘 68.6%(남), 55.7%(여), 인 167.3%(남), 124.7%(여), 리보플라빈 111.6%(남), 102.7%(여), 비타민C 101.1%(남), 106.0%(여), 나트륨 301.0%(남), 205.3%(여)로 나타났다.

표 10-2 보통성인의 연령별 에너지 권장량

구분 연령	남 자			여 자		
	체중(kg)	에너지(kcal)	kcal/kg	체중(kg)	에너지(kcal)	kcal/kg
20~29세	67	2,500	37	54	2,000	37
30~49세	68	2,500	37	55	2,000	36
50~64세	68	2,300	34	57	1,900	33
65~74세	64	2,000	31	54	1,700	31
75 이상	60	1,800	30	52	1,600	31

제11장 보건통계

1. 용어의 정의

1) 통계학(statistical)

① "통계학이란 자료로부터 합리적 추정을 하는 방법론의 학문이다." - Dunn

② "통계학이란 자료를 수집하고, 분류하고, 종합하고, 분석하여 과학적 추계를 하는 방법과 과정을 연구하는 학문이다." - Remington

※ 기술통계(descriptive statistics)

자료를 수집하고 분류하여 도표나 표를 이용해서 표현하거나 수량적인 계산을 해서 측정값들의 뜻을 알아보는 것

※ 추측통계학(statistical inference ; 추계, 추론)

기술통계에서 관찰된 측정값으로부터 결론을 내릴 수 있는 방법을 제공하는 통계로 발전된 현대통계

2) 보건통계학(health statistics)

출생, 질병, 사망 및 보건에 관련 있는 여러 현상들에 관한 자료를 수집, 분석, 종합하여 과학적으로 추론하는 방법

3) 변수(variable)

① 사람, 사물의 변화가 가능한 상태 또는 특성

② 변수의 값은 측정한 결과로 얻어지고 측정, 척도는 양적 · 질적 · 확률변수(이산, 연속)와 명목 · 순서 · 간격 · 비척도 등

4) 모집단(population)

① 조사하고자하는 사항이 잘 정의된 조사단위의 전 집합을 말한다. 유한모집단과 무한모집단

② 우리가 어떤 시점에서 관심을 갖는 확률 변수 값들의 커다란 집합 어느 집단의 관측이나 조사 대상의 전체

5) 표본(sample)

① 모집단을 구성하는 전체조사 단위 중 일부의 조사 단위를 추출하였을 때 얻는 모집단의 일부, 모집단은 표본의 대표적인 측정기호

② 비확률 표본 추출을 하는 경우 모집단에 그 결과를 적용할 수 없고, 확률 표본추출은 개인의 편견을 제거할 수 있다.

③ 표본추출방법

㉮ 단순임의(단순확률 : 단순무작위) 추출법

㉯ 층화임의 추출법(동수할당법, 비례할당법)

㉰ 계통추출법(여론조사, 전화번호부 등 사용)

㉱ 집락(1단 · 다단)추출법(행정단위에 이용) 등

2. 공중보건에서 보건통계의 이용

① 지역사회나 국가의 보건 수준 및 보건 상태의 평가와 비교를 알려준다.
② 보건사업의 필요성을 결정해주고 강조성 및 행정활동에 지침이 된다.
③ 보건입법을 촉구하며, 보건사업에 대한 공공지원을 촉구
④ 보건사업의 우선순위를 결정하며 보건사업 절차·분류 등의 기술발전에 기여
⑤ 보건사업의 성패를 결정하는 자료가 되고, 방향을 제시하는 기초자료로서 사업수행에 과학적 근거를 제공
⑥ 지역사회 주민의 질병 양상을 알려주어 의료 요구도 판단에 도움을 준다.
⑦ 지역사회 보건사업의 방향 제시와 사업조정에 도움이 되며, 사업의 계획, 진행, 결과 평가에 이용
⑧ 보건사업 평가 및 보건사업을 위한 지역사회 협조를 구하는 데 도움을 준다.

3. 보건 통계 자료 방법

1) 도수분포표(frequency distribution table)

개개인의 측정치로서 그 자료로 특성의 정도를 나타내는 것을 변수(variable), 변수의 범위를 몇 개의 급(class)으로 나누는 것을 계급구간이라 하며, 그 계급구간에 속하는 개수를 도수(frequency)라고 한다. 이에 대응하는 도표의 계열을 도수분포표(frequency distribution)라고 하며 총도수에 대한 급도수의 누적 백분율을 상대누적 도수라고 한다.

(1) 도수계열의 통계표 작성시 유의점

① 통계 자료를 크기 순서로 정리한다.
② 급의 수와 간격을 일정하게 잡아줄 것
③ 급의 간격(상한과 하한)은 가급적 간단한 것을 택할 것
④ 빈도수를 계산(급의 수는 8~15개)하여 표를 작성한다.

(2) 도표(graph)

막대도표(histogram), 점선도표(frequency polygon), 원도표(pie graph), 상관도표(scatter gram), 등 외에도 지역분포도(geographical distribution), 비율 변화도표(ratio graph), 대수눈금도표(semi-log graph)

2) 정규분포(normal distribution)

도수분포를 Histogram으로 옮겨 종을 엎어놓은 것 같이 되는 분포로서 좌우대칭으로 평균치가 중앙에 있으며, 평균치=중앙치=최빈치가 성립되는 분포이며 그 분포를 나타내는 곡선을 정규곡선이라 한다.

표 11-1 정규곡선에서 평균치 μ와 표준편차의 비율

관측치의 범위	차지하는 비율
$\mu+\sigma$	약 68.26%
$\mu+2\sigma$	약 95.44%
$\mu+3\sigma$	약 99.73%

(1) 정규분포(정규곡선)의 중요한 특징

① 평균(μ)을 중심으로 좌우가 대칭인 종모양(bell shape)을 하고 있다.
② 평균, 중위수(중앙치), 최빈치는 동일하다.
③ x축과 곡선 전체 면적은 1이다.
④ 정규분포는 μ와 σ 두개의 모수에 의해서 결정한다.
⑤ 평균으로부터 1배의 표준편차 거리에 있는 x축 좌우 두 지점에서 수직선을 같은 방향으로 그을 때, 곡선, x축, 두 직선에 의해서 만들어지는 면적은 전체 면적의 약 68%이다.
⑥ 평균이 0이고 표준편차가 1인 정규분포를 표준정규분포라 한다.

(2) 상관계수

① 어떤 모집단에서 2개의 변수 간에 한쪽 값이 변함에 따라 한쪽 값이 변하는 관계
② 범위 : $-1 \leqq r \leqq 1$

완전상관 : r = 1 또는 r = -1

불완전상관 : r = 0.5 또는 r = -0.5 + : 순상관, - : 역상관

무상관 : r = 0

4. 보건통계 공식(보건지표)

인구 통계상, 출산, 사망, 결혼, 이혼, 다산 등의 5요인과 한 인구의 질병율 크기를 측정하는 기간발생률 및 시점유병율으로 나타낸다.

1) 출산통계

(1) 인구증가율

조출생률 - 조사망률(인구 이동이 무시될 경우)

(2) 조출생률(crude birth rate : CBR : 보통출생률)

① 일년의 중앙 인구는 7월 1일 기준이나 우리나라에서 국세조사는 10월 1일에 실시하였으나, 최근에는 11월 1일에 실시하고 있다.

② $\text{CBR} = \dfrac{\text{연간출생아수}}{\text{인구}} \times 1{,}000$

(3) 일반출생률(general fertility rate : GFR)

① 가임여성에 대한 출생수의 계산으로 1,000명당 한다.

② $\text{GFR} = \dfrac{\text{연간총출생아수}}{\text{가임 연령의 여자인구}} \times 1{,}000$

(4) 연령별 출산률

① 어떤 연도에 있어서 한 연령의 여자인구 1,000명당에 대한 같은 연령의 여자가 출생한 출생아 수이다.

② $\text{연령별출산률} = \dfrac{\text{해당연령의 여자에 의한 출생아수}}{\text{해당연령의 인구}} \times 1{,}000$

2) 인구의 재생산 통계

(1) 합계 출생률(total fertility rate : TFR : 조재생산률 : 합계생산률)

① 한 여성이 일생동안에 몇 명의 아이를 낳는가를 나타내는 것

② $\text{TFR}= \sum_{x=15}^{49} fx$ (fx : 0세의 출산률)

(2) 총재생산률(gross reproduction rate : GRR)

① 가임연령(15~49세)의 여자 1인당 출산한 딸의 평균수

② $\text{GRR}= \sum_{x=15}^{49} fx(F)$ (fx(F): 0세 여자의 여아 출생률)

(3) 순재생산률(net reproduction rate : NRR)

① 여자가 가임 연령에 도달하기 전에 사망하는 여성이 있어, 모의 연령에 도달하기까지의 생존율을 곱하면 NRR을 산출한다.

② $NRR = \sum_{x=15}^{49} fx(F)\frac{1x(F)}{1o(F)}$

③ NRR이 1.0은 인구 증감이 없고 NRR이 1.0 이하이면 인구감소, NRR이 1.0 이상이면 인구의 증가를 뜻한다.

3) 사망통계

(1) 조사망률(crude death rate : CDR : 보통사망율)

① 인구 1,000명당 1년간의 사망수로 표시하는 비율이다.

② $CDR = \frac{\text{연간 총 사망수}}{\text{연 중앙인구}} \times 1,000$

(2) 모성사망률(maternal mortality rate : MMR)

① 임신, 분만, 산욕과 관계되는 합병증에 의한 사망(임신중 감염병, 교통사고 사망은 포함되지 않는다).

② $MMR = \frac{\text{연간 임신·분만 산욕에 의한 모성사망수}}{\text{연간 출생아수}} \times 1,000$

(3) 신생아사망률(neonatal mortality rate : NMR)

① 신생아는 생후28일 미만아, 분만시 사고, 조산아가 원인이 되고 IMR에 차지하는 비율은 보건수준 평가에 중요하다.

② $NMR = \frac{\text{생후 28일 미만의 사망한 아이수}}{\text{연간 출생아수}} \times 1,000$

③ α-index 값이 1에 가까우면 건강 수준이 높은 것을 의미한다.

(4) 영아사망률(infant mortality rate : IMR)

① 국가사회나 지역사회의 보건수준을 나타내는 지표로서 가치가 CDR보다도 더 큰 의미가 있다.

② $IMR = \frac{\text{생후 1년 미만의사망한 아이수}}{\text{연간 출생아수}} \times 1,000$

(5) α -index

$$\frac{\text{연간 영아사망수}}{\text{연간 신생아 사망수}} = \frac{\text{영아사망률}}{\text{신생아사망률}}$$

값이 1에 가까우면 거의 모든 영아사망이 신생아 사망으로 그 지역의 건강 수준이 높은 것을 의미한다. 반대로 그 값이 크면 보건 수준이 나쁜 것으로 영아 사망에 대한 예방대책이 필요한 것

(6) 주산기사망률(perinatal mortallity rate : PMR)

① 임신 28주 이상, 생후 1주 미만의 신생아사망은 주로 임신중독, 출생시 손상, 난산, 조산아, 무산소증, 저산소증, 조거파수 등의 원인

② PMR = 임신 8개월 이상의 태아사산 + 생후 7일 미만의 영아사망자수/임신 8개월(28주) 이상의 태아사망수 + 연간 출생아수(출산수) × 1,000

(7) 사산률(still birth rate : SBR)

① 사산은 우리나라통계에서는 임신 28주 이상의사태아 분만을 말하거나 WHO는 임신 20주 이상으로 하고 있어 그 기준을 명시해야 한다.

② $SBR = \frac{\text{연간 사산수}}{\text{연간 출생수(사산수 + 출생수)}} \times 1,000$

(8) 비례사망률(proportional mortallty rate : PMR)

① PMR과 비슷한 용어인 비례사망지수(PMI)는 건강지표로서 총사망자에 대한 50세 이상의 사망자의 백분율을 나타내는 것으로 PMR과는 다르다.
PMI=50세 이상의 사망수/ 총사망수 × 1,000이다.

② $PMR = \frac{\text{그연도의특성별의 사망수}}{\text{어떤연도의총사망수}} \times 1,000$

4) 질병통계

(1) 치명률(case fatality rate : CFR)

① 사망률 = 발생율 × 치명율

② $CFR = \frac{\text{질병으로 인한 사망수}}{\text{어떤 질병의 환자수}} \times 1,00$

(2) 발생률(incident rate : 이환율 : IR)

① 한시점으로부터 다른 시점에 이르기까지 일정기간동안에 관찰 인구로부터 어떤 질병이 얼마나 많이 발생하는가를 측정하는 비율

② $IR = \frac{\text{기간내 신환자 발생수}}{\text{기간내 연중앙인구}} \times 1,000(100,000)$

(3) 유병률(prevalence rate : PR)

① 발병시기에 관계없이 조사당시에 질병을 가지고 있는 모든 사람

② IR은 일정기간 중에 발생한 신환자 수를 모집단으로 나눈 것, PR은 발생시기와 관계없이 현존하는 환자전원을 분자로 하는 것

③ 급성감염병과 같이 유행기간이 극히 짧을 때는 유병율과 발생율은 같아지게 된다.

④ $PR = \frac{\text{현재 이환자수}}{\text{시점(기간)의 인구}} \times 1,000$

㉮ 시점유병율(point prevalence rate)=관찰시점에서의 환자수/ 어느 시점에서의 인구수×100,000

㉯ 기간유병율(period prevalence rate)=관할시점에서의 환자수/ 어느 기간에서의 인구수×100,000

제12장 학교보건과 보건교육

1. 학교보건(school health)

1) 학교보건의 개념

(1) 학교보건의 목적

학생 및 교직원의 건강을 보호, 증진하게 함으로써 학교 교육의 능률화를 기하며 졸업 후까지도 건강한 생활을 할 수 있게 하고, 미래의 사회를 짊어지고 나갈 수 있는 튼튼한 심신을 갖도록 하는데 있다.

(2) 학교보건이 공중보건상 중요한 이유

① 학생인구가 전 인구의 약 25% 이상으로 대상인구가 많아 보건문제를 해결하기 위해서이다.

② 학교는 지역사회의 중심 역할을 하며 학생을 통해 지역사회·가정에 간접적인 보건지식을 전파시킬 수 있다.

③ 학생들은 보건교육 대상자로서 가장 효과적이다.
학생은 교육열이 왕성하므로 호적기이며 효과가 빨리 나타나므로 일찍부터 보건에 관한 지식을 습득하여 학생들의 장래에 생활화가 가능하다.

④ 학생시기에는 성장이 가장 왕성하므로 학교교육의 효율을 크게 향상시키고, 학생들의 체위가 향상되어야 국민전체의 체위도 향상될 수 있다.

2) 학교보건사업의 내용

(1) 학교보건 봉사

① 건강 평가 : 학생과 교직원의 건강을 평가하고 후속조치(전염병 환자 등교정지, 시력장애자 교실에서 위치 변경, 정밀검사지도, 휴교 등)

㉮ 전염성질환 감염자의 발견

㉯ 신체적, 정신적 결함자의 발견

㉰ 건강이상 학생의 상태 변화
㉱ 신체발달 상태 평가
② 건강 상담 : 건강관리에 목적이 있으나 교육 목적의 달성을 위해서도 중요
㉮ 건강 평가 결과 계속 관찰을 요하는 자
㉯ 심신의 이상이 있는 자
㉰ 학부모의 요청이 있는 자
㉱ 각종 교육 활동이나 체육 행사 등 참여여부의 결정 등은 상담 대상자

(2) 학교 환경위생

① 학생의 건강 유지와 증진
② 학생의 안전
③ 학습 능률의 향상
④ 청결하고 아름다운 환경의 유지
⑤ 편리하고 유쾌한 생활 지속

(3) 학교보건교육

① 학생들로 하여금 건강 생활에 필요한 지식과 기능을 습득시키고 올바른 건강 생활을 실천하는 태도를 양성시켜서 개인과 가정 그리고 지역사회 주민의 건강을 증진하는데 목적이 있다.
② 보건교육은 초등학교, 중학교, 고등학교, 대학교로 체계적으로 추진하는 것이 바람직하다.
③ 초등학교 때에는 건강습성의 기초 지식을 부여하고 조성을 가져오는 중요한 시기이며, 담임교사를 중심으로 이루어진다.
④ 교육 내용은 청결 생활, 눈·귀 위생, 음식물과 건강, 신체의 운동과 발달 등
㉮ 보건교육의 계획은 종합적인 학업 과정 작성에 있어서 그 일부분을 차지한다.
㉯ 보건교육 계획은 전 직원의 책무이다.
㉰ 계획 생활에 학생을 참여시켜야 한다.
㉱ 학교와 지역사회의 종합적인 전체 보건계획사업계획의 일부분으로서 이루어져야 한다.
㉲ 보건교육은 지역 사회로부터 협조를 얻도록 한다.
㉳ 보건교육 계획은 계속적이어야 한다.
㉴ 보건교육에는 주도적 역할이 있어야 한다.
㉵ 계획은 반드시 행동적 결과를 가져와야 한다.

2. 보건교육(health education)

1) 보건교육의 개념

(1) 보건교육의 정의

① 미국의 학교보건교육용어 제정위원회(AJCTSHE) : 개인이나 집단의 건강에 관여하는 지식, 태도 및 행위에 영향을 미칠 목적으로 학습 경험을 베풀어주는 과정

② Ruth Grout 교수 : 우리들이 알고 있는 건강에 관한 지식을 교육이라는 수단을 통하여서 개인·집단 또는 지역사회의 바람직한 주민의 행동으로 바꾸어 놓는 것

③ 국민건강 증진법(제2조) : 개인 또는 집단으로 하여금 건강에 유익한 행위를 자발적으로 수행하도록 하는 교육

※ G. W. Anderson은 공중보건 행정수단을 보건봉사, 법규에 의한 규제, 보건교육의 3가지 중에서 가장 효율적이고 중요한 것은 보건교육이라 했다.

(2) 보건교육의 목적

① 잘못되어 있는 지식(knowledge), 태도(attitude) 및 행동(behavior) 등에 영향을 주어 새롭고 올바른 양상으로 바꾸어 놓는데 있다.

② WHO 기본적 목적

㉮ 건강(WHO)을 완전히 구현하기 위하여 개인 또는 집단의 구성원으로서 자기 스스로 하여야 할 일을 수행할 수 있는 능력을 가지도록 돕는다.

㉯ 건강은 지역사회의 귀중한 재산임을 인식시킨다.

㉰ 보건사업의 발전을 이룩하고 이것을 활용하도록 한다.

㉱ 건강생활에 필요한 첫째, 지식과 기능을 습득, 둘째, 심리적 태도를 변화시키며, 셋째, 습관을 형성하도록 하는데 있다.

(3) 보건교육의 구분

① 가정 보건교육 : 부모가 취학 전에 부모 스스로가 건강한 행동과 생활을 시범하는데 있다. 신생아 보건지도, 미숙아 보건지도, 영아보건지도 및 유아의 보건 지도 등

② 학교보건교육 : 학생은 학습에 감수성이 높아 보건교육에 중요성과 효율성이 크므로 지역사회의 보건 향상에 크게 공헌

③ 지역사회 보건교육 : 대인접촉과 지역사회 조직을 통한 방법에 중점을 둔 기관, 단체를 대상으로 하는 교육

④ 전문적 보건교육 : 보건요원의 훈련기관으로서 국립보건원과 대학의 교육기관

2) 보건교육의 방법 및 매체

대인접촉방법(personal communication)과 매스커뮤니케이션(mass communication)으로 구분

(1) 교육대상을 중심으로 하는 경우

① 개인적 접촉방법(Individual contact)
㉮ 저소득층이나 노인층에 적합
㉯ 보건요원이 가정 방문시나 건강 상담시 개인적 지도를 할 수 있다.
㉰ 가정방문, 건강상담, 진찰, 전화, 예방접종, 편지, 위생지도 등
㉱ 많은 인원과 시간이 소요되는 단점이 있다.

② 집단 접촉방법(group contact)
㉮ 비교적 적은 비용으로 실천을 유발하는데 효과가 있다.
㉯ 일방적인 의사 전달 방법, 강연회, 강의, 회의, 토론회, 어머니회 등
㉰ 집단토론(group discussion) : 10~20명으로 구성되며 각자 의견을 발표 후 사회자가 전체의 의견을 종합할 수 있어 효과적인 방법

(2) 절충식 방법

① **단체활동을 통한 교육절차**

㉮ 심포지움(symposium) : 여러 사람의 전문가가 각각의 입장에서 어떤 주제에 관하여 의견을 발표하고 난 후에 청중과 질의 토의하는 형식으로 변화가 있고 지루하지 않으나 청중의 참여가 제한적이고, 전문가 수준의 지식이 필요하다.
㉯ 배심토의, 패널 디스커션(panel discussion ; 대표토의) : 어떤 주제에 관해 몇 사람의 전문가가 청중앞 단상에서 자유롭게 토론하고 질문에 질의, 응답한다. 이때 사회자가 발표의 진행 · 정리함으로써 내용을 이해하고 파악할 수 있도록 한다.
㉰ 분단토의, 버즈 셋숀(buzz session) : 집회의 참가자가 많은 경우에 전체를 수 개의 분단으로 나누어서 토의하고 다시 전체회의에서 종합하는 방법으로 국제회의 등에서 많이 이용된다. 이 방법은 6-6법과 거의 같은 뜻을 갖는데, 6-6법은 제한된 연사(6명)가 제한된 시간(6분)에 발표를 한다는 의미를 가지고 있다.
㉱ Brains torming : 특별한 문제를 해결하기 위해 단체의 협동적 논의 방법
㉲ 협의회 운영(committee work) : 보통 4~12명으로 조직되며 각 위원이 자주 모여서 특별한 문제나 어떤 제목을 가지고 문제 해결의 접근방법으로 회의를 진행하는 것
㉳ 문제 해결(problem solving) : 사용할 때 절차는 문제의 선정, 문제의 정의, 자료의 수집, 자료의 해설, 결론, 적응, 평가의 순서를 갖는다.

② **연극적 기술과 절차**

㉮ 역할극(role playing) : 대화 장면을 청중 앞에서 실현함으로써 시청각 보건교육의 효과를 얻는 방법

㉯ 사회극(sociodrama) : 단체에 의해서 의사가 표시되는 연극

㉰ 야담(storytelling) : 교육내용을 재미있게 서술하는 것

㉱ 기타 : 게임, 야외극, 놀이, 인형극 등

(3) 매체를 중심으로 하는 경우 : 일방식, 교훈식 방법

① 영화, 슬라이드(slide)상영, 전시, 팜플렛(pamphlet), 리플렛(leaflet), 포스트(poster), 녹음기, 벽보 등을 비롯하여 신문, 라디오 및 텔레비전 방송 등이 방법에 이용된다.

② 피교육자가 행동으로 옮기는데 상당한 시간이 소요된다.

(4) 과정을 중심으로 하는 경우

일반적으로 지도교육(instruction and education), 조정(co-ordination), 조직(organization)의 3단계의 과정으로 구분된다. 이러한 과정은 인간관계와 사회관계의 연쇄, 집적이라고 할 수 있다.

제13장 사고와 응급처치

1. 사고의 개념

사고란 **"평상시에 일어나지 않던 즉 원하지 않은 뜻밖의 사건"**을 말하는데 사고의 경중에 따라서 경상, 중상, 불구, 폐질 및 사망 등으로 구분한다.

산업의 발달로 인구의 도시집중과 교통량의 폭주에 따른 사업장 사고와 교통사고의 증가가 심각한 정도에까지 이르게 되었으며 오늘날에는 사고에 의한 사망이 감염병에 의한 사망보다노 더 많아지고 있이서 공중보건학상 중요한 과제로 등장하게 되었다.

그러나 사고를 우연하고 불가피한 것으로만 여길 것이 아니고 조금만 세심하게 주의를 기울이고 미리 대비책을 강구한다면 어느 정도 예방이 가능하다.

미국의 하인리히(W. H. Heinrich)는 전체의 사고발생 중 불과 2%만이 천재지변 등 불가항력적인 사고이고 나머지 98%는 예방이 가능한 안전사고였다는 조사결과를 발표하였다. 98%의 안전사고 중 10%는 기계적인 결함이나 근로자의 신체적 결함(적성부적합)에 의한 것이었고, 나머지 88%는 얼마든지 미연에 방지가 가능한 사고였다고 주장하였다.

사고를 유발하는 요인에는 여러 가지가 있을 수 있으나 대부분 불안전한 상태와 불안전한 행동의 연계성에 의해 발생한다.

예를 들면 불안전한 상태란 각종 시설물의 미비와 관리불량 등을 들 수 있으며, 불안전한 행동이란 여러 종류의 법규나 질서 등을 무시한 위험스런 행동을 총칭하며 말한다.

한 개인의 사소한 부주의나 관리가 소홀하여 공동사회나 집단사회 또는 지역사회의 구성원들에게 피해를 준다는 것은 도덕적인 죄악으로 현대복지국가 개념에서는 용납되지 않는다. 따라서 사고예방을 위해서는 개개인의 질서의식과 전분야에 걸친 시설물의 철저한 관리가 절실히 요망되고 있다.

2. 응급처치

응급처치란 사고 즉시 사고현장에서 상해의 악화를 예방하고 치료가 용이하도록 하는 사적인 긴급한 조치를 말하는데 치료의 궁극적인 조치는 아니다. 따라서 응급처치 시에는 올바른 지식과 기술로서 처치하여야 환자의 증상악화를 방지할 수 있다.

1) 응급처치의 일반적 순서

사고 시 응급처치를 요하는 환자가 발생했을 때 확인해야 할 중요사항과 사항별 구급처치의 일반적인 순서는 다음과 같다.

(1) 맥박 및 호흡정지의 유무를 확인한다

맥박이 멈추었던가 호흡이 중지되었다면 대단히 위급한 경우에 해당되므로 최우선적으로 처치를 해야 한다. 맥박이 멈추었을 경우에는 가슴에 규칙적인 압박을 가하여 심장의 박동을 소생하도록 하며, 호흡정지의 경우에는 호흡정지상태로 5분 이상 지나면 소생율이 극히 나빠지고 5~10분이면 심장이 멈추게 되므로 신속히 인공호흡을 해야 한다.

환자의 호흡이 없을 경우 인공호흡을 실시한다. 환자의 상태에 따라 구강대 구강호흡법, 구강대 비강호흡법, 구강대 누공(stoma) 호흡법 등이 사용된다.

① 구강대 구강호흡법(mouth to mouth ventilation)

대부분의 경우는 구강대 구강호흡법이 간편하므로 가장 많이 사용된다.

ⓐ 한 손은 환자의 이마를 누르고 다른 한 손의 엄지와 검지로 환자의 콧구멍을 꼭 잡아 비강을 폐쇄시킨 뒤, 환자의 입에 처치자의 입을 공기가 새지 않도록 완전히 덮는다.

ⓑ 처치자는 최대로 숨을 내쉬어서 환자의 입안에 공기를 최대로 불어넣으면서 환자의 가슴이 올라가는지 확인한다.

ⓒ 처음 인공호흡을 시작할 때는 5초 동안 힘껏 2번 불어넣어 준다. 그 후 매번 1~1.5초에 걸쳐 인공호흡을 제공한다.

ⓓ 호흡 정지만 있을 경우는 5초마다 2회씩 공기를 불어넣어 준다.

ⓔ 매번 인공호흡 시마다 고개를 돌려 환자의 가슴이 올라가는지를 확인한다.

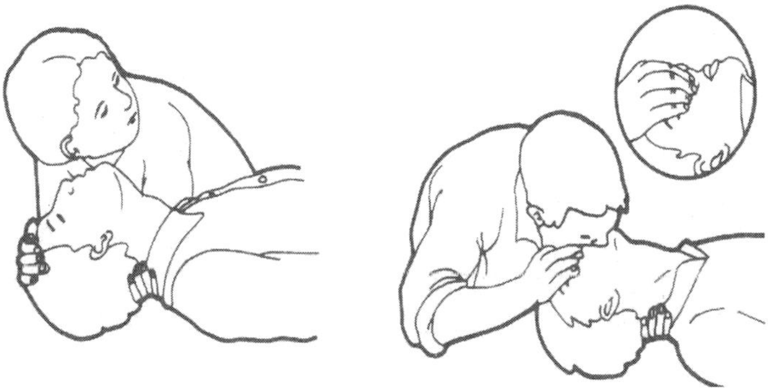

그림 13-1 구강대 구강 호흡법

② **심장압박법(cardiac compression)**

복장뼈(흉골, sternum)의 하방부위에서 가슴(흉부, pectoral region)을 압박한다. 이 부위를 누르면 가슴우리(흉곽, thorax)의 내압이 상승하고 이로 인해 심장내의 혈액이 강제로 밀려 나가 정지된 심장의 박동을 재가동시키는 효과를 얻을 수 있다.

ⓐ 처치자는 환자를 향하여 무릎을 꿇은 뒤 환자의 가슴 가까이에 무릎을 댄다.

ⓑ 처치자는 환자의 다리 쪽에 위치한 손(예를 들어 환자의 왼편에서 무릎을 꿇었다면 처치자는 왼손이 된다)의 2째와 3째 손가락을 갈비뼈(늑골, rib)를 따라 올라가 복장뼈와 갈비뼈가 만나는 칼돌기(검상돌기, xiphoid process)에 댄다.

ⓒ 팔을 엇갈리게 한 채 처치자의 어깨를 처치자 손의 바로 위에 수직으로 위치시킨다. 이렇게 해야 압박 시의 힘이 곧바로 환자의 가슴으로 전달된다. 만약 압박 시 힘이 옆으로 분산되면 제공되는 압력이 분산되어 가슴압박이 비효율적이다.

ⓓ 정상 성인의 경우는 복장뼈가 4~5cm 정도 내려갈 만큼 가슴을 압박한다.

ⓔ 심장압박을 멈추고 손을 떼면 가슴우리내압이 떨어지면서 심장안에 혈액이 채워진다.

ⓕ 다시 심장박동주기에 맞춰 가슴을 압박한다.

ⓖ 이때 심장압박 시간은 심장주기 중 적어도 1/2시간을 차지해야 하며, 규칙적이고 부드럽게 멈추지 말고 실시해야 한다.

ⓗ 압박과 압박 사이에는 환자의 가슴에서 손바닥을 떼지 말고 그대로 둔 채 실시해야 한다.

ⓘ 손이 위치가 도중에 이동하지 않도록 유의한다. 손바닥의 위치가 칼돌기 아래로 미끄러져 내려간 채 가슴을 압박하면 치명적인 내출혈이 일어날 수 있다.

ⓙ 압박이 끝날 때마다 정확한 위치에 손이 놓였는지 반드시 재확인해야 한다.

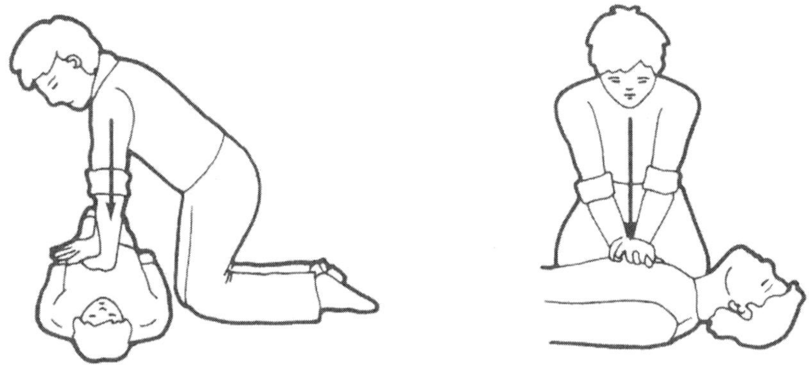

그림 13-2 심장압박법

(2) 음독 및 중독의 유무를 확인한다.

대체로 주위의 상황으로 판단이 가능하지만 유독가스 중독의 경우에는 상황에 따라 함께 중독 될 우려가 있으므로 특히 주의를 요하며, 음독의 경우에는 호흡정지가 수반되는 경우가 있으므로 인공호흡 시 구조자의 주의가 요망된다.

중독의 경우에는 신선한 공기를 충분히 호흡하도록 해야 하는데 빠른 시간 내에 산소흡입을 하도록 하는 것이 중요하다.

음독의 경우에는 우선 내용물을 토해 내도록 하는 것이 시급하나 음독 후 시간의 경과를 알 수 없을 경우가 많으므로 신속히 병원으로 이송하여 전문적인 치료를 받도록 한다.

(3) 출혈유무를 확인한다.

우선 외출혈의 여부를 확인하는데 특히 앙와위의 환자의 경우에는 배부에 출혈이 있을 수 있으므로 주의를 해야 한다. 눈에 보이는 부위의 처치에만 급급하여, 처치를 끝내고 안심했을 때 배부에서의 상당한 출혈로 실패한 경우가 실제로 있었다.

또한 머리, 가슴, 배에 충격을 받았다고 생각될 때나 피하출혈, 멍 등이 보이는 경우 환자가 고통을 호소하는 경우에는 내출혈을 의심해야 한다. 특히 외상, 출혈 등이 적고 졸도 상태인 환자는 머리손상 및 내출혈을 의심해야 한다.

혈액은 체중의 약 7%를 차지하는데 그 중 1/3이상을 급격히 실혈하게 되면 생명을 잃게 되므로 출혈 시에는 신속히 지혈을 해야 한다.

(4) shock 상태의 유무를 확인한다.

shock은 출혈이나 충격, 폐질 등으로 인해 혈액순환 기계에 장애를 받는 경우에 나타나는 일종의 **반실신상태**를 말한다. 그러나 shock은 서서히 진행되는 경우도 있으며, 상당히 악화될 때까지 의식이 분명하여 응답을 하므로 의외로 가볍게 생각할 수도 있다는 점에 유의해야 한다.

2) 응급처치 방법

(1) 외상

응급을 필요로 하는 상병 가운데 외상이 차지하는 비율은 매우 높다. 외상은 세균이 침입할 위험이 크고 실혈에 의해 사망할 수도 있으므로 즉각적인 처치가 필요하다. 응급처치로서는 세균의 감염을 예방하도록 손상부위의 오염예방과 실혈을 막기 위한 지혈처치, 그리고 골절 시 출혈이나 shock을 예방하기 위한 부목장착 등이 있다.

응급처치 후에는 즉시 병원으로 이송한다.

(2) 화상

증상별로 화상, 열상, 열탕상 등으로 나눌 수 있으며 원인별로는 화기, 열수, 화학약품, 전기, 방사선에 의한 화상 등으로 구분한다. 화상은 정도에 따라 처치방법이 약간씩 다른데 화상의 정도는 다음과 같다.

① **제1도 화상(홍반)** : 피부가 붉게 출혈된 상태로서 따끔따끔한 정도이며 즉시 찬물로 식히고 2~3일 경과하면 흔적도 없이 치료된다.

② **제2도 화상(수포)** : 화상을 입은 자리가 부어오르며 수포를 형성한다. 수포는 함부로 터뜨리지 말고 바셀린과 같은 연고를 발라 주며, 화농이 되지 않도록 의사의 지시에 따라 항염제 치료를 병행한다.

③ **제3도 화상(괴사)** : 수포 형성의 단계를 지나 피부가 문드러지는 경우를 말한다. 경우에 따라 건조요법, 연고요법, 피부이식 등의 조치를 취해야 되므로 연고제를 바른 거즈를 상처부위에 대고 병원으로 옮긴다. 특히 전신화상일 때는 옷을 억지로 벗기지 말고 그대로 병원으로 이송하는 것이 중요하다. 화상을 입었을 시에는 반드시 shock을 염두에 두어야 한다. 10% 이상의 화상일 때에는 전신적인 증상으로 나타날 수 있으므로 입원시키는 것이 좋다.

(3) 동상

심한 저온상태에 장시간 노출되면 화상의 증상과 비슷한 증상의 동상에 걸리게 된다. 동상은 국소동상과 전신동상이 있으며 정도에 따라 다음과 같이 구분한다.

① **제1도 동상** : 적자색의 홍반을 나타낸다. 처치로는 체온과 비슷한 물에 4~5초 동안 담근 후 꺼내 2~3초 후에 다시 담그기를 반복하면서 가벼운 피부 마사지를 해준다.

② **제2도 동상** : 수포를 형성하며 가려움증을 나타낸다. 보온, 더운 음식물을 섭취하여 전신적인 보온을 꾀한 후 의사의 지시에 따라 항염연고를 바른다.

③ **제3도 동상** : 괴사가 일어나며 shock과 같은 증상이 나타날 수도 있으므로 주의를 요한다. 응급처치는 2도 동상과 같으나 shock 방지를 위한 응급처치도 필요하다. 경우에 따라 연고요법, 피부절제 및 절단 등의 처치를 해야 한다.

이와는 별도로 동사 직전과 같은 전신동상은 전신을 체온보다 10℃ 정도 낮은 온도의 물속에 담근 후 서서히 온도를 높인다. 너무 갑자기 높은 온도의 물속에 담그면 말초혈관의 급격한 팽창으로 인하여 조직이 파괴되어 괴사를 일으키게 된다.

특히 전신동상은 겨울 철 뿐만 아니라 여름철에도 비속에 오랫동안 노출되어 체온이 낮아지면 전신의 권태감에 이어 졸음이 오면서 걸릴 위험이 있으므로 등산이나 야영 시에 주의를 요한다.

(4) 중독

중독은 크게 나누어 경구를 통한 중독과 호흡기를 통한 중독으로 나눌 수 있다.

① 경구를 통한 중독

대표적으로 식중독과 약물중독 및 중금속중독 등이 있다. 경구중독시의 구급처치로는 중독 사례에 따라 약간씩 다르나 우선 미지근한 식염수 등을 먹도록 하여 내용물을 토해내도록 하여야 하며 환자가 의식불명일 때는 병원으로 이송하여 강제배출을 실시한 후 적당한 치료를 받아야 한다. 그러나 중금속 중독의 경우에는 일단 흡입되면 조직 내로의 침투가 빨라 배출이 곤란한 경우가 많고, 중독증상 또한 장시일에 걸쳐 일어나는 등 피해가 막심하므로 절대적인 주의가 필요하다. 특히 산업장에서의 중독을 예방하기 위한 산업장 작업환경의 개선이 필요하다.

② 호흡기를 통한 중독

대표적인 사례로 유독가스 중독과 장기간에 걸친 중독물질의 흡입에 의한 중독이 있다.

구급처치로는 우선 머리를 높게 눕힌 뒤 신선한 공기를 마시게 한 후 가능한 빠른 시간 내에 산소호흡을 하도록 조치한다. 장기간에 걸친 누적현상으로 중독될 경우에는 증상별로 특수한 치료가 필요하며, 예방을 위한 환경위생의 개선이 필요하다.

(5) 기타 특수한 경우의 구급처치

① 개에게 물렸을 때

개에게 물리면 약 40일의 잠복기를 갖고 있는 광견병(공수병)이 우려되므로 상처를 소독한 후 반드시 물린 개를 붙잡아 두고 약 2~3주간 관찰을 해야 한다. 만일 광견병에 걸린 개라면 사람보다 먼저 증상을 나타내고 죽게 되므로, 개에게서 증상이 나타나면 그때부터 광견병백신 처치를 시작한다.

사람에게서 발병하면 대부분이 경련과 함께 물을 두려워하며 증상이 심해지면 물소리만 들어도 발작을 일으키며 결국 100% 사망하는 무서운 병이다.

예방대책으로는 정기적으로 개에게 광견병 예방백신을 주사하고 방견을 단속한다.

② 뱀에게 물렸을 때

우선 상처부위를 심장보다 낮게 내리고 상처보다 심장에 가까운 쪽을 신문지나 각목으로 부목을 대고 손가락 하나 정도 들어갈 여유를 두고 묶어 독이 전신으로 퍼지는 것을 방지한 후 즉시 병원으로 이송하여 항독소혈청을 주사한다. 그 후 매 15분마다 지혈대를 잠깐씩 풀어 혈액이 흐르도록 해야만 상처부위 아래쪽의 괴사를 방지할 수 있다. 부목없이 너무 강하게 묶는 것은 혈액의 흐름을 막아 괴사를 일으킬 수 있으므로 조심한다.

또한 상처 부위를 칼로 째고 입으로 독을 빨아내는 것은 2차감염과 처치자의 구강 내에 상처가 있을 경우 함께 중독될 위험이 있을 수 있다. 뱀을 잡는데 시간을 소요하지 말고 응급처치를 서두르고 가능한 최단시간 내에 병원으로 이송하는 것이 안전하다.

③ 해파리

최근 들어 지구온난화의 영향으로 우리나라 해역에도 사람을 쏘는 유독성 해파리가 출현하고 있어 주의가 요망된다. 한반도 연안에 나타난 유독성 해파리들은 노무라깃입 해파리 외에 작은부레관해파리, 커튼원양해파리, 유령해파리 등이다.

해파리의 날카로운 침들은 스프링처럼 붙어있어 사람의 피부를 스치며 달라붙는다. 이때 독침은 채찍모양의 상처를 남기면서 호흡곤란과 오한, 구역질, 근육마비 등 2차증상을 유발할 수 있고 생명까지 위험할 수 있다. 외국에서는 해파리에 쏘일 경우 응급처치로 독소를 제거하고 병원으로 옮기는 것이 일반화됐지만 우리나라 근해에는 자주 출몰하지 않아 사람들이 응급처치법을 잘 알지 못한다.

해파리에 쏘이면 환부를 손으로 문지르지 말고 우선 바닷물을 환부에 강하게 부딪치듯 부어 깨끗하게 씻어내는 것이 중요하다. 해파리 독침을 빼려고 손으로 만지거나 문지르면 피부 속으로 더욱 깊이 박히고 접촉한 손도 독침에 찔릴 위험이 있다.

그 다음에 식초물이나 소금물을 계속 부어 상처부위가 마르지 않도록 처치한 후 병원으로 이송하는 것이 좋다.

④ 기타 독충, 독어, 독초

독충에게 직접 물리거나 독충의 독모나 독가루에 노출되었을 때에는 대개 포름산이라는 산성물질이 침투되어 증상이 나타나는 것이므로 암모니아수로 중화시켜 준다. 최근에는 급속한 기후온난화 때문에 아열대 지방에 서식하는 독충이나 독어, 독초들이 우리나라에도 유입되어 주의가 요구되고 있다. 따라서 평소에 보지 못하던 독충이나 독어 또는 독초에 상처를 입었을 경우에는 반드시 휴대 카메라로 사진을 찍거나 샘플을 채집하여 병원으로 가져와야만 정확한 치료법을 찾을 수 있어 생명을 구하거나 빠르게 회복할 수 있다.

제2부

소독과 감염예방

제14장 미생물학

1. 미생물이란?

미생물(microorganism)이란 0.1㎜ 이하의 생물체를 말하며, 이들 미생물은 Haeckel의 3단계 생물분류법 중 원생생물계에 속한다. 이를 다시 하등원생생물인 세균(bacteria), 리케치아(*Rickettsia*), 클라미디아(*Chlamydia*), 미코플라스마(*Mycoplasma*)와 고등원생생물인 진균(fungi), 원충(protozoa), 조류(algae) 그리고 생물과 무생물의 특성을 가진 바이러스(virus)로 나눈다.

소독과 감염예방을 위해서는 병원미생물에 대한 이해가 우선되어야 실제적인 소독원리나 멸균과정, 감염예방 등을 할 수 있다.

2. 미생물학의 역사

1) 현미경의 발명

1674년 네덜란드의 레벤후크(Anton van Leeuwenhoek, 1632~1723)가 자신이 직접 제작한 렌즈1개짜리 200배율 현미경을 사용하여 최초로 원생동물과 세균, 담수성의 조류 등의 미생물을 발견하였다.

2) 미생물학의 시작

이와 같은 미생물이 질병의 원인이 된다는 것을 증명하여 미생물학을 연구하기 시작한 것은 200년이 지나 프랑스의 루이 파스퇴르(Louis Pasteur, 1822~1895)와 독일의 코흐(Robert Koch, 1843~1910)에 의해 시작되었다. 특히 코흐는 탄저균, 결핵균, 콜레라균 등을 발견하였으며 흔히 '세균학의 아버지'로 평가된다.

또한 현대의 미생물학에서 일상적으로 행해지고 있는 기본적인 기법을 완성했고, 어떤 병균이 특정 질병의 병원체라는 것을 결정하기 위해서는 다음과 같은 4원칙이 성립되어야 한다고 정의하였는데 이를 코흐의 공리(코흐의 가설, Koch's postulates)라고 한다.

(1) 미생물은 어떤 질환을 앓고 있는 모든 생물체에게서 다량 검출되어야 한다.
(2) 미생물은 어떤 질환을 앓고 있는 모든 생물체에게서 순수 분리되어야 하며, 순수 배양(pure culture)이 가능해야 한다.
(3) 배양된 미생물은 건강하고 감염될 수 있는(susceptible) 생물체에게 접종되었을 때 그 질환을 일으켜야 한다.
(4) 배양된 미생물이 접종된 생물체에게서 다시 분리되어야 하며, 그 미생물은 처음 발견한 것과 동일함을 증명해야 한다.

3) 바이러스의 발견

바이러스도 거의 같은 시대에 발견되었는데, 1892년 러시아의 미생물학자 이바노프스키(Дми́трий Ивано́вский, 1864~1920)는 담배모자이크병을 일으키는 물질이 세균여과기를 통과할 수 있다는 것을 확인함으로써, 세균보다 훨씬 작은 병원체가 존재한다는 사실을 발견한 것이 시초이다.

3. 미생물의 분류

미생물은 워즈(Woese, C)의 3역 6계의 분류체계로 분류한다. 3역 6계 분류는 세균역(Bacteria), 고세균역(Archaea), 진핵생물역(Eukarya)의 3역과 진정세균계(Eubacteria), 고세균계(Archaeabacteria), 원생생물계(Protista), 균계(Fungi), 식물계(Plantae), 동물계(Animalia)의 6계로 분류한다.

표 14-1 3역 6계 생물 분류법

역	세균역	고세균역	진핵생물역			
계	진정세균계	고세균계	원생생물계	균계	식물계	동물계

1) 세균

모든 생물의 세포는 크게 원핵세포(prokaryotic cell)와 진핵세포(eukaryotic cell)로 구분된다. 진핵세포는 고등동식물의 세포 형태이며, 원핵세포에 비해 크기가 크고 염색체(DNA)가 이중 구조의 핵막으로 싸여 핵을 구성한다. 반면에 원핵세포는 염색체(DNA)가 핵막에 싸여있지 않고 세포질 내에 산재되어있다.

(1) 세균의 일반적인 특성

일반적인 세균의 폭은 0.2~10㎛, 보통은 0.5~2㎛이다. 보통 세균은 단세포이며, 2분열법으로 증식한다. 보통 엽록소가 없기 때문에 광합성으로 영양분을 얻을 수 없어서 땅속, 물속, 공기속, 사람의 몸속 등 영양분이 있는 곳에 기생하는 특징이 있다.

세균은 형태에 따라 크게 둥근 공 모양의 구균(알균, coccus), 긴 막대 모양의 간균(막대균, balderi), 나사 모양의 나선균(spirilla)으로 구분한다.

구균은 특정한 배열없이 각기 흩어져있는 단구균(monococcus), 짝을 이루는 쌍구균(diplococci), 4개, 8개씩 붙어서 대칭을 이루는 사련구균(tetrad), 팔련구균(sarcina)이 있다. 또한 여러 세균이 사슬 모양으로 늘어선 연쇄상구균(streptococci), 불규칙한 모양의 덩어리로 포도송이처럼 뭉쳐있는 포도상구균(staphylococci) 등이 있다. 간균은 대개 홀로 존재하나 가끔 사슬처럼 일렬로 배열하고 있는 연쇄상간균이 있다. 그 외 간균의 형태로는 방추간균, 콤마간균 등이 있다.

세균의 분류는 기본적으로 이런 모양에 따른 분류에 염색상에 따른 분류가 있다. 흔히 사용되는 그람염색법에 의해 세균은 그람양성균, 그람음성균으로 구분된다.

(2) 세균의 구조

세균은 단세포 생물로 엽록소를 갖고 있지 않으나 견고한 세포벽을 가지고 있으며 세포 내에는 생명유지에 필요한 간단한 구조를 갖고 있다. 그 기능과 구조는 다음과 같다.

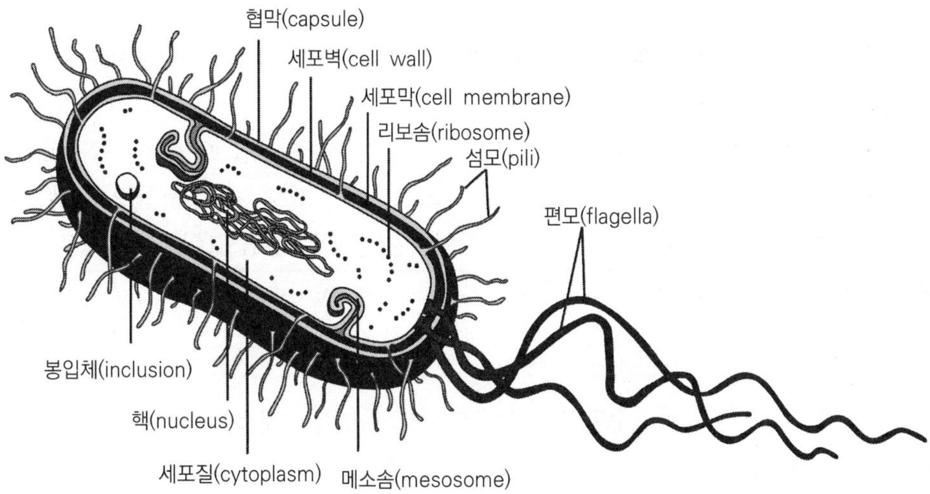

그림 14-1 원핵세포의 구조

(1) 세포질막(cytoplasmic membrane)

세포의 경계선인 세포질 막은 선택적 투과성을 가진다. 다시 말해 세포질 막을 통과하는 분자의 운동을 선택적으로 제한한다. 물과 같은 작은 분자는 세포질 막을 매우 빠르게 통과하지만 포도당 같은 중간 크기의 분자의 이동은 제한적이며 섬유소 같은 매우 큰 분자는 세포질 막을 통과할 수 없다.

(2) 세포벽(cell wall)

대부분의 세균은 세포 외측에 세포벽을 가지고 있다. 세포벽은 주로 펩티도글리칸 층으로 구성되어 있으며, 세포의 모양을 유지하고 삼투압으로부터 세포를 방어한다.

그람양성균은 주로 펩티도글리칸으로 구성되며, 그람음성균은 펩티도글리칸 외에 외막, 세포질막 주위공간 등 복잡한 구조를 가진다.

(3) 협막, 당질층 및 점액층

대부분의 세균의 경우 세균의 가장 바깥층에 젤라틴과 유사한 구조물이 생성된다. 이를 점액층이라 한다. 일부 세균에서는 이런 구조물이 정렬된 형태의 막구조를 형성하는데 이를 협막이라고 한다. 이 협막은 주로 다당류로 구성되어 있고, 백혈구의 포식작용에 대해 저항작용을 하여 세균의 병원성을 증가시키는 데 중요한 역할을 한다.

섬유질과 비슷한 구조의 다당류로 구성된 물질이 세균 바깥층에 붙어있는 구조물이 있는데 이를 당질층이라고 한다. 이는 주로 세균이 고형 표면이나 숙주에 부착하여 증식하는데 쓰인다

(4) 섬모(pilus, fimbria)

섬모는 주로 그람음성균에서 볼 수 있는 표면에 나타나는 가는 섬유상 구조물이다. 편모와 다르게 운동기관이 아니며 가늘고 수가 많다.

섬모는 기능면에서 2개로 나눌 수 있다. 하나는 숙주에 세균이 침투할 때 세포나 조직표면에 부착하는 데 사용되는데 쓰이는 섬모이고, 일반적으로 부착, 선모, 체선모 등으로 부른다. 또 하나는 세균의 유전물질인 DNA의 전달에 관여하는 섬모로 성섬모(sex pili)라고 한다. 최근에는 전자를 핌브리에(fimbria), 후자를 성섬모(sex pili)라고 부르고 있다.

(5) 편모(flagellum)

편모는 세균의 운동기관이며, 주화성에 필요한 구조물이다. 세균은 이 편모를 빠르게 회전시켜서 이동을 한다. 세균의 편모 수와 부착된 위치에 따라 세균을 분류한다.

(6) 핵물질(nucleoids)

대부분의 세균은 세포의 잠재적인 구조와 기능을 구분하는 유전자 정보가 들어있는 염색체가 진핵세포와 달리 세포질 내에 들어있다. 세균의 염색체가 들어있는 부분을 핵상물질이라고 하며, 이 곳에 1개의 DNA 이중 나선 거대분자로 존재한다.

일부 세균은 염색체 이외에 plasmid라는 DNA 분자가 세포질에 들어있지 않는 경우가 있다. 이 plasmid는 주염색체와 연결되어 있지 않고 증식에 필요한 정보도 가지고 있지 않지만 항생제에 대한 내성 및 세균간의 유전정보 교환에 큰 역할을 한다.

(7) 아포(포자, spore)

일부 특정한 세균의 체내에 형성되는 원형 또는 타원형의 특수한 구조이다. 그 크기나 균체내의 위치는 균종에 따라 다르다. 포자(spore)라고도 한다.

아포의 내부는 수분이 적고 외부는 두꺼운 껍질로 덮여 있으므로 건조, 열, 소독약 등에 대하여 대난히 저항력이 강하다.

세균의 증식에 유리한 환경이 되면 다시 발아하여 정상적으로 증식한다. 아포의 멸균은 121℃에서 15분간 고압증기멸균(autoclaving)해야 사멸된다. 클로르헥시딘(chlorhexidine)이나 역성비누 등 일상 사용하는 소독약은 효력이 없다.

아포를 형성하는 균에는 탄저균(*Bacillus anthracis*)과 혐기성균인 *Clostridium*균속의 파상풍균, 리켓치아균속인 *Coxiella*, Gram 양성균인 *Sporosarcina*, 보툴리누스균(*C. botulium*), 클로스트리듐퍼프린젠스(*C. perfringens*) 등이 있다.

5) 균류(Fungi)

균류(진균)는 엽록소가 없는 하등식물로 고등식물처럼 광합성을 하여 스스로 양분을 만들지 못하므로 다른 생물체나 유기물에 기생하는 종속영양생물이다. 생식세포로 포자를 사용한다. 균류는 부패와 독소에 의한 피해를 입히고, 인체에 무좀이나 백선, 칸디다증, 어루러기증 등을 유발하는 병원성을 가지고 있는 것도 있지만, 각종 식품이나 의약품을 제조하는데 이용하기도 하고 생명을 다한 동식물의 부패를 도와 원소의 재순환에 기여하는 등 이로운 측면도 많다.

현재 지구상에 서식하는 균류는 10만종 이상으로 추정하고 있지만 이 중 병원성을 가진 것은 대략 150여종 정도이다. 사람에게 병원성을 가지는 진균은 대략 10여 종이다.

6) 원생동물(Protozoa)

원생동물은 약 6만 5천종 이상이 존재하는 것으로 알려졌는데 단세포성 비광합성 미생물이다. 진균과 같은 진핵생물이지만 세포벽이 없는 것이 진균과 다르며 동물세포의 성격을 갖는다. 주로 운동방법에 따라 4가지로 분류한다.

(1) 근족충류(rhizopoda)

위족(pseudopodium)을 이용하여 운동과 영양을 섭취하며, 대표적으로 아메바(amoeba)류가 있으며, 병원성이 있는 것으로 이질아메바가 있다.

(2) 편모충류(mastigophora)

하나 또는 여러 개의 편모로 운동한다.

병원성 편모충류는 *Trichomonas*, *Trypanosoma*, *Leishmania* 등이 있다.

(3) 섬모충류(ciliata)

세포 표면에 많이 난 섬모로 운동한다. 짚신벌레(*Paramecium*)가 유명하나, 병원성이 있는 것으로는 *Balantidium coli*(간혹 이질과 같은 질환을 일으킴)가 있다.

(4) 포자충류(sporozoa)

복잡한 생활양식을 가지며 대부분의 경우 비운동성이고 곤충이나 사람과 같은 2종의 숙주를 필요로 한다. *Plasmodium*(말라리아원충), *Toxoplasma gondii* 등이 있다.

7) 바이러스(Virus)

(1) 바이러스의 일반적인 특성

바이러스는 세포구조를 가진 생물이 아닌 핵산으로서 DNA와 RNA 중 하나만을 가진 특별한 형태의 생물이다. 크기는 20~400㎚이고 일반 광학현미경으로는 관찰할 수 없으며, 전자현미경으로 관찰할 수 있다.

바이러스는 살아있는 세포 내에서만 증식할 수 있다. 따라서 증식에 필요한 에너지원이나 단백질 합성기구를 가지고 있지 않으며, 기생하는 세포 내에서 핵산을 이분법으로 증식하지 않고 가지고 있는 핵산(DNA나 RNA)를 복제하여 증식한다. 이 증식의 과정을 감염이라고 한다.

바이러스에 감염된 세포는 크게 두 가지 형태로 경과를 보인다. 하나는 바이러스가 증식하여 세포의 변성을 일으켜서 세포가 제 기능을 하지 못해 죽는 경우이다. 대부분의 바이러스가 이런 경과를 보인다. 또 하나는 바이러스에 감염된 세포가 무질서한 증식을 하는 경우인데, 흔히 암(cancer)이 이런 경과를 거쳐서 나타난다. 인유두종 바이러스에 의해 발병하는 자궁경부암이 그 예이다.

(2) 바이러스의 형태

바이러스의 기본 구조는 DNA 또는 RNA 중 한 종류인 핵산과 그것을 감싸고 있는 단백질 껍질(캡시드)로 되어 있다. 이것을 통틀어 뉴클레오캡시드라고 한다. 이 뉴클레오캡시드의 형태학적인 배열을 기초로 바이러스의 모양을 구분한다. 보통 입방대칭형, 나선대칭형, 일정한 대칭 구조가 없는 복잡한 구조로 나뉜다.

(3) 바이러스의 분류

바이러스는 여러 기준으로 분류를 하는데 감염되는 숙주에 따라서 식물 바이러스, 동물 바이러스, 세균 바이러스(박테리오파지)로 크게 나눈다. 그러나 증식의 기본은 핵산에 있으므로 핵산의 종류에 따라 분류한다. DNA와 RNA 2종류의 핵산 중에서 어느 것을 가졌는가에 따라 DNA바이러스와 RNA바이러스로 나눈다.

대표적으로 두창이나 수두를 일으키는 바이러스는 DNA바이러스이고 유행성 이하선염, 홍역, 광견병, 소아마비, 일본뇌염 등을 일으키는 바이러스는 RNA바이러스이다.

8) 리케차(*Rickettsia*)

리케차는 세균보다 크기가 작은 단백세균에 속하는 미생물의 다양한 종으로, 바이러스처럼 살아있는 세포 밖에서는 증식하지 못한다. 크기는 대략 0.3~0.7㎛에서 1.0~2.0㎛로 가장 큰 리케차가 가장 작은 세균과 비슷한 크기이다.

리케차는 일부 곤충이나 진드기와 같은 절지동물의 세포 내에 사는데, 주로 사람이 절지동물에게 물려 감염되어 질병을 일으킨다. 예를 들면 *Rickettsia rickettsii*는 진드기에 의해 옮겨지고 로키산홍반열(Rocky mountain spotted fever)을 유발시킨다.

사람에게 발병하는 대표적인 리케차성 질병은 유행성 발진티푸스, 로키산홍반열, 츠츠가무시병, 발진열, Q열, 참호열 등이 있다.

9) 클라미디아속(*Chlamydia*)

클라미디아속(*Chlamydia*)은 독립적으로 증식하지 못하여 세균으로 분류하지 않는다. 이전에는 바이러스로 취급되었다. 그러나 바이러스와 달리 2종류의 핵산과 효소가 있으며 핵산은 자체적으로 합성하지만 에너지원은 숙주에 의존하는 형태의 미생물이다. 클라미디아속에는 2가지의 종이 있는데, 트라코마클라미디아와 앵무병클라미디아이다. 트라코마클라미디아는 인체의 호흡기계와 비뇨생식기계의 질병, 결막염을 유발하고, 앵무병클라미디아는 조류에게 호흡기 질환을 유발하는데 앵무새병이 그 예이다.

4. 미생물의 증식

미생물의 성장이란 수가 증가함을 가르킨다. 미생물의 증식은 주어진 환경조건에서 생명유지에 필요한 여러가지 영양소를 이용, 미생물의 구성성분의 양적 증가와 구조 및 크기의 증가를 말한다. 미생물 세포가 증식하게 되면 곧 분열이 일어나서 수가 증가하는데, 미생물은 보통 이분법(binary fission)에 의해 증식한다.

미생물의 증식에 영향을 주는 요소는 크게 화학적 요소, 물리적 요소로 나눌 수 있는데, 화학적 요소는 미생물이 생명유지에 필요로 하는 영양소가 해당되고 물리적 요소는 미생물의 환경인자가 해당된다. 즉, 화학적 요소에는 탄소원(C), 산소원(O), 수소원(H), 질소원(N), 황원(S), 인원(P) 등이 있으며, 물리적 요소는 온도, pH, 산소, 삼투압, 빛, 수분, 이산화탄소 등이 있다. 이에 따라 미생물을 분류한다.

1) 미생물증식의 환경인자

1) 온도(temperature)

일반적으로 미생물은 광범위한 온도조건 하에서 생존할 수 있다. 각 미생물의 발육온도에는 최저발육온도, 최적발육온도, 최고발육온도가 있다. 이 중 미생물은 최적온도에서 증식이 가장 잘 되며, 최고 발육온도 이상이 되면 대사 효소계의 불활성화를 초래하여 사멸한다. 증식에 필요한 온도 환경은 미생물의 종류에 따라 거의 일정한 범위 내에 속한다. 미생물의 증식가능한 온도 범위에 따라 크게 세 가지 군으로 분류할 수 있다.

(1) 호저온성균 또는 저온균(psychrophile)

호저온성균은 10℃~20℃에서 최적온도를 가지며, 약 25℃ 정도의 온도에서 비활성화되는 효소를 가지고 있다. 어떤 호저온성균은 0℃ 이하에서도 증식할 수 있다. 호저온성균은 일반적으로 바다 밑 환경에서 발견되며 형관균등이 이에 속한다. 그 특성상 가정용 냉장고에서 자랄 수 있다(예 : Listeria).

(2) 중온성균(mesophile)

중온성균은 20℃~40℃ 사이의 온도에서 최적온도를 갖는다. 다수의 중온성균은 인간의 체온과 같은 약 37℃에서 최적 온도를 나타낸다. 대장균과 같은 인체에 상재하는 미생물의 대부분이 중온성균이다. 특히 병원성 미생물의 대부분이 중온성균이기 때문에 사람과 동물 내에서 급속히 성장할 수 있다 (예 : 장티푸스균, 이질균).

(3) 호열성 또는 고온균(thermophile)

호열성균의 증식 가능온도는 25℃~80℃이며, 55℃~60℃에서 최적온도를 가진다. 토양 미생물의 일부, 온천균 등이 호열성균에 속한다. 일반적인 살균 온도로 사멸하지 않는다.

2) 산소(oxygen)

세균의 산소 요구도에 따라 크게 혐기성, 호기성 세균으로 나뉜다. 호기성 세균은 산소가 있어야 증식하는 세균이고, 혐기성 세균은 산소가 없는 환경에서만 증식하는 세균이다. 그리고 이 두 성질의 중간적인 성질을 보이는 세균도 있는데, 조건무산소성균은 산소를 사용하기도 하며 산소가 없을 시 발효기전을 사용하기도 한다. 일부 세균은 산소가 있는 환경에서 잘 성장함에도 항상 발효기전으로 에너지를 생산한다.

미생물의 산소필요량과 내성에 따라 산소성균(aerobe), 무산소성균(anaerobe), 조건무산소성균(aerobic & facultative anaerobe), 또는 미세산소균(microaerophile)으로 분류하기도 한다.

3) 물(water, H_2O)

대부분의 세균은 세포를 구성하는 물질의 대부분이 물로 이루어져 있고, 대사에도 물이 절대적으로 필요하다. 그러므로 습도가 낮은 건조 상태에서는 생장이 불가하다. 음식물의 보존에 건조하게 하는 이유도 이런 성질 때문이다.

건조에 민감한 세균으로는 임질균, 수막염균이 있고, 내성을 가지는 미생물은 호흡기계 감염균 들로 결핵균이 대표적이다.

4) 삼투압(osmotic pressure)

삼투압도 세균의 생장에 영향을 미친다. 보통 마이코플라즈마와 세포벽이 결여된 미생물을 제외하고는 대부분의 세균이 삼투압에 잘 견딘다. 이는 세포 내의 삼투압을 일정한 상태로 유지하기 위한 조절장치가 발달되어 있기 때문이다. 세균의 세포 구조에 세포막이 있기 때문에 삼투압이 변화된 환경에서도 그 형태를 유지하여 사멸하지 않는다. 하지만 고장액에서는 대부분의 세균이 원형질 속의 수분이 세포 밖으로 빠져나오고, 세포질이 수축되어 세포막에서 박리되는 원형질분리가 이루어져 파괴된다.

5) 염도(salinity)

소금에 대한 내성을 가진 세균을 호염성세균(halophile)으로 부른다. 0.2M(약 1.2%) 정도의 식염농도 이상에서 생장하는 세균을 총칭한다. 흔히 극한 환경에서 생장하는 세균을 말하는 고세균에 속한다.

내염성세균은 0.2M이하의 염도에서 빠르게 발육하나, 보다 고농도의 염분 속에서도 증식 가능한 세균을 말한다. 대표적으로 염장식품에서 발효작용을 하는 *Micrococcus*, 포도상구균, 유산균, 효모 등이 있다.

대부분의 해수세균은 0.2M~0.5M 농도에서 잘 자라며, 비브리오 같은 호염성 세균은 0.5M~2.5M 농도에서 잘 자란다. 또한 2.5M~5.2M 농도에서 자라는 고도호염균도 존재한다.

6) 수소이온 농도(pH)

용액의 pH는 수소이온농도 [H^+] 를 나타낸다. 중성용액은 pH 7.0 정도의 용액이며 산성용액은 pH 7.0 이하, 알칼리성 또는 염기성 용액은 pH 7.0 이상이다.

대부분의 세균은 중성 또는 약염기성(pH 6.8~pH 7.4)에서 증식이 가장 잘 된다. 유산생산균(유산구균, 유산간균)과 항산성균은 산성에서 잘 자라는 호산성세균이다.

미생물들은 종류에 따라 pH 내성범위가 다르다. 세균과 달리 진균류는 5~9의 pH 범위에서 잘 자라는 더 넓은 pH 범위를 보인다.

대부분의 병원성 세균들은 중성 pH에서 잘 자란다. *Lactobacillus*속에 속해 있는 몇몇은 호산성 세균(acidophile)이며 4~6 정도의 pH에서 생장한다. 호산성 효소작용과 막운반 작용을 가능케 하는 생리적 적응구조를 가지고 있다. 비브리오 같은 세균은 높은 pH 8~10에서 증식할 수 있는 호염기성 세균(basophile)이다.

2) 미생물의 생장곡선(growth curve)

미생물은 이분법에 의해 증식하므로, 증식 시 미생물 세포 수는 증식 전의 두배가 된다. 이론적으로 미생물증식기간 동안에 미생물의 개체 수는 계속적으로 2배수(2n)로 증식한다. 그러나 미생물은 이렇게 기하급수적으로 증식하다가 환경 저항에 따라 한계를 보이게 되므로 보통 S자 모양의 시그모이드 곡선으로 그려진다.

미생물의 정상생장곡선은 유도기, 대수(지수)증식기, 정지기, 감퇴기의 4단계로 구분한다.

(1) 유도기(lag phase)

미생물이 새로운 환경에서 적응하며, DNA와 세포분열에 필요한 여러가지 효소들을 합성하면서 생장을 위한 준비를 하는 시기이다. 이 시기에는 실질적인 수의 증가 없이 미생물의 대사량만 증가한다.

(2) 대수(지수)증식기(log(exponential) phase)

미생물은 유전적인 특성과 생장 조건 하에서 분열 가능한 최고의 속도로 성장, 분열한다. 일반으로 대수기에서의 평균분열시간을 세대시간이라고 한다. 대수기에서는 세대시간이 같고 미생물수가 대수적으로 증가한다.

(3) 정지기(stationary phase)

미생물이 분열증식은 계속하지만 영양소의 감소와 균의 증식에 장애가 되는 대사산물의 축적에 의하여 균의 증식이 완만하게 되어 정지상태로 되는데, 이를 정지기라고 한다. 이 시기엔 미생물수의 순수한 증가는 없게 된다. 정체기 동안에 생장미생물수와 사멸미생물수는 정확히 같다.

정체기의 시간은 균종에 따라 다양하며 어떤 미생물은 매우 긴 정체기를 나타낸다. 영양물질의 고갈이나 대사산물의 축적으로 분해가 우수해지면 감퇴기로 접어든다.

(4) 감퇴기(death phase)

영양의 감소와 pH의 저하로 대수적 생장 단계와 같이 지수적으로 생균수가 감소한다. 사멸곡선은 거의 일직선이 된다.

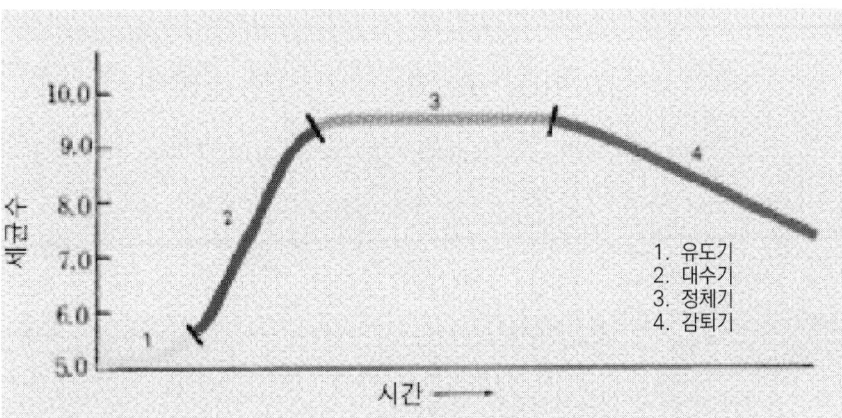

그림 14-2 미생물의 생장곡선

제15장 소독과 멸균

1. 소독과 멸균의 정의

소독(disinfection)이라 함은 병원성 미생물의 생활력을 파괴하여 감염력을 없애는 것을 뜻하며, 멸균(sterilization)이라 함은 모든 미생물 일체를 사멸시키는 것을 말한다. 따라서 멸균제는 소독제가 되지만, 소독제라고 하여 반드시 멸균제가 될 수 없다.

소독 시 주의해야 할 점은 전파방법이 직접적인가 간접적인가 또는 소화기계 질환, 호흡기계 질환, 피부 질환을 구별해야 하고 병원미생물의 외부에 대한 저항력의 정도를 알아야 하며, 소독 대상물의 성질에 따라서 효과적인 방법을 선택해야 한다.

소독 및 멸균방법을 올바르게 적용함으로써 적절한 소독수준을 유지할 수 있고, 병원미생물의 수를 줄임으로써 감염질병의 유발을 예방할 수 있다. 만일 소독수준이 적절하지 않으면 미용인 자신이나 고객에게 건강상의 문제를 유발할 수도 있으며, 비용 효과적인 면에서도 낭비를 초래할 수 있다. 따라서 소독 및 멸균방법을 선택할 때는 그 필요성, 효과, 인체 유해성, 그리고 비용 등 다양한 측면에서의 고려가 필요하다. 이러한 소독방법에는 물리적 소독법(physical disinfection)과 화학적 소독법(chemical disinfection)이 있다.

많은 현대식 위생법은 질병이 발병할 수 없을 정도로 병원성 미생물의 수를 줄여 질병의 발생률을 감소시키는데 목적을 두고 있다.

2. 멸균(Sterilization)

멸균이란 물리적, 화학적 과정을 통하여 모든 미생물의 포자(spore)까지 완전하게 제거하고 파괴시키는 것을 말하며, 고압증기, 건열, EO 가스(ethylene oxide gas), 플라즈마 가스(plasma gas)와 액체 화학제 등을 이용한다.

멸균에서 주의할 점은 세균의 생명력이 없다고 해서 세균이 만든 유기물 등은 그대로 남아 있을 수 있으며 이로 인해 발병할 수도 있다는 것이다.

1) 여과법(filtration)

열이나 화학물질을 사용할 수 없을 때에는 여과기를 이용하는 여과법이 사용되는데, 이는 많은 약제나 음료수에서 미생물을 완전히 제거하거나 미생물의 수를 감소시키기 위해 사용된다. 여과장치로는 백토와 석영사를 혼합하여 만든 Chamber land filter(여과공 0.2~0.4㎛)나, 규조토로 만든 원통형의 Berkefel filter(여과공 2.8~4.1㎛) 등이 사용되었으나 현재에는 셀룰로오스 유도체로 만든 막(cellulose membrane filter)이 사용되고 있다.

여과기가 막히는 문제 때문에 효소, 백신 등 깨끗한 액체만이 여과법에 의해 효과적으로 처리될 수 있다. 또한 바이러스는 제거되지 않을 수 있다.

2) 물리적 멸균법(physical sterilization)

(1) 습열멸균법(sterilization by moist heat)

① 저온살균법(low heat sterilization)

우유의 저온살균법으로 주로 쓰이며, 포자를 형성하지 않는 결핵균, 살모넬라균, 브루셀라균 등과 같은 세균들을 제거하는데 목적을 두고 있다. 저온살균법은 일반적으로 우유는 62.8℃에서 30분 동안의 노출, 건조 과실은 72℃에서 30분, 포도주는 55℃에서 10분간 그리고 아이스크림 원료는 80℃에서 30분간 소독을 하고 있다.

② 고압증기멸균법(steam sterilization under pressure)

의류, 기구, 거즈, 고무제품, 약품 등에 이용되는 방법으로서 증기멸균기(autoclave)를 사용하는 경우 10lbs(115.5℃)에서 30분, 15lbs(121.5℃)에서는 20분간, 20lbs(126.5℃)에서는 15분간 처리한다. 포자를 형성하는 균의 멸균에 가장 좋은 방법이다.

③ 유통증기멸균법(free flowing steam sterilization)

Arnold 멸균기나 Koch 멸균기를 이용하여 100℃의 유통증기를 30~60분간 가열하는 방법으로서 고압증기멸균법이 부적당할 때 사용하는 멸균법이다. 포자를 형성하는 균을 멸균하기 위한 간헐멸균은 1일 1회에 15~30분간씩 3회 실시하고 휴지기에는 20℃에서 상온으로 보존한다. 스팀 타월, 면포류, 유리, 도자기, 식기 등의 멸균에 주로 사용한다. 항상 증기의 뜨거운 정도와 용기 내의 온도에 주의하여 완전한 소독을 해야 한다.

④ 자비멸균법(boiling water sterilization)

식기류, 주사기, 의류, 도자기류 등을 15~20분간 끓는 물에서 처리하는 방법을 자비멸균법(sterilization by boiling)이라고 한다. 끓는 물은 최고온도가 100℃이기 때문에 완전멸균은 기대할 수 없다. 그러나 세균의 생장형 세포(vegetative cell)는 끓는 물에서 수초~수분 내에 사멸한다.

소독할 물건을 끓는 물에 완전히 잠기게 하고 금속기계는 반드시 끓기 시작한 후에 넣어야 한다. 면도날, 가위 등은 거즈로 싸서 끓는 물에 소독해야 날이 무뎌지는 것을 방지할 수 있다. 소독할 대상이 금속류인 경우에는 탄산나트륨을 물에 1~2% 넣으면 녹이 스는 것을 방지할 수 있다.

⑤ 초고온 순간멸균법

주로 식품의 영양분을 파괴하지 않고 선택적으로 세균만 살균하는 방법으로 우유의 경우 135℃에서 2~3초간 초고온에서 순간적으로 멸균한다.

(2) 건열멸균법(sterilization by dry heat)

① 건열멸균법(dry heat sterilization)

건열멸균기(dry oven)에서 160~170℃ 온도에 1~2시간동안 노출시켜 멸균하는 것을 말한다. 습열법으로 소독할 수 없는 물체를 소독한다. 유리제품과 oil, 주사침의 멸균에 사용된다.

② 화염멸균법(flame sterilization)

알코올램프, 천연가스 등을 이용하여 유리봉, 금속류, 도자기 등의 소독을 위해 불꽃 속에서 20초 이상 접촉시키는 방법으로 표면의 미생물 살균에 이용되며 그 외에 물질을 태워버리는 것도 이 방법에 포함된다.

③ 소각법(incineration)

소각(incineration)도 화염멸균에 해당되며, 오염물질이 가연성이고, 재생가치가 없는 휴지, 쓰레기, 의류, 모포, 목제 가구 등을 불에 태워 멸균시키는 것으로 가장 쉽고 안전한 방법이다.

3) 화학적 멸균법(chemical sterilization)

화학적 멸균은 열에 쉽게 손상 받는 물체 또는 멸균할 물체의 양이 많거나 큰 물체, 예컨대 플라스틱, 종이, 목재, 병실, 선박, 집 등에 사용한다. 예전에는 화학적 멸균에 포름알데히드가 광범위하게 사용되었으나 오늘날에는 산화에틸렌(C_2H_4O)을 많이 쓰고 있다.

(1) EO(ethylene oxide)가스멸균법

근래에는 정밀한 기구, 각종 플라스틱 및 고무제품 등 열에 약하고 습기에 예민한 기구들을 사용하는 기회가 점점 많아져 이들 제품의 멸균법에 관해서 관심이 높아지고 있다. 이러한 성질을 지니고 있는 제품의 소독법으로서 근래에 많은 각광을 받고 있는 것이 EO(산화에틸렌)가스멸균법이다.

EO가스는 고리 모양 에테르의 하나로 상온에서는 상쾌한 냄새가 나는 무색의 기체이다. 액체 상태로서 보관하기 쉬우나 폭발성이 강하고 공기 중에서 인화성이 매우 높은 성질을 지니고 있다. EO가스는 모든 종류의 미생물을 죽일 수 있고 고온, 고습, 고압을 필요로 하지 않으며 또한 기구나 물품에 손상을 주지 않는 장점이 있는 반면에 기구나 물품을 EO가스에 오래 노출시키면 이것을 다시 공기에 노출시키는 시간도 길게 하여야 하며 습열멸균법에 비해서 경비가 많이 들고 액체성 EO가 피부에 닿았을 때 빨리 제거하지 않으면 심한 화상을 입을 수 있는 단점이 있다.

(2) 액체화학멸균법

현재 많이 사용하는 액체화학멸균제로는 차아염소산나트륨(sodium hypochlorite), 글루타르알데히드(glutaraldehyde) 등이 있다.

① 차아염소산나트륨(Sodium hypochlorite)

상품명은 락스이다. 전해 표백액이라고도 한다. 광범위한 미생물에 적응이 되며 신속하고 강력한 살균작용을 가지고 있는데 이 소독제의 작용기전은 강력한 발생기 산소작용으로 세균의 세포막 내부까지 침투하여 살균작용을 발휘하는 것이다. 분해되기 쉬운 단점이 있으나 최근에는 안정제를 첨가, 분해를 방지하는 방법을 사용하고 있다.

② 글루타르알데히드(Glutaraldehyde)

상품명은 와이덱스(Wydex)이다. 가열·멸균할 수 없는 고무 또는 플라스틱제품류의 살균소독 시에 사용한다. 현재 기구를 부식시켜서 잘 사용하지는 않는다.

4) 광선조사 멸균법(sterilization by radiation)

(1) 자외선 멸균법(Ultra violet radiation)

자외선을 이용하는 방법으로 파장 265㎚의 자외선 등은 살균력이 강하므로 수술실, 무균실, 제약 공장 등에서 이용하며 용기, 기구, 식품, 물, 공기 등의 살균에 이용된다. 자외선이 세균의 DNA에 조사되면 DNA의 피리미딘의 분자구조가 파괴되는데 자외선을 흡수한 티민은 이웃한 티민이나 시토신과 결합하게 되고 이로 인해 티민이 중합되게 되어 DNA의 복제가 제대로 이루어질 수 없어서 세포의 기능이 정지된다. 이외에도 자외선은 세포막을 이루는 인지질과 단백질을 산화시켜 세균들의 생명활동이 연장되지 못하도록 하는 기능도 한다. 보통 디프테리아, 결핵균 등은 2~3시간이면 살균된다.

자외선 중 Dorno선은 파장이 290~310㎚인데 이는 사람에게 유익한 vitamin D의 형성작용이나 살균작용을 비롯한 신진대사 촉진, 혈구수의 증가나 면역기능의 강화역할 등을 한다. 그러나 피부에 멜라닌 색소를 침착시키고, 피부암을 유발시키는 원인이 되기도 한다.

세균에 내성을 주지 않고 사용이 간편하지만 물체 깊숙이 침투하지 못하는 단점이 있다.

(2) 초음파 멸균법(Ultra sonic disintegration)

약 9,000cycle/sec의 초음파는 강력한 교반작용(agitation)으로 세균을 파괴시키는 작용을 한다. 주로 이・미용실을 비롯한 각종 기구나 식당의 식기 소독에 이용된다.

초음파는 표면에 미세한 거품을 발생시켜 이 거품이 터지며 일시적으로 공동화 현상을 발생하는데 이때 표면의 미세한 이물질이 분리된다. 그래서 초음파 세척기는 자주 깨끗한 물로 교체를 해야 하며 물과 세제를 교환한 후에는 큰 물방울로 인한 효과가 저하되므로 한번 작동 시킨 후 사용한다. 기구는 금속망에 담아 용액에 담그며, 플라스틱 바구니는 초음파를 흡수하므로 사용하지 않는다.

(3) 방사선 조사법

^{60}Co나 ^{137}Cs 등 방사성 동위원소를 이용하여 멸균하는 방법이다. 경제성 및 효율성이 낮아 식품의 장기보존이나 종자소독 등 특수한 분야에서만 사용되고 있다.

3. 소독(Disinfection)

소독은 미생물의 생존과 번식을 좌우하는 환경요소(영양소, 온도, 습도, pH, 산소)를 변화시켜 미생물의 감염력을 없애는 것을 말한다. 멸균과 같이 아포까지 사멸시키는 것이 아니라 감염력을 없애는 것이므로 비병원성 미생물이나 아포는 살아남을 수 있다.

1) 소독용 화학약품의 구비 조건

① 높은 석탄산계수(phenol coefficient)를 갖고 있어 살균력이 강해야 한다.
② 안정성(stability)이 있어야 한다.
③ 용해성(solubility)이 높아야 한다.
④ 조직에 대한 독성(toxicity)이 낮아야 한다.
⑤ 표백성과 부식성이 없어야 한다.
⑥ 침투력이 강해야 한다.
⑦ 방취력이 있어야 한다.
⑧ 기타 가격이 싸고 사용 방법이 간편해야 한다.

2) 소독용 화학약품의 살균기전

다음의 기전 중 2개 이상이 복합적으로 작용을 할 때 소독 효과가 나타난다.
① 산화작용(oxydation) : 염소(Cl_2), 과산화수소(H_2O_2), 과망간산칼륨($KMnO_4$), 오존(O_3)
② 가수분해작용(hydrolysis) : 강산, 강알칼리, 열탕수
③ 균체 단백응고작용 : 알코올, 석탄산, 크레졸, 포르말린, 승홍
④ 균체의 효소계 침투작용으로 인한 불활성화 작용 : 알코올, 석탄산, 역성비누
⑤ 삼투압의 변화로 인한 탈수작용 : 알코올, 식염, 식초, 포르말린
⑥ 중금속염의 형성 작용 : 승홍, 머큐로크롬, 질산은 용액

3) 소독제

소독 목적으로 사용하는 화학물질을 총칭하여 소독제라고 한다. 소독제를 사용하는 소독은 일상생활에서 널리 이용되고 있으나 모든 병원성 미생물을 멸균·제거하지는 못하기 때문에 목적에 따라 적합한 소독제를 선택한 후에는 사용농도, 소독에 걸리는 시간 등 소독제의 특징을 파악하여 두어야 한다.

(1) 석탄산 계수

소독제의 살균력을 비교에는 소독제의 평가기준인 석탄산 계수(phenol coefficient)가 이용된다.

석탄산 계수란, 순수하고 성상이 안정된 석탄산을 표준으로 시험균주를 5~10분내 살균할 수 있는 석탄산의 희석배수와 시험하려는 소독약의 희석배율을 비교한 것이다.

$$\text{석틴산계수} = \frac{\text{소독약의 희석배수}}{\text{석탄산의 희석배수}}$$

(2) 소독제의 효과에 영향을 주는 요인

소독제의 소독효과는 사용 시 여러 가지 요인에 의해 크게 영향을 받는데, 소독제의 화학적 성질은 다른 종류의 미생물에 대항하는 효능을 결정한다. 몇몇 화학 소독제들은 그 효과가 빠르게 미생물의 세포 단백질을 응고시킨다. 가장 신속하게 효과를 나타내는 항미생물 복합 성분들은 사람 조직에 대한 독성이 있는 단점이 있다.

강력한 살균제는 살균 또는 몇몇 중요한 물질들을 화학적으로 소독하기 위해 미리 정해진 상황 아래서 사용할 수 있다.

① 미생물의 종류와 농도

소독제를 사용하는 목적은 감염을 예방하는데 있다. 가장 이상적인 소독제는 모든 미생물에 똑같이 살균 효과를 나타내는 것이 바람직하다. 그러나 미생물은 그 종류에 따라 여러 소독제에 대한 감수성이 다르므로 소독 대상이 되는 미생물에 가장 효과적인 소독제를 선택해야 한다(표 15-1).

주어진 환경 아래에서 미생물 농도가 높을수록 소독제 작용시간이 길어진다. 실제로 소독제 처리 전에 모든 소독 물질들의 표면을 완전히 세척하는 것이 항상 필요하다. 미생물의 농도가 낮으면 짧은 시간 내에 더욱 효과적으로 소독할 수 있다.

② 소독제 농도

일반적으로 소독제는 농도가 높을수록 소독작용이 강해진다. 그러나 농도가 지나치게 높으면 생체의 조직에 장애가 심해지며, 또한 지나치게 낮으면 충분한 살균효과를 얻지 못할 뿐만 아니라 도리어 미생물의 발육을 촉진하는 경우도 있다. 따라서 소독제는 생체의 조직에 장애를 일으키지 않으면서 충분한 효과를 나타낼 수 있는 최적 농도를 사용하여야 한다. 예를 들면 10~80%까지 에탄올의 농도는 점점 더 살균작용이 강해진다. 가장 효과적인 활성은 60~80% 범위 내에서 얻는 것이다. 80~100%까지 농도의 에탄올 용액은 405 용액보다 소독제의 효율이 훨씬 작다. 두번째, 강력한 살균 용액은 금속, 직물, 플라스틱, 그리고 피부에 부식성이 있다.

표 15-1 소독제의 작용범위(spectrum)

분 류	소독제	그람 양성균	그람 음성균	결핵균	진균	바이러스			아포
산화제 할로겐화합물	Oxydol	○	○	×		×			×
	Sodium hypochlorite	○	○	△	○	○	●	□	△
	Iodine tincture	○	○	○	○	○		□	△
	Chlorhexidine	○	○	×	△		×		×
알코올류	Ethanol, Isopropanol	○	○	○	△	△		□	×
알데히드류	Formaldehyde	○	○	○	○	○	●	□	△
	Glutaraldehyde	○	○	○	○	○	●	□	○
페놀류	Phenol, Cresol 비누	○	○	○	△		△		×
계면활성제	양이온 계면 활성제 (Benzalkonium chloride)	○	○	×	△		×		×
	양성 계면활성제 (Alkylpolyaminoethylglycin)	○	○	△	△		×		×
색소류	Acrinol	○	○						

○ : 유효 △ : 충분한 효과 없을 수 있음 × : 무효
● : B형 간염 바이러스에 유효 □ : AIDS 바이러스에 유효

③ **작용온도**

일반적으로 소독제는 온도가 높아질수록 살균력이 강해진다. 소독제는 통상 20℃ 이상의 온도에서 사용하는 것이 바람직하다.

④ **작용시간**

일반적으로 소독제는 작용시간이 길수록 살균력이 강해지나, 동시에 생체조직에 대해서도 장애를 일으키므로 주의해야 한다. 반대로 작용시간이 짧은 경우, 충분한 살균효과를 얻을 수 없다.

⑤ **pH**

소독제의 살균력은 pH에 따라 커다란 영향을 받는 경우가 많다. 어떤 소독제는 일정한 pH(최적 pH)가 아니면 소독효과를 나타내지 않는 것도 있으므로 적용 부위의 산과 알칼리를 제거한 후 적용시켜야 한다.

⑥ 유기물의 존재

많은 소독제는 유기물이 존재하면 그 효력이 감소되는 것이 많다. 즉 혈액, 농즙, 타액, 유지 등이 공존하면 살균력이 감소한다. 그러므로 손, 기계, 기구와 같이 소독 대상물은 소독제를 사용하기 전에 흐르는 물로 유기물들을 충분히 씻어낸 후 소독제를 적용시켜야 한다.

⑦ 병용

두 종류 이상의 소독제를 병용하면 효과가 증강되는 경우도 있지만, 대부분 효과가 감소하므로 함부로 병용해서는 안 된다. 특히 양이온성과 음이온성 계면활성제, 산과 알카리성 소독제, 산화제와 환원제성 소독제의 병용은 금기이다. 예를 들면 음이온성 계면활성제인 비누로 손을 씻고 양이온성 계면활성제인 benzalkonium chloride로 소독하면 효과가 감소 또는 소실된다.

4. 피부소독(antisepsis)

병원이나 미용실에서 피부의 화학적 살균을 보통 방부(antisepsis)라고 언급한다. 많은 유용한 화학 살균제는 피부와 점막을 너무 자극해서 소독제로서 사용할 수 없다. 소독제들을 피부에 적용할 때 피부 표면의 미생물들의 수를 빠르게 감소시킨다. 모낭, 또는 피하의 표면 소독에도 쓰인다.

1) 소독제의 종류

(1) 알코올류

단백질을 변성시키고 막지질을 용해해서 효소작용을 억제, 소독작용을 한다. 주로 에탄올(ethanol), 이소프로필 알콜(isoprophyl alcohol)이 있다.

무포자균에는 효과가 있으나 포자 형성균에는 효과가 없다. 70% ethanol을 사용하는데 2분 이내에 거의 90%의 미생물이 죽는다. 주로 손소독과 피부 소독에 사용된다. 가정에서 많이 쓰이는 손소독제의 주된 성분이다. 피부에 자극적이어서 자주 사용하는 경우에는 피부를 거칠게 만드는 단점이 있다.

(2) 석탄산류

① 석탄산, 페놀(Phenol)

영국의 Lister가 1852년에 최초로 외과수술에 사용하였던 소독약으로, 현재까지도 의류, 실험대, 오물, 용기 등의 소독법으로 3% 수용액을 사용하는데 방역용 석탄산을 이용한다.

석탄산의 살균작용은 균체 단백응고작용, 세포 용해작용, 효소계의 침투작용 등에 의하는데 이 소독법의 장점은 살균력이 안정되고 유기물에도 약화되지 않는다는 점이며, 단점으로는 피부점막의 자극과 금속의 부식, 냄새와 독성이 강하다는 점이다.

석탄산은 고온일수록 소독효과가 높다. 사람에게 사용하지 않으며 오늘날에는 거의 사용되지 않는다.

② 크레졸(Cresol)

석탄산 보다 살균력은 강하나 물에 녹지 않으므로 보통 비누액에 50%를 혼합한 크레졸 비누액을 사용한다. 석탄산 보다 2배의 소독력이 있으며 손, 오물 소독에 사용된다. 특히 바이러스에는 소독 효과가 적으나 세균, 진균에는 효과가 크고 유기물에도 약화되지 않는다.

③ 헥사클로로펜(Hexachlorophene)

강한 살균력이 있다. 물에 잘 녹지 않고 작용의 발현이 늦는 특징이 있다. 주로 비누나

크림제로 손소독에 사용된다. 3%의 용액으로 30초 이내의 짧은 시간에 포도상구균을 살균할 수 있지만 그람음성균을 살균하는 데에는 24시간 이상이 걸린다.

주로 3% 수용액에 계면활성제를 혼합하여 1~3%를 손소독에 사용한다. 화장품 안전기준 등에 관한 규정에 의해 화장품에 사용할 수 없는 원료 중 하나이다.

(3) 산화제(Oxidizing agent)

대부분의 산화제는 미생물의 효소계를 불활성화함으로써 세균의 세포대사를 중단시켜 살균작용을 나타낸다.

① 과산화수소(Hydrogen peroxide, H_2O_2)

H_2O_2는 조직에 접촉하는 즉시 $H_2O_2 \rightarrow H_2O + O$로 되어 발생기 산소를 유리시켜 살균작용을 한다. 보통 2.5~3.5%의 수용액을 사용하며 자극성이 적어서 상처가 있는 부위나 입안에도 사용된다. 주로 무포자균에 유효하다. 살균작용이 완만하고 지속성이 없는 특징이 있다.

② 과망가니즈산칼륨(Potassium permanganate, $KMnO_4$)

진한 보라색의 무기화합물이다. $2KMnO_4 \rightarrow KOH + 2MnO_2 + 3O$로 되어 발생기 산소를 발생시켜 살균작용을 한다. 0.1~0.5%의 수용액이 사용되며 자주색의 염색성이 있다.

③ 생석회(CaO : Lime)

AI, 구제역 등 가축의 질병 예방과 확산 방지를 위해 축사나 분변 소독에 많이 사용된다. 생석회의 소독효과는 물과 반응시 100℃에 가까운 열이 발생하여 병원미생물을 사멸시키는 데에 있다. 건조한 장소에 살포한 후 물을 뿌려주어 소독한다. 생석회가 물과 반응하여 소석회로 될 때 열을 이용한 물리적 소독과 소석회가 물에 녹았을 때 강알칼리성 수산화칼슘을 이용한 화학적 소독의 2중 효과가 있다. 생석회는 물과 반응해서 화재를 일으키거나 피부 화상을 입히기 때문에 각별한 주의가 필요하다.

비나 눈이 오거나 공기에 오래 노출되면 살균력이 저하된다. 포자에는 효과가 없다.

(4) 중금속 화합물

수은(mercury), 은(silver), 구리(copper) 등의 이온(ion)은 각각 단백질과 결합하는 성질이 있기 때문에 염류상태의 높은 농도에서 세포의 단백질 응고와 조직상해 작용을 한다. 포자에는 효과가 없다.

① 승홍, 염화제이수은(昇汞, Mercury dichloride, $HgCl_2$)

승홍은 용액 온도가 높을수록 살균력이 강하다. 조제는 승홍 1에 식염 1과 물 1,000의

비율로 희석하거나 승홍 0.5g에 물 500cc의 비율로 만드는데 승홍액은 색이 없으므로 푸크신 등으로 염색해서 사용하는 것이 좋다. 피부 소독에는 0.1%의 수용액을 이용하며, 금속을 부식시킬 수 있으므로 사용시 주의를 요한다.

② **포비돈 아이오딘**

아이오딘화 이온의 산화력으로 소독효과를 발휘하며 광범위한 효과와 강력한 살균력을 가진 외상용 소독약이다. 미국 FDA에서도 수은 중독에 대한 안전성이 입증되지 않았다는 사유로 사용금지가 되어 퇴출된 머큐로크롬(속칭 '빨간약')을 대체하여 사용된다. 각종 세균이나 곰팡이, 아메바 등 원생생물, 바이러스 등 광범위한 병원체에 대해 소독효과가 있어 외상용 소독약 이외에도 외과 수술 부위 소독이나 의료기구를 멸균하는데 쓰이는 소독 살균제, 구강 살균제, 정수제 등 상당히 광범위한 용도로 사용된다.

③ **질산은(silver nitrate, $AgNO_3$)**

살균력은 승홍의 25% 정도이나 독성이 적기 때문에 0.1~0.5%의 수용액이 신생아의 임균성 결막염 예방에 사용되었으나 현재는 항생물질(erythromycin)로 대체되고 있다. 요즘에는 주로 점막소독에 사용된다.

(4) 할로겐 및 그 화합물

할로겐(halogen)원소란 염소(Cl), 브로민(Br), 아이오딘(I), 플루오린(F) 등을 말하며 이 순서대로 강한 살균력을 나타낸다. 이들 원소는 세포내에 침투해서 단백-할로겐 복합물을 형성하므로 세포대사를 중단시켜 살균작용을 한다.

① **염소(Chloride, Cl_2)**

염소는 살균력은 강하지만 자극성과 부식성이 강해 주로 상수의 소독에 이용된다.

② **차아염소산나트륨(Sodium hypochloride, NaOCl)**

수용액으로 사용하기 편리하므로 표백분 대신에 사용한다. 이 물질은 분해되기 쉬운 결점이 있으므로 안정제를 첨가하여 주로 식품공장이나 식당 등에서 위생목적으로 사용한다.

③ **아이오딘(Iodine, I)**

아이오딘은 물에 녹지 않으므로 아이오딘 칼륨(KI, potassium iodine)과 같이 알코올에 용해시켜 사용한다. 여러 가지 농도로 사용되나 아이오딘 6㎎ + 아이오딘 칼륨(KI) 4㎎에 70% 알코올 100㎖를 가한 아이오딘팅크에 같은 양의 70% 알코올을 섞어 만든 묽은 아이오딘팅크가 사용된다. 작은 상처에 사용하는 포비돈 아이오딘은 폴리비닐피롤리돈(포비돈)과 아이오딘의 화합적 배합물이다. 아이오딘팅크보다 독성은 덜하면서 항균력은 강하다. 포자에도 확실한 살균력을 나타내므로 피부소독에 사용된다.

(5) 계면활성제(Surface active agents)

① 양이온비누(Inverte soap, Cationic soap)

역성비누라고도 하며, 물에 녹으면 약산성이 된다. 물에 잘 녹고 무색, 무취하고 기포성을 나타내나 음성비누에 비하여 세정작용은 적다. 살균 단백질 침전에 유효하다. 0.01~0.1%액을 주로 사용하며, 독성과 자극성이 적어 점막에도 이용할 수 있으며, 피부나 창상은 물론 무미하여 기구나 식기, 식품 소독에 사용된다.

침투력과 살균력은 강하나 녹농균, 결핵균, 아포에는 효력이 없고, 특히 유기물이 대량으로 존재하거나 일반 비누와 함께 사용하면 양이온 비누 분자와 음이온 비누 분자가 결합하기 때문에 살균력이 대폭 저하하므로 주의해야 한다.

② 음이온비누(Anionic soap)

일반적으로 많이 쓰이는 일반 비누(지방산 나트륨)를 말한다. 음성의 하전을 띈 계면활성제로 살균력은 낮고 세정작용은 높아 주로 청정제로 사용된다. 그러나 매독균에 대한 살균력은 강하다.

③ 약용비누(Germicidal soap)

각종 살균제나 항생제를 혼합하여 만든 비누로서 세척효과와 살균효과를 동시에 나타내므로 여드름, 땀띠 등의 피부질환 치료나 예방은 물론 소독용으로 사용된다. 약용비누에는 다한증 등을 치료하기 위한 목적으로 매우 적은 양의 폼알데하이드를 첨가한 비누도 의사의 처방 하에 사용된다.

제16장 미용분야의 소독과 멸균

1. 개요

각양 각층의 사람들이 모이는 미용현장에는 각종 미생물과 병원균에 의한 고객 감염과 실내환경 오염 등 각종 질병을 유발시킬 위험요인들이 존재하고 있기 때문에 소독과 위생은 미용인에게 있어서는 실제적으로 매우 중요하다. 특히, 미용인의 위생관을 확립하여 건강유지와 증진을 바탕으로 아름다움을 추구해야 할 것이다.

미용실의 환경에서는 병원에서처럼 철저하게 도구와 장비를 소독하는 것이 매우 어렵다. 그러나 학교나 미용현장에서 엄격한 위생 절차와 방법을 배우고 실시하는 것은 매우 중요하다. 모든 도구와 장비, 그리고 미용현장들은 항상 청결하고 위생적인 상황을 유지해야 한다.

2. 미용기구의 세척

세척은 씻어내는 것을 말한다. 유기물, 무기물에 상관없이 오염물질이라고 생각되는 모든 이물질들을 제거하는 데 가장 손쉬운 방법이기도 하다. 청소나 위생의 비슷한 행위 개념의 일부로 사용된다.

세척은 모든 멸균, 소독과정의 선행되어야 한다. 유기물과 때 등이 병원미생물을 멸균이나 소독과정에서 보호하는 경우가 발생할 수 있기 때문이다. 또한 세척과정에서 존재하는 병원미생물의 수도 감소할 수 있다. 제대로 세척이 되지 않는다는 것은 멸균, 소독이 제대로 될 수 없다는 것을 의미한다. 세척은 각종 미용 도구는 물론 미용 현장, 개인위생 등 모든 미용의 과정에서 중요하게 여겨져야 한다.

효과적인 세척을 위해 지방을 유화시키고 단백질을 분해하는 기능을 가진 세척액을 사용할 수 있다.

1) 기계세척

기계세척에 사용하는 기계로는 세척멸균기, 초음파세척기 등이 있다.

(1) 세척 멸균기(washer sterilizer)

세척될 내용물이 담긴 세제통을 강력하게 흔들어 세척효과를 나타낸다. 차가운 수돗물 통과단계, 기계적 세척단계, 증기 열 적용단계, 그리고 뜨거운 공기를 이용한 건조단계 등을 거치게 된다. 장점으로는 기구에 묻은 대부분의 오염물질과 미생물을 제거하며, 취급하기 쉽다는 것이다. 그러나 기구의 톱니 모양의 종류와 양, 세척 주기의 기간, 용액의 산도(pH), 세제의 강도와 효력, 그리고 오염물질의 씻기에 따라 오염물질의 제거 정도가 달라질 수 있으며, 고온에 견딜 수 없는 기구에는 사용할 수 없는 단점이 있다.

(2) 초음파 세척기(ultrasonic cleaner)

초음파는 기체의 중심으로부터 미세한 공기방울을 발생시키며, 공기방울은 최대한 팽창되었다가 수축한다. 그 내파(implosing)는 표면으로부터 오염물질을 분리시키는 역할을 하는 국소적인 진공공간을 만드는데 이 과정을 공동화(cavitation)라고 한다. 이 과정에서 수용성 입자들은 세제가 포함되어 있는 탱크의 용액에 용해되고, 비수용성 오염물질은 탱크의 바닥에 가라앉게 된다.

장점으로는 손이 닿기 어려운 부분에 있는 오염물질을 제거할 수 있으며, 단점은 조작과정에서 기구에 대한 예방적 정비와 주의가 필요하고, 깨지기 쉬운 물품들이 손상받을 수 있으며, 만약 초음파 세척기에 헹굼 과정이 없는 것이라면 손으로 헹구어야 하는 점이다.

3. 소독과 위생방법

1) 소독제의 안전조치

소독제 사용자들이 소독제에 접촉했을 때 발생될지 모르는 소독약제에 대한 잠재적인 위험을 제거하기 위해서는 소독제를 사용하는 사람들이 표준 안전규칙들을 이행하고 안전한 환경을 유지하도록 하는 것이 중요하다.

① 소독약품들을 소량으로 구입하고 공기와 빛과 열에 접촉함으로써 변질되는 것을 피하기 위하여 선선하고 건조된 장소에 보관한다.
② 소독약품들을 혼합할 때 용법대로 잘 혼합하도록 한다.
③ 소독약품을 혼합 할 때 반드시 충분한 통풍이 되도록 한다.
④ 각 제품에 적혀 있는 내용들을 자세히 읽고 지시 내용을 따르도록 한다.
⑤ 소독약품이나 용액에서 나는 냄새를 직접 맡지 않도록 한다.
⑥ 소독약품들을 섞을 때 흘리지 않도록 주의한다.

2) 소독제와 방부제 사용시 주의 사항

① 살롱에서 작업하기 전에 손을 씻고 위생적으로 한다.
② 반드시 살롱에서 작업을 하기 전에 작업장과 모든 지역을 깨끗하고 위생적으로 한다.
③ 부주의하게 흘리거나 깨뜨리지 않도록 모든 제품과 장비들이 잘 정비 되도록 한다.
④ 작업을 마치고 난 뒤에 재사용할 수 있는 모든 물건이나 작업장을 철저하고 위생적으로 처리한다.
⑤ 오염방지를 위해 용기에서 제품을 덜어서 쓸 때에는 주걱(spatula)을 사용한다. 절대로 손을 사용하지 말고, 일단 한번 떠낸 것은 다시 용기 안에 넣지 않도록 한다.
⑥ 항상 방부제와 소독제를 봉하고 안전한 장소에 두어야 한다. 분명하게 사용목적, 사용량과 유효기간을 표시하고 다른 제품과 실수하여 혼동되지 않도록 주의한다.

4. 소독대상에 따른 소독법

(1) 유리기구, 도자기제품

안정적인 재질이므로 모든 소독방법을 사용해도 좋다. 사용목적과 대상에 따라서 소독하기 쉬운 방법을 선택한다.

(2) 금속제품

미용에 사용하는 금속제품은 주로 철, 알루미늄 등인데 이들 금속제품은 승홍수와 같이 중금속이온을 포함한 용액이나 강산, 알칼리성 용액에서 부식되므로 주의해야 한다. 장시간 소독제를 묻혀두거나 산화제와 접촉하게 해서는 안된다. 크레졸수, 페놀수, 포르말린, 역성비누액, 에탄올로 닦는 법과 자외선 등으로 소독한다.

(3) 셀룰로이드, 고무제품, 플라스틱 제품

이런 제품은 열이나 소독제에 의한 소독으로 인해 변질 또는 변형되기 쉬우므로 주의해야 한다. 소독할 물건 중에는 알코올, 크레졸수 등에 용해되거나 소독액의 냄새가 없어지지 않는 경우도 있으므로 주의한다. 고무나 플라스틱 제품은 초음파를 흡수하는 성질이 있어서 초음파 세척기로 소독하면 효과가 없다.

일반적으로 0.5%의 역성비누액에 의한 소독이나 자외선에 의한 소독이 적당하다.

(4) 섬유제품

섬유제품은 면, 마 등의 식물성 섬유와 명주, 울 등의 동물성 섬유, 나일론, 폴리에스터 등의 화학섬유로 나눌 수 있으며, 염색한 것과 염색하지 않은 것으로 각각 나눌 수 있는데 소독할 때 각각의 특성들을 고려하여야 한다. 일반적으로 소독 후 약품의 색이나 냄새가 남지 않고 섬유가 상하지 않는 소독법을 선택한다.

(5) 종이제품

사용한 종이제품은 보통 소각하거나 폐기해야 하지만 재사용할 필요가 있을 경우 재질이나 형태가 손상되지 않도록 주의한다.

(6) 나무, 뿔, 상아 등의 제품

열에 접촉되거나 장시간 소독약에 담가두면 변형되기 쉬운 것도 있고 소독약의 냄새가 배기 쉬우니 주의한다. 적당한 소독법은 3%정도의 역성비누액으로 닦는 방법이 효과적이다.

자외선을 이용한 소독법도 있다.

(7) 가죽 제품

열이나 소독제에 의해서 재질이 상하지 않도록 주의한다. 소독용 에탄올, 3%의 역성비누액으로 닦는 법 등이 있다.

(8) 손가락, 피부

피부조직에 자극이 적은 소독제를 선택한다. 일차적 접촉피부염은 약물의 농도가 높을수록 일어나기 쉬우므로 에탄올이나 역성비누액 등 자극성이 약한 소독제로 기구 등과 같은 농도로 사용한다.

일반적으로 3% 역성비누액, 소독용 양성계면활성제의 수용액, 소독용 에탄올 등을 사용한다.

(9) 하수구, 쓰레기통

외부와의 차단효과와 살충효과가 있는 소독제가 좋다. 하수구의 경우 배관을 부식시킬 수 있으므로 승홍수와 같이 중금속이온을 포함한 용액이나 강산, 알칼리성 용액으로 소독하지 않는다. 생석회, 차아염소산나트륨 등을 사용한다.

(10) 브러시, 빗류

브러시, 빗류는 그 재질이나 성질에 따라 변형이나 변질될 우려가 없는지 주의해야 한다. 에탄올, 역성비누액 등을 사용하고 증기소독이나 끓여서 소독 하지 않는다.

5. 미용실에서의 개인위생

1) 개요

살롱의 위생처리는 공중의 건강을 증진시키고 감염된 질병의 확산을 막기 위한 방법들을 적용시키는 것이다. 위생처리의 중요성은 아무리 강조해도 지나치지 않다. 메이크업 시 미용사가 고객의 피부와 직접 접촉하게 되므로, 위생적인 처치방법을 이해함으로서 자신과 고객의 건강을 보호한다.

다양한 고객들을 수시로 접촉하는 미용사들은 연쇄적인 감염 전파를 지속적으로 방지할 책임이 있다. 병원성 미생물들을 전파시키는 가장 흔한 인체 부위는 씻지 않은 손이며, 의복과 머리카락도 간접적인 감염의 원인이 될 수 있다. 또한 감기, 인후염 또는 전염성 피부 병소를 갖고 있는 미용사로부터 고객에게 자신의 질병을 감염시킬 수 있다는 것을 기억해야 한다. 이런 질병의 전파를 예방할 수 있는 기본적 기술들은 비교적 간단하지만 문제는 항상 신중하고 지속적으로 실행해야 한다는 점이다.

2) 손씻기(hand washing)

손을 씻는 것은 병원미생물이 전파되는 것을 방지하는 가장 중요한 수단이다. 미용실에서는 직원과 고객에게 손씻는 시설을 제공해야 한다.

씻은 손을 닦기 위해 일회용 종이 타월을 사용하는 것이 천으로 된 타월보다 좋다. 이는 사용 후에 젖은 타월에서 제거되지 않은 병원미생물이 다시 증식할 수 있기 때문이다. 손톱은 짧게 하고 세심하게 관리하도록 한다.

3) 위생복(gown)

위생복을 사용하는 것은 많은 상황에서, 특히 병원미생물과 염색약 등에 오염되는 것으로부터 옷과 팔을 보호한다. 따라서 만약 젖었거나 더럽혀져 있다면 깨끗하게 세탁하여 건조시켜야 한다.

4) 마스크

마스크는 공기를 매개로 미생물이 전파되는 것을 막아 주기 때문에 고객과 가까이 접근할 때에 필요하다. 그러나 마스크의 사용에는 한계가 있으며, 마스크를 사용한 후에 마스크를 만지거나 착용한 후에는 손을 깨끗이 씻어야 하고 마스크는 항상 청결해야 한다.

위생을 위해서 되도록 부직포로 된 1회용 마스크를 사용하는 것이 좋다.

5) 개인위생

미용사는 감염성 질환 및 피부 질환을 앓고 있는 동안 작업을 금해야 하며, 미용실에는 업무 중 고객 이외의 사람을 함부로 출입시키지 않는다. 종업원은 항상 깨끗한 유니폼을 착용하고 출근용과 작업용을 구별하여 복장으로 인한 오염이나 질병의 감염을 예방하도록 한다.

장신구나 액세서리는 업무에 방해되지 않도록 하며, 작업하기 전에 손을 깨끗이 씻는다. 만일 피부 질환이 있는 고객을 접촉한 후에는 소독을 철저히 한다. 미용사의 손은 산, 알칼리, 계면활성제 같은 여러 가지 약품이나 끓는 물, 자외선 등에 노출되기 쉬우므로 피부 질환에 대한 예방에 주의를 기울여야 하며, 피부에 세균이 감염될 위험이 높으므로 작업장과 미용기기 및 도구의 위생과 소독처리에 유의한다. 신체와 두발은 청결을 유지하며, 헤어스타일과 메이크업은 청결하고 단정하게 한다.

미용사는 땀에 의한 오염이나 체취에 주의하여 구취가 나지 않도록 하며, 정해진 장소 이외의 곳에서 옷을 갈아입거나 흡연 및 식사를 하지 않도록 한다.

6) 미용실 내부

(1) 먹는 물

먹는 물은 냄새가 없고, 색깔이 없으며 어떤 외부의 오염이 없어야 한다. 먹는물 관리법에서의 "먹는 물"이란 먹는 데에 통상 사용하는 자연 상태의 물, 자연 상태의 물을 먹기에 적합하도록 처리한 수돗물, 먹는 샘물, 먹는 지하수, 먹는 해양심층수 등을 말한다.

(2) 실내공기

미용실의 실내공기는 펌과 염색시술에 따른 티오글리콜산암모늄(ammonium thioglycolate) 등으로 인한 냄새 및 인공적인 향, 각종 화학물 등으로 인한 냄새 등으로 불쾌감을 일으키며, 많은 사람들의 호흡으로 인한 이산화탄소 배출 등으로 오염되어 있다.

따라서 미용실은 온도와 습도가 적당해야 하며, 통풍이 잘되어야 함은 물론 나쁜 냄새가 나서도 안 된다. 외부의 맑은 공기가 유입될 수 있도록 환기 장치를 설치하고, 에어컨으로 통풍 및 온도, 습도를 조절해 준다. 적정 실내온도는 여름엔 26~28℃, 겨울엔 18~20℃이다. 에어컨의 여과필터는 정기적으로 관리해야 한다.

(3) 감염방지

감염병에 감염된 사람은 다른 사람들에 대한 감염원이 되기 때문에 감기같은 어떤 감염병에 걸린 미용사들은 고객을 대상으로 일을 해서는 안 된다. 마찬가지로 분명한 감염병을 앓고 있는 고객들을 미용실에 있게 해서도 안 된다.

신체간의 접촉, 감염된 혈액 접촉 그리고 재채기, 기침 등을 통해 병원체가 침입하는 직접전파 방식의 감염병은 미용사들에게 있어서 가장 위험에 노출되어 있는 감염병이다.

따라서 접촉에 의해 감염을 막기 위해서 미용사는 여드름 제거와 같은 작업을 하는 동안에는 1회용 고무장갑이나 비닐장갑을 착용해야 한다.

7) 벽, 바닥과 가구청소

오염물질이 많이 묻어있는 바닥 표면을 중점적으로 청소하며, 벽은 더러워질 때마다 그리고 얼룩이 튀거나 쏟아질 때마다 오염물질을 즉시 제거하도록 하여야 한다. 바닥청소 시 마른 비질은 먼지를 일으켜 공기 중에 미생물이 퍼지도록 하므로 되도록이면 사용하지 않도록 하며 걸레나 막대걸레는 털거나 흔들지 않도록 한다. 탁자 위, 의자는 항상 깨끗이 닦아 정돈하고 거울은 얼룩이 생기지 않도록 한다. 샴푸대는 머리카락이 끼어있지 않도록 자주 제거해주며, 표면을 세제와 락스 등 소독제로 세척한다.

6. 미용실의 환경 위생 규칙

1) 살균기 내의 화학용액들을 자주 교환한다.
2) 미용 도구들은 사용할 때까지 살균용액 또는 건조한 자외선 살균기에 보관하도록 한다.
3) 고객에게 사용된 모든 도구들은 소독한다.
4) 사용하는 동안 모든 도구들은 위생적인 용기 안에 넣어 둔다.
5) 고객에게 작업을 하기 전후에 모든 수건과 다른 물건들을 위생 처리한다.
6) 고객들에게 사용하고 난 모든 설비들을 알코올이나 다른 소독 용액으로 적신 면패드로 닦아서 소독한다.
7) 모든 위생적인 영업들은 미용 위생 법규에 나온 규정들을 따라야 한다.
8) 모든 미용실은 밝고, 따뜻하고, 적절한 통풍으로 신선하며 깨끗하고, 위생적인 환경이 유지되어야 한다.
9) 미용실 안의 벽과, 커튼, 그리고 바닥을 자주 청소하여 청결을 유지해야 한다.

10) 모든 설비에는 흐르는 냉·온수가 공급되어야 하며, 마시는 물(일회용 물컵이 있는)과 같은 식수설비가 제공되어야 한다.
11) 모든 배관 설치물들은 적절하게 설치되고 유지되어야만 한다.
12) 건물 내에 쥐와 파리 그리고 다른 해충들이 없어야 한다.
13) 미용실이 요리와 숙소 등의 생활 공간으로 사용하지 않도록 한다.
14) 바닥에 떨어진 쓰레기는 즉시 주워서 밀폐된 용기 안에 두어야 하며, 쓰레기통은 자주 깨끗하게 비워 쓰레기가 없게 해야 한다.
15) 화장실은 청결을 유지하고 비눗물, 종이 수건, 휴지, 밀폐된 쓰레기통은 물론 화장지를 준비해 두어야 한다.
16) 미용사는 고객에게 시술을 시작하기 전, 후 그리고 화장실을 사용 하고 난 뒤에 손을 철저하게 씻고 소독해야 한다.
17) 새로 세탁한 수건과 종이 수건들은 고객들을 위해서 준비되어야 한다.
18) 깨끗한 수건을 고객들의 받침대에 하나 하나씩 두어야 한다.
19) 화장 케이프(cape)와 같은 플라스틱 제품을 사용할 때에는, 고객의 피부에 직접 닿지 않도록 해야 한다.
20) 자주 사용하는 분첩, 립스틱 용기, 얼굴에 사용하는 기구, 눈화장 시에 사용하는 면봉, 속눈썹을 칠하는 솔, 눈화장 연필과 솔, 이와 유사한 제품은 어떤 것이라도 반드시 소독해서 사용해야 한다.
21) 로션, 크림, 분말, 그리고 이와 유사한 화장품들은 깨끗한 밀폐용기 안에 두어야 한다. 용기 안에 있는 제품을 사용할 때에는 손가락이 아닌 주걱(spatula)을 사용해야 하며, 살균한 거즈 또는 화장용 스펀지로 로션과 분말을 바른다. 화장품 용기는 항상 뚜껑을 닫도록 하며, 용기안의 제품을 다 쓰더라도 다른 제품을 용기 안에 넣어서는 안된다.
22) 모든 더러워진 물건과 사용한 것들은 사용 후 즉시 작업장에서 치워야 한다. 사용한 물건과 사용하지 않은 위생적인 것들이 섞여서는 안된다.
23) 일단 고객이 착용한 가운이나 머리띠는 다시 세탁해서 소독이 될 때까지 다른 고객에게 사용하지 않도록 한다.
24) 피부 미용을 하거나 메이크업을 할 때 사용된 모든 도구들과 물건들은 세척하고 위생 처리하여 밀폐된 용기나 캐비넷 위생기 안에 보관한다.
25) 미용사는 작업을 하면서 자신의 얼굴이나 머리카락이 고객의 얼굴에 닿지 않도록 해야 한다. 또한 접촉이 필요해서 고객의 몸에 손을 대거나 미용 도구나 물건들에 접촉을 하기 전에는 손을 소독해야 한다.
26) 어떠한 애완동물도 미용실에 들어오는 것을 허용해서는 안 된다.

7. 소독약품 사용상의 주의 및 부작용

다음은 소독약품 사용 시에 발생될지도 모르는 소독약품에 대한 잠재적인 위험에 대한 표준 안전규칙이다.

1) 소독약품은 너무 많지 않은 적절한 양을 구입하며, 변질되는 것을 피하기 위하여 어둡고 건조하며 서늘한 곳에 보관한다.
2) 소독약품들을 혼합할 때에는 흘리지 않도록 주의하며, 용량을 잘 계산하도록 한다.
3) 소독약품을 혼합할 때에는 반드시 충분한 통풍이 되도록 하며, 안전을 위해 고무장갑과 보안경을 착용한다. 피부와 접촉하면 발진, 발적 등의 과민 증상을 일으킬 수 있으며, 눈에 들어갔을 경우에는 실명의 위험이 있으므로 즉시 물로 씻어 내고 전문의의 처치를 받도록 한다.
4) 모든 용기들은 내용물의 현황을 적어서 부착한 후 보관한다.
5) 각 제품에 적혀 있는 내용들을 자세히 읽고 지시 내용을 따른다.
6) 인체에 복용은 금지한다.
7) 소독제 원액의 증기는 눈, 호흡기 등의 점막을 자극하므로 흡입 또는 접촉되지 않도록 주의한다.
8) 건물 내부 등을 소독할 경우 보안경, 장갑, 마스크 등의 보호구를 착용하고, 단시간(30분 이내)에 작업을 끝낸다.
9) 원액은 반드시 용법대로 희석하여 사용하도록 한다.
10) 원액은 의류에 직접 묻지 않도록 주의하며 금속용기에 담지 않는다.
11) 어린이의 손에 닿지 않는 곳에 보관한다.
12) 약품을 취급하는 용기류는 항상 청결한 것을 이용한다.
13) 손 세척에 이용하는 희석액은 매일 새로운 용액으로 바꾼다.
14) 손 세척 방법은 설치장소, 사용한 사람 수, 사용자 손의 오염여부, 취급하는 방법(비누를 이용하여 흐르는 물에서 충분히 세척한 후 소독) 등에 따라 다르므로 주의한다.
15) 소독을 위해 기구를 담가 두는 희석수용액은 사용빈도에 따라 다르지만 매주 새로운 용액으로 바꾸도록 한다.

8. 이용기구 및 미용기구의 소독기준 및 방법

공중위생관리법시행규칙에서는 이용기구 및 미용기구의 소독기준 및 방법에 대해 구체적으로 그 기준을 제시하고 있다.

이용기구 및 미용기구의 소독기준 및 방법

Ⅰ. 일반기준

1. 자외선소독 : 1㎠당 85㎼ 이상의 자외선을 20분 이상 쬐어준다.
2. 건열멸균소독 : 섭씨 100℃ 이상의 건조한 열에 20분 이상 쐬어준다.
3. 증기소독 : 섭씨 100℃ 이상의 습한 열에 20분 이상 쐬어준다
4. 열탕소독 : 섭씨 100℃ 이상의 물속에 10분 이상 끓여준다.
5. 석탄산수소독 : 석탄산수(석탄산 3%, 물 97%의 수용액을 말한다)에 10분 이상 담가둔다.
6. 크레졸소독 : 크레졸수(크레졸 3%, 물 97%의 수용액을 말한다)에 10분 이상 담가둔다.
7. 에탄올소독 : 에탄올수용액(에탄올이 70%인 수용액을 말한다. 이하 이 호에서 같다)에 10분 이상 담가두거나 에탄올수용액을 머금은 면 또는 거즈로 기구의 표면을 닦아준다.

Ⅱ. 개별기준

이용기구 및 미용기구의 종류 · 재질 및 용도에 따른 구체적인 소독기준 및 방법은 보건복지부장관이 정하여 고시한다.

제3부

공중위생관리법

제17장 공중위생관리법

제1조 (목적) 이 법은 공중이 이용하는 영업의 위생관리등에 관한 사항을 규정함으로써 위생수준을 향상시켜 국민의 건강증진에 기여함을 목적으로 한다. 〈개정 2016.2.3.〉

[시행령] 제1조 (목적) 이 영은 「공중위생관리법」에서 위임된 사항과 그 시행에 관하여 필요한 사항을 규정함을 목적으로 한다. 〈개정 2005.11.1.〉

[시행규칙] 제1조 (목적) 이 규칙은 「공중위생관리법」 및 같은 법 시행령에서 위임된 사항과 그 시행에 관하여 필요한 사항을 규정함을 목적으로 한다. 〈개정 2005.11.1., 2015.1.30.〉

제2조 (정의) ① 이 법에서 사용하는 용어의 정의는 다음과 같다. 〈개정 2005.3.31., 2016.2.3.〉

1. "공중위생영업"이라 함은 다수인을 대상으로 위생관리서비스를 제공하는 영업으로서 숙박업·목욕장업·이용업·미용업·세탁업·건물위생관리업을 말한다.
2. "숙박업"이라 함은 손님이 잠을 자고 머물 수 있도록 시설 및 설비등의 서비스를 제공하는 영업을 말한다. 다만, 농어촌에 소재하는 민박등 대통령령이 정하는 경우를 제외한다.
3. "목욕장업"이라 함은 다음 각목의 어느 하나에 해당하는 서비스를 손님에게 제공하는 영업을 말한다. 다만, 숙박업 영업소에 부설된 욕실 등 대통령령이 정하는 경우를 제외한다.

가. 물로 목욕을 할 수 있는 시설 및 설비 등의 서비스

나. 맥반석·황토·옥 등을 직접 또는 간접 가열하여 발생되는 열기 또는 원적외선 등을 이용하여 땀을 낼 수 있는 시설 및 설비 등의 서비스

4. "이용업"이라 함은 손님의 머리카락 또는 수염을 깎거나 다듬는 등의 방법으로 손님의 용모를 단정하게 하는 영업을 말한다.
5. "미용업"이라 함은 손님의 얼굴·머리·피부등을 손질하여 손님의 외모를 아름답게 꾸미는 영업을 말한다.
6. "세탁업"이라 함은 의류 기타 섬유제품이나 피혁제품등을 세탁하는 영업을 말한다.
7. "건물위생관리업"이라 함은 공중이 이용하는 건축물·시설물등의 청결유지와 실내공기정화를 위한 청소등을 대행하는 영업을 말한다.

8. 삭제 〈2015.12.22.〉
② 제1항제2호 내지 제7호의 영업은 대통령령이 정하는 바에 의하여 이를 세분할 수 있다. 〈개정 2005.3.31〉

[시행령] 제2조 (적용제외 대상) ①「공중위생관리법」(이하 "법"이라 한다) 제2조제1항제2호 단서의 규정에 의하여 숙박업에서 제외되는 시설은 다음 각호와 같다. 〈개정 2005.3.18., 2005.11.1., 2006.8.4., 2009.12.15., 2011.12.30., 2016.3.22.〉

1. 「농어촌정비법」에 따른 농어촌민박사업용 시설
2. 「산림문화·휴양에 관한 법률」에 따라 자연휴양림 안에 설치된 시설
3. 「청소년활동진흥법」 제10조제1호에 의한 청소년 수련시설
4. 「관광진흥법」 제4조에 따라 등록한 외국인관광 도시민박업용 시설

② 법 제2조제1항제3호 단서의 규정에 의하여 목욕장업에서 제외되는 시설은 다음 각호와 같다. 〈개정 2005.11.1.〉

1. 숙박업 영업소에 부설된 욕실
2. 「체육시설의 설치·이용에 관한 법률」에 의한 종합체육시설업의 체온 관리실
3. 제1항 각호의 1에 해당하는 시설에 부설된 욕실

[시행령] 제3조 삭제 〈2016.8.2.〉

[시행령] 제4조 (숙박업 및 미용업의 세분) 법 제2조제2항에 따라 숙박업 및 미용업을 다음과 같이 세분한다. 〈개정 2013.9.26., 2014.10.15.〉

1. 숙박업
   가. 숙박업(일반): 손님이 잠을 자고 머물 수 있도록 시설(취사시설은 제외한다) 및 설비 등의 서비스를 제공하는 영업
   나. 숙박업(생활): 손님이 잠을 자고 머물 수 있도록 시설(취사시설을 포함한다) 및 설비 등의 서비스를 제공하는 영업
2. 미용업
   가. 미용업(일반): 파마·머리카락자르기·머리카락모양내기·머리피부손질·머리카락염색·머리감기, 의료기기나 의약품을 사용하지 아니하는 눈썹손질을 하는 영업
   나. 미용업(피부): 의료기기나 의약품을 사용하지 아니하는 피부상태분석·피부관리·제모(除毛)·눈썹손질을 하는 영업
   다. 미용업(손톱·발톱): 손톱과 발톱을 손질·화장(化粧)하는 영업
   라. 미용업(화장·분장): 얼굴 등 신체의 화장, 분장 및 의료기기나 의약품을 사용하지 아니하는 눈썹손질을 하는 영업
   마. 미용업(종합): 가목부터 라목까지의 업무를 모두 하는 영업

   [전문개정 2012.1.10.]

[시행령] **제5조** 삭제 〈2003.4.4.〉

제3조 (공중위생영업의 신고 및 폐업신고) ① 공중위생영업을 하고자 하는 자는 공중위생영업의 종류별로 보건복지부령이 정하는 시설 및 설비를 갖추고 시장·군수·구청장(자치구의 구청장에 한한다. 이하 같다)에게 신고하여야 한다. 보건복지부령이 정하는 중요사항을 변경하고자 하는 때에도 또한 같다. 〈개정 2008.2.29., 2010.1.18.〉

② 제1항의 규정에 의하여 공중위생영업의 신고를 한 자(이하 "공중위생영업자"라 한다)는 공중위생영업을 폐업한 날부터 20일 이내에 시장·군수·구청장에게 신고하여야 한다. 다만, 제11조에 따른 영업정지 등의 기간 중에는 폐업신고를 할 수 없다. 〈신설 2005.3.31., 2016.2.3.〉

③ 시장·군수·구청장은 공중위생영업자가 「부가가치세법」 제8조에 따라 관할 세무서장에게 폐업신고를 하거나 관할 세무서장이 사업자등록을 말소한 경우에는 신고 사항을 직권으로 말소할 수 있다. 〈신설 2016.2.3.〉

④ 제1항 및 제2항의 규정에 의한 신고의 방법 및 절차 등에 관하여 필요한 사항은 보건복지부령으로 정한다. 〈개정 2005. 3. 31., 2008. 2. 29., 2010. 1. 18., 2016. 2. 3., 2017. 12. 12.〉

[전문개정 2002.8.26.]

[제목개정 2005.3.31.]

[시행규칙] **제2조 (시설 및 설비기준)** 「공중위생관리법」(이하 "법"이라 한다) 제3조제1항에 따른 공중위생영업의 종류별 시설 및 설비기준은 별표 1과 같다. 〈개정 2005.11.1., 2015.7.2.〉

[별표 1] 〈개정 2018. 10. 5.〉

공중위생영업의 종류별 시설 및 설비기준(제2조 관련)

Ⅰ. 일반기준

1. 공중위생영업장은 독립된 장소이거나 공중위생영업 외의 용도로 사용되는 시설 및 설비와 분리되어야 한다.
2. 제1호에도 불구하고 영 제4조제2호 각 목에 해당하는 미용업을 2개 이상 함께 하는 경우(해당 미용업자의 명의로 각각 영업신고를 하거나 공동신고를 하는 경우를 포함한다)로서 각각의 영업에 필요한 시설 및 설비기준을 모두 갖춘 때에는 미용업의 영업장소를 각각 별도로 구획하지 아니하여도 된다.

Ⅱ. 개별기준

1. 숙박업

가. 숙박업(생활)은 취사시설과 환기를 위한 시설이나 창문을 설치하여야 한다.

나. 숙박업(생활)은 객실별로 욕실 또는 샤워실을 설치하여야 한다. 다만, 「관광진흥법 시행령」제2조제1항 제2호마목에 따른 호스텔업은 욕실 또는 샤워실을 공용으로 설치할 수 있다.

2. 목욕장업

가. 욕실·욕조 및 샤워기를 갖춘 목욕실과 탈의실, 발한실을 각각 설치하여야 한다. 다만, 법 제2조제1항

제3호가목에 따른 서비스만을 제공하는 영업을 하는 경우에는 발한실을 설치하지 아니할 수 있고, 법 제2조제1항제3호나목에 따른 서비스만을 제공하는 영업을 하는 경우에는 목욕실을 설치하지 아니할 수 있다.

나. 발한실 내에 발열기(맥반석 등을 직접 가열하여 발한을 돕는 시설 등을 말한다)를 설치하는 경우에는 그 주변에 방열 및 불연소재의 안전망을 설치하여야 한다.

다. 발한실, 편의시설(이·미용업소, 매점, 헬스클럽장, 음식점 등 목욕장을 이용하는 사람의 편의를 증진하기 위한 시설을 말하며, 화장실은 제외한다. 이하 같다) 및 휴식실(수면실 등 목욕장을 이용하는 사람의 휴식을 도모하기 위한 시설을 말한다. 이하 같다)은 실내가 잘 보이도록 하여야 하고, 밀실 형태로 구획하여서는 아니 된다. 이 경우 편의시설 및 휴식실에 관한 사항은 해당 시설을 설치하는 경우만 해당한다.

라. 탈의실과 목욕실은 남녀 구분하여 운용하여야 한다.

마. 목욕실·발한실·탈의실·편의시설 및 휴식실(해당시설을 설치하는 경우만 해당한다)은 각각 별도로 구획하여야 한다.

바. 욕조수를 순환하여 여과시키는 경우에는 자동유입기에 의한 염소소독장치 또는 오존장치를 설치하여야 한다.

사. 목욕실·발한실 및 탈의실 외의 시설에 무인감시카메라(CCTV)를 설치할 수 있으며, 무인감시카메라를 설치하는 경우에는 반드시 그 설치여부를 이용객이 잘 알아볼 수 있게 안내문을 게시하여야 한다.

3. 이용업

가. 이용기구는 소독을 한 기구와 소독을 하지 아니한 기구를 구분하여 보관할 수 있는 용기를 비치하여야 한다.

나. 소독기·자외선살균기 등 이용기구를 소독하는 장비를 갖추어야 한다.

다. 응접장소와 작업장소 또는 의자와 의자를 구획하는 커튼·칸막이 그 밖에 이와 유사한 장애물을 설치하여서는 아니된다.

라. 영업소 안에는 별실 그 밖에 이와 유사한 시설을 설치하여서는 아니된다.

4. 미용업

가. 미용업(일반), 미용업(손톱·발톱) 및 미용업(화장·분장)

(1) 미용기구는 소독을 한 기구와 소독을 하지 아니한 기구를 구분하여 보관할 수 있는 용기를 비치하여야 한다.

(2) 소독기·자외선살균기 등 미용기구를 소독하는 장비를 갖추어야 한다.

(3) 작업장소, 응접장소, 상담실 등을 분리하기 위해 칸막이를 설치할 수 있으나, 설치된 칸막이에 출입문이 있는 경우 출입문의 3분의 1 이상을 투명하게 하여야 한다. 다만, 탈의실의 경우에는 출입문을 투명하게 하여서는 아니 된다.

나. 미용업(피부) 및 미용업(종합)

(1) 삭제 〈2018. 10. 5.〉

(2) 미용기구는 소독을 한 기구와 소독을 하지 아니한 기구를 구분하여 보관할 수 있는 용기를 비치하여야 한다.

(3) 소독기·자외선살균기 등 미용기구를 소독하는 장비를 갖추어야 한다.

(4) 작업장소, 응접장소, 상담실 등을 분리하기 위해 칸막이를 설치할 수 있으나, 설치된 칸막이에 출입문이 있는 경우 출입문의 3분의 1 이상을 투명하게 하여야 한다. 다만, 탈의실의 경우에는 출입문을 투명하게 하여서는 아니 된다.

(5) 작업장소 내 베드와 베드 사이에 칸막이를 설치할 수 있으나, 설치된 칸막이에 출입문이 있는 경우 그 출입문의 3분의 1 이상은 투명하게 하여야 한다.

5. 세탁업

세탁용약품을 보관할 수 있는 견고한 보관함을 설치하여야 한다. 다만, 세탁용품을 따로 보관할 수 있는 창고 등이 있는 경우에는 그러하지 아니하다.

6. 건물위생관리업
가. 건축물 바닥을 닦고 광택을 내는 지름 25cm 이상의 마루광택기를 2대 이상 비치하여야 한다.
나. 진공청소기(집수 및 집진용)를 2대 이상 비치하여야 한다.
다. 업무수행에 필요한 안전벨트·안전모 및 로프를 갖추어야 한다.
라. 먼지, 일산화탄소, 이산화탄소를 측정하는 측정장비를 갖추어야 한다. 다만, 「건축법」 제2조제2항에 따른 업무시설 용도의 건축물로서 연면적 3천제곱미터 미만의 건축물 또는 같은 조 같은 항에 따른 2 이상의 용도에 사용되는 건축물로서 연면적 2천제곱미터 미만의 건축물을 청소하는 경우에는 그러하지 아니하다.

[시행규칙] 제3조(공중위생영업의 신고) ① 법 제3조제1항에 따라 공중위생영업의 신고를 하려는 자는 제2조에 따른 공중위생영업의 종류별 시설 및 설비기준에 적합한 시설을 갖춘 후 별지 제1호서식의 신고서(전자문서로 된 신고서를 포함한다)에 다음 각 호의 서류를 첨부하여 시장·군수·구청장(자치구의 구청장을 말한다. 이하 같다)에게 제출하여야 한다. 〈개정 2005.6.8., 2007.1.26., 2008.6.13., 2008.6.30., 2011.2.10., 2014.9.1., 2015.7.2.〉
1. 영업시설 및 설비개요서
2. 교육필증(법 제17조제2항에 따라 미리 교육을 받은 경우에만 해당한다)
3. 삭제 〈2012.6.29.〉
4. 「국유재산법 시행규칙」 제14조제3항에 따른 국유재산 사용허가서(국유철도 정거장 시설 또는 군사시설에서 영업하려는 경우에만 해당한다)
5. 철도사업자(도시철도사업자를 포함한다)와 체결한 철도시설 사용계약에 관한 서류(국유철도외의 철도 정거장 시설에서 영업하려고 하는 경우에만 해당한다)
6. 「다중이용업소의 안전관리에 관한 특별법」 제9조제5항에 따라 소방본부장 또는 소방서장이 발급하는 안전시설등 완비증명서(「다중이용업소의 안전관리에 관한 특별법 시행령」 제2조제4호에 해당하는 목욕장업을 하려는 경우에만 해당한다)

② 제1항에 따라 신고서를 제출받은 시장·군수·구청장은 「전자정부법」 제36조제1항에 따른 행정정보의 공동이용을 통하여 다음 각 호의 서류를 확인하여야 한다. 다만, 제3호·제3호의2 및 제4호의 경우 신고인이 확인에 동의하지 아니하는 경우에는 그 서류를 첨부하도록 하여야 한다. 〈신설 2007.1.26., 2008.6.13., 2009.5.15., 2010.9.1., 2012.6.29., 2016.8.4.〉
1. 건축물대장
2. 토지이용계획확인서
3. 전기안전점검확인서(「전기사업법」 제66조의2제1항에 따른 전기안전점검을 받아야 하는 경우에만 해당한다)
3의2. 액화석유가스 사용시설 완성검사증명서(「액화석유가스의 안전관리 및 사업법」 제44조제2항에 따라 액화석유가스 사용시설의 완성검사를 받아야 하는 경우만 해당한다)
4. 면허증(이용업·미용업의 경우에만 해당한다)

③ 제1항에 따른 신고를 받은 시장·군수·구청장은 즉시 별지 제2호서식의 영업신고증을 교부하고, 별지 제3호서식의 신고관리대장(전자문서를 포함한다)을 작성·관리하여야 한다.

〈개정 2007.1.26, 2008.6.13, 2008.6.30〉

④ 제1항에 따른 신고를 받은 시장 · 군수 · 구청장은 해당 영업소의 시설 및 설비에 대한 확인이 필요한 경우에는 영업신고증을 교부한 후 30일 이내에 확인하여야 한다. 〈신설 2008. 6. 30., 2018. 10. 5.〉

⑤ 법 제3조제1항에 따라 공중위생영업의 신고를 한 자가 제3항에 따라 교부받은 영업신고증을 잃어버렸거나 헐어 못 쓰게 되어 재교부 받으려는 경우에는 별지 제4호서식의 영업신고증 재교부신청서를 시장·군수·구청장에게 제출하여야 한다. 이 경우 영업신고증이 헐어 못쓰게 된 경우에는 못 쓰게 된 영업신고증을 첨부하여야 한다. 〈개정 2015.7.2.〉

[전문개정 2003.6.7.]

[시행규칙] 제3조의2(변경신고) ① 법 제3조제1항 후단에서 "보건복지부령이 정하는 중요사항"이란 다음 각 호의 사항을 말한다. 〈개정 2005.11.1., 2008.3.3., 2008.6.13., 2010.3.19., 2012.12.11., 2015.7.2.〉

1. 영업소의 명칭 또는 상호
2. 영업소의 소재지
3. 신고한 영업장 면적의 3분의 1 이상의 증감
4. 대표자의 성명 또는 생년월일
5.「공중위생관리법 시행령」(이하 "영"이라 한다) 제4조제1호 각 목에 따른 숙박업 업종 간 변경
6. 영 제4조제2호 각 목에 따른 미용업 업종 간 변경

② 법 제3조제1항 후단에 따라 변경신고를 하려는 자는 별지 제5호서식의 영업신고사항 변경신고서(전자문서로 된 신고서를 포함한다)에 다음 각 호의 서류를 첨부하여 시장·군수·구청장에게 제출하여야 한다. 〈개정 2005.6.8, 2007.1.26, 2008.6.13, 2012.6.29〉

1. 영업신고증(신고증을 분실하여 영업신고사항 변경신고서에 분실 사유를 기재하는 경우에는 첨부하지 아니한다)
2. 변경사항을 증명하는 서류

③ 제2항에 따라 변경신고서를 제출받은 시장·군수·구청장은 「전자정부법」 제36조제1항에 따른 행정정보의 공동이용을 통하여 다음 각 호의 서류를 확인하여야 한다. 다만, 제3호·제3호의2 및 제4호의 경우 신고인이 확인에 동의하지 아니하는 경우에는 그 서류를 첨부하도록 하여야 한다. 〈신설 2007.1.26., 2008.6.13., 2009.5.15., 2010.9.1., 2012.6.29., 2012.12.11., 2015.7.2., 2016.8.4.〉

1. 건축물대장
2. 토지이용계획확인서
3. 전기안전점검확인서(「전기사업법」 제66조의2제1항에 따른 전기안전점검을 받아야 하는 경우에만 해당한다)

3의2. 액화석유가스 사용시설 완성검사증명서(「액화석유가스의 안전관리 및 사업법」 제44조제2항에 따라 액화석유가스 사용시설의 완성검사를 받아야 하는 경우만 해당한다)

4. 면허증(이용업 및 미용업의 경우에만 해당한다)

④ 제2항에 따른 신고를 받은 시장·군수·구청장은 영업신고증을 고쳐 쓰거나 재교부하여야 한다. 다만, 변경신고사항이 제1항제5호 또는 제6호에 해당하는 경우에는 변경신고한 영업소의 시설 및 설비 등을 변경신고를 받은 날부터 15일 이내에 확인하여야 한다. 〈개정 2007.1.26, 2008.6.13., 2012.12.11.〉

[본조신설 2003.6.7.]

[시행규칙] 제3조의3 (공중위생영업의 폐업신고) ①법 제3조제2항 본문에 따라 폐업신고를 하려는 자는 별지 제5호의2서식의 신고서(전자문서로 된 신고서를 포함한다)를 시장·군수·구청장에게 제출하여야 한다. 〈개정 2015.1.5., 2016.8.4.〉

② 제1항에 따른 폐업신고를 하려는 자가 「부가가치세법」 제8조제6항에 따른 폐업신고를 같이 하려는 경우에는 제1항에 따른 폐업신고서에 「부가가치세법 시행규칙」 별지 제9호서식의 폐업신고서를 함께 제출하여야 한다. 이 경우 시장·군수·구청장은 함께 제출받은 폐업신고서를 지체 없이 관할 세무서장에게 송부(정보통신망을 이용한 송부를 포함한다. 이하 이 조에서 같다)하여야 한다. 〈신설 2015.1.5.〉

③ 관할 세무서장이 「부가가치세법 시행령」 제13조제5항에 따라 같은 조 제1항에 따른 폐업신고를 받아 이를 해당 시장·군수·구청장에게 송부한 경우에는 제1항에 따른 폐업신고서가 제출된 것으로 본다. 〈신설 2015.1.5.〉

[전문개정 2008.6.13.]

제3조의2 (공중위생영업의 승계) ① 공중위생영업자가 그 공중위생영업을 양도하거나 사망한 때 또는 법인의 합병이 있는 때에는 그 양수인·상속인 또는 합병후 존속하는 법인이나 합병에 의하여 설립되는 법인은 그 공중위생영업자의 지위를 승계한다. 〈개정 2005.3.31.〉

② 민사집행법에 의한 경매, 「채무자 회생 및 파산에 관한 법률」에 의한 환가나 국세징수법·관세법 또는 「지방세징수법」에 의한 압류재산의 매각 그 밖에 이에 준하는 절차에 따라 공중위생영업 관련시설 및 설비의 전부를 인수한 자는 이 법에 의한 그 공중위생영업자의 지위를 승계한다. 〈개정 2005.3.31., 2010.3.31., 2016.12.27.〉

③ 제1항 또는 제2항의 규정에 불구하고 이용업 또는 미용업의 경우에는 제6조의 규정에 의한 면허를 소지한 자에 한하여 공중위생영업자의 지위를 승계할 수 있다.

④ 제1항 또는 제2항의 규정에 의하여 공중위생영업자의 지위를 승계한 자는 1월 이내에 보건복지부령이 정하는 바에 따라 시장·군수 또는 구청장에게 신고하여야 한다. 〈개정 2008.2.29., 2010.1.18.〉

[본조신설 2002.8.26.]

[시행규칙] 제3조의4 (영업자의 지위승계신고) ①법 제3조의2제4항에 따라 영업자의 지위승계신고를 하려는 자는 별지 제6호서식의 영업자지위승계신고서에 다음 각 호의 구분에 따른 서류를 첨부하여 시장·군수·구청장에게 제출하여야 한다. 〈개정 2005. 6. 8., 2006. 7. 3., 2008. 6. 13., 2017. 7. 28.〉

1. 영업양도의 경우 : 양도·양수를 증명할 수 있는 서류 사본
2. 상속의 경우 : 「가족관계의 등록 등에 관한 법률」 제15조제1항에 따른 가족관계증명서 및 상속인임을 증명할 수 있는 서류
3. 제1호 및 제2호외의 경우 : 해당 사유별로 영업자의 지위를 승계하였음을 증명할 수 있는 서류

② 삭제 〈2008.6.13〉

[본조신설 2003.6.7.]

[제3조의3에서 이동 〈2005.11.1.〉]

제4조 (공중위생영업자의 위생관리의무등) ① 공중위생영업자는 그 이용자에게 건강상 위해요인이 발생하지 아니하도록 영업관련 시설 및 설비를 위생적이고 안전하게 관리하여야 한다.

② 목욕장업을 하는 자는 다음 각호의 사항을 지켜야 한다. 이 경우 세부기준은 보건복지부령으로 정한다. 〈개정 2005.3.31., 2008.2.29., 2010.1.18.〉

1. 제2조제1항제3호 가목의 서비스를 제공하는 경우 : 목욕장의 수질기준 및 수질검사방법 등 수질 관리에 관한 사항
2. 제2조제1항제3호 나목의 서비스를 제공하는 경우 : 위생기준 등에 관한 사항

③ 이용업을 하는 자는 다음 각호의 사항을 지켜야 한다. 〈개정 2008.2.29., 2008.3.28., 2010.1.18.〉

1. 이용기구는 소독을 한 기구와 소독을 하지 아니한 기구로 분리하여 보관하고, 면도기는 1회용 면도날만을 손님 1인에 한하여 사용할 것. 이 경우 이용기구의 소독기준 및 방법은 보건복지부령으로 정한다.
2. 이용사면허증을 영업소안에 게시할 것
3. 이용업소표시등을 영업소 외부에 설치할 것

④ 미용업을 하는 자는 다음 각호의 사항을 지켜야 한다. 〈개정 2008.2.29., 2010.1.18.〉

1. 의료기구와 의약품을 사용하지 아니하는 순수한 화장 또는 피부미용을 할 것
2. 미용기구는 소독을 한 기구와 소독을 하지 아니한 기구로 분리하여 보관하고, 면도기는 1회용 면도날만을 손님 1인에 한하여 사용할 것. 이 경우 미용기구의 소독기준 및 방법은 보건복지부령으로 정한다.
3. 미용사면허증을 영업소안에 게시할 것

⑤ 세탁업을 하는 자는 세제를 사용함에 있어서 국민건강에 유해한 물질이 발생되지 아니하도록 기계 및 설비를 안전하게 관리하여야 한다. 이 경우 유해한 물질이 발생되는 세제의 종류와 기계 및 설비의 안전관리에 관하여 필요한 사항은 보건복지부령으로 정한다. 〈개정 2008.2.29., 2010.1.18.〉

⑥ 건물위생관리업을 하는 자는 사용장비 또는 약제의 취급시 인체의 건강에 해를 끼치지 아니하도록 위생적이고 안전하게 관리하여야 한다. 〈개정 2016.2.3.〉

⑦ 제1항 내지 제6항의 규정에 의하여 공중위생영업자가 준수하여야 할 위생관리기준 기타 위생관리서비스의 제공에 관하여 필요한 사항으로서 그 각항에 규정된 사항외의 사항 및

감염병환자 기타 함께 출입시켜서는 아니되는 자의 범위와 목욕장내에 둘 수 있는 종사자의 범위등 건전한 영업질서유지를 위하여 영업자가 준수하여야 할 사항은 보건복지부령으로 정한다. 〈개정 2005.3.31., 2008.2.29., 2009.12.29., 2010.1.18.〉

[시행규칙] **제4조 (목욕장 욕수의 수질기준 등)** 법 제4조제2항의 규정에 의한 목욕장 욕수의 수질기준과 수질검사방법 등은 별표 2와 같다.

[별표 2] 〈개정 2014.7.1〉

목욕장 욕수의 수질기준과 수질검사방법 등(제4조관련)

Ⅰ. 욕수의 수질기준

1. 원수
   가. 색도는 5도 이하로 하여야 한다.
   나. 탁도는 1NTU(Nephelometric Turbidity Unit) 이하로 하여야 한다.
   다. 수소이온농도는 5.8 이상 8.6 이하로 하여야 한다.
   라. 과망간산칼륨 소비량은 10mg/l 이하가 되어야 한다.
   마. 총대장균군은 100ml 중에서 검출되지 아니하여야 한다.
2. 욕조수
   가. 탁도는 1.6NTU(Nephelometric Turbidity Unit) 이하로 하여야 한다. 이 경우 다른 법령에 의하여 목욕장에서 사용할 수 있도록 허가받은 제품을 첨가한 때에는 당해 제품에서 발생한 탁도는 계산하지 아니한다.
   나. 과망간산칼륨 소비량은 25mg/l 이하가 되어야 한다.
   다. 대장균군은 1ml 중에서 1개를 초과하여 검출되지 아니하여야 한다. 이 경우 평판마다 30개 이하의 균체의 군락이 형성되었을 때는 원액을 접종한 평판의 균체의 군락을 평균하며, 기재는 반드시 1ml 중 몇 개라고 표시한다.
3. 해수를 욕수로 하는 경우

화학적 산소 요구량(COD)(mg/L)		수소이온농도(PH)	총대장균군 (총대장균군수/100mL)
원수	욕조수		
2 이하	4 이하	7.8 ~ 8.3	1,000 이하

Ⅱ. 수질검사방법 등

1. 원수의 수질검사방법은 먹는물수질공정시험기준에 의한다. 다만, 욕조수의 대장균군검사는 「환경분야 시험·검사 등에 관한 법률」 제6조제1항에 따라 고시된 수질오염공정시험기준의 총대장균군-평판집락법에 따른다.
2. 욕조수의 대장균군을 검사하는 경우의 채수 방법은 욕조의 대각선(욕조에 대각선이 없는 경우에는 욕조의 양쪽 끝간의 거리가 긴 지점을 연결한 선을 말한다)을 기준으로 욕수를 3등분하여 물의 표면에서 같은 양의 욕수를 채수하되, 균일하게 혼합하여 1개의 시료로 사용한다.
3. 욕수의 수질검사에 필요한 시료를 채취하는 경우 이화학시험용은 1개의 용기에 2l 이상을 채취하여야 하고, 대장균군시험용은 멸균된 100ml 이상의 용기에 채취하되, 채취된 시료는 섭씨 10℃ 이하의 저온으

로 유지하여야 하고, 6시간 이내에 검사기관의 검사실에 도착하여야 한다.

[시행규칙] **제5조 (이·미용기구의 소독기준 및 방법)** 법 제4조제3항제1호 및 제4항제2호의 규정에 의한 이용기구 및 미용기구의 소독기준 및 방법은 별표 3과 같다.

[별표 3] 〈개정 2010.3.19.〉

이용기구 및 미용기구의 소독기준 및 방법(제5조관련)

Ⅰ. 일반기준

1. 자외선소독 : 1㎠당 85㎼ 이상의 자외선을 20분 이상 쬐어준다.
2. 건열멸균소독 : 섭씨 100℃ 이상의 건조한 열에 20분 이상 쐬어준다.
3. 증기소독 : 섭씨 100℃ 이상의 습한 열에 20분 이상 쐬어준다
4. 열탕소독 : 섭씨 100℃ 이상의 물속에 10분 이상 끓여준다.
5. 석탄산수소독 : 석탄산수(석탄산 3%, 물 97%의 수용액을 말한다)에 10분 이상 담가둔다.
6. 크레졸소독 : 크레졸수(크레졸 3%, 물 97%의 수용액을 말한다)에 10분 이상 담가둔다.
7. 에탄올소독 : 에탄올수용액(에탄올이 70%인 수용액을 말한다. 이하 이 호에서 같다)에 10분 이상 담가두거나 에탄올수용액을 머금은 면 또는 거즈로 기구의 표면을 닦아준다.

Ⅱ. 개별기준

이용기구 및 미용기구의 종류 · 재질 및 용도에 따른 구체적인 소독기준 및 방법은 보건복지부장관이 정하여 고시한다.

[시행규칙] **제6조(세제의 종류 등)** ① 법 제4조제5항에 따른 세제의 종류는 다음 각 호와 같다.

1. 퍼클로로에칠렌(Perchloroethylene)
2. 트리클로로에탄(Thrichloroethan)
3. 불소계용제
4. 석유계 용제

② 세탁업자가 제1항에 따른 세제를 사용하는 경우 국민건강에 유해한 물질이 발생되지 아니하도록 세탁물의 건조 시 용제를 회수할 수 있는 세탁용 기계를 설치·사용하거나 세탁물의 건조 시 용제를 회수할 수 있는 기계 또는 설비를 세탁용 기계와 별도로 설치·사용하여야 한다. 다만, 세탁업자가 제1항제4호에 따른 석유계 용제를 사용하는 경우에는 처리용량의 합계가 30㎏ 이상의 세탁용 기계를 설치한 경우만 해당한다.

[전문개정 2012.10.31.]

[시행규칙] **제7조 (공중위생영업자가 준수하여야 하는 위생관리기준 등)** 법 제4조제7항의 규정에 의하여 공중위생영업자가 건전한 영업질서유지를 위하여 준수하여야 하는 위생관리기준등은 별표 4와 같다.

[별표 4] 〈개정 2017.9.15.〉

공중위생영업자가 준수하여야 하는 위생관리기준 등(제7조관련)

1. 숙박업자

가. 객실·침구 등의 청결

(1) 객실·접객대·로비시설·복도·계단·욕실·샤워시설·세면시설 및 화장실 등에는 해충이 발생하지 아니하도록 매월 1회 이상 소독을 하여야 한다. 다만, 감염병의 예방 및 관리에 관한 법령이 정하는 바에 따라 소독을 하여야 하는 업소의 경우에는 관계법령이 정하는 바에 의한다.

(2) 요·이불·베개 등 침구의 포와 수건은 숙박자 1인이 사용할 때마다 세탁하여야 하며, 수시로 일광 그 밖의 방법에 따라 건조시켜야 한다.

(3) 객실의 물은 「식품위생법」 제14조에 따라 작성 · 보급되는 식품 등의 공전에 따른 접객용음용수 규격에 적합한 물이어야 하고, 깨끗한 용기에 담아 비치하여야 한다.

나. 욕실 등의 위생관리

욕조수는 별표 2의 Ⅰ. 수질기준중 제2호의 규정에 의한 기준에 적합하여야 한다.

다. 환기 및 조명

(1) 환기용 창 등은 수시로 개방하여 환기가 충분히 될 수 있도록 하여야 한다.

(2) 기계환기설비는 항상 가동될 수 있도록 하고, 수시로 가동시켜 환기가 충분히 될 수 있도록 하여야 한다.

(3) 객실·접객대 및 로비시설의 조명도는 75룩스(Lux) 이상이 되도록 유지하여야 하며, 복도·계단·욕실·샤워시설·세면시설 및 화장실의 조명도는 20룩스(복도 및 계단의 경우 심야에서 10룩스) 이상이 되도록 유지하여야 한다.

라. 그 밖의 준수사항

(1) 숙박영업자는 업소 내에 숙박업신고증을,접객대에 숙박요금표를 각각 게시하여야 하며, 게시된 숙박요금을 준수하여야 한다.

(2) 숙박업(생활)의 취사시설은 「도시가스사업법」, 「액화석유가스의 안전관리 및 사업법」, 「소방시설 설치·유지 및 안전관리에 관한 법률」 및 그 밖의 관계 법령에서 정하는 기준에 적합하게 설치·관리되어야 한다.

2. 목욕장업자

가. 목욕실 등의 청결

(1) 목욕실은 해충이 발생되지 아니하도록 매월 1회 이상 소독을 하여야 한다.

(2) 탈의실·옷장·목욕실·발한실·물통·깔판·휴게실·휴식실·현관 및 화장실 등은 매일 1회 이상, 배수시설 및 오수조는 수시로 청소하여야 한다.

(3) 수건·가운 및 대여복을 손님에게 제공할 때에는 반드시 세탁한 것을 제공하여야 한다.

(4) 빗을 비치할 경우에는 사용하지 아니한 것과 사용한 것을 각각 다른 용기에 넣어 보관하여야 하며, 사용한 빗은 소독하여야 한다.

(5) 부대설비로 좌욕기 및 훈증기 등을 설치하는 경우에는 손님 1인이 사용할 때마다 반드시 소독하여야 한다.

(6) 욕수는 매년 1회 이상 별표 2 Ⅱ에 따른 수질검사를 하여야 한다. 다만, 수돗물을 사용하는 경우에는 원수에 대한 수질검사를 하지 않을 수 있다.

(7) 목욕장 안의 먹는 물은 「식품위생법」 제14조에 따라 작성 · 보급되는 식품 등의 공전에 따른 접객용음용수 규격에 적합한 물이어야 한다.

나. 발한실 등의 안전관리

발한실 안에는 온도계를 비치하고, 발한실 안과 밖(입구 등)에 아래에 해당하는 사람에 대한 입욕 주의사항 등에 관한 내용이 포함된 게시문을 목욕장을 이용하는 사람이 알아보기 쉬운 크기와 형태로 붙여야 한다.

1) 감기에 걸렸거나 만 5세 미만 또는 전신 쇠약 증세의 어린이

2) 수축기 혈압이 180mmHg 이상인 사람
3) 백내장이 우려되거나 안면홍조증 환자
4) 노약자 · 임산부 · 고열환자 및 중증심장병 환자
5) 술을 마신 후 2시간 이내의 사람
6) 출혈을 많이 한 사람

다. 조명 및 환기

(1) 발한실·휴게실·탈의실·접객대·복도·계단·현관 및 화장실 그 밖에 입욕자가 직접 이용하는 장소의 조명도는 75룩스 이상이 유지되도록 하여야 한다.
(2) 휴식실·목욕실 및 세면시설의 조명도는 40룩스 이상이 유지되도록 하여야 한다.
(3) 목욕실·편의시설·휴게실 및 휴식실 등에는 실내공기를 정화할 수 있는 용량에 맞는 환풍시설 및 정화시설을 설치하거나 환기용 창을 설치하여야 한다.

라. 그 밖의 준수사항

(1) 다음에 해당되는 자를 출입시켜서는 아니된다.
(가) 감염병환자로 인정되는 자(온천수 또는 해수를 사용하는 목욕장으로서 환자의 요양을 위한 입욕시설에서 입욕하는 경우를 제외한다)
(나) 다른 사람의 목욕에 방해가 될 우려가 있다고 인정되는 정신질환자
(다) 음주 등으로 목욕장의 정상적인 이용이 곤란하다고 인정되는 자
(2) 목욕실 및 탈의실은 만 5세 이상의 남녀를 함께 입장시켜서는 아니된다.
(3) 목욕실·탈의실· 및 발한실에 종사하는 자는 남자목욕장의 경우에는 남자, 여자목욕장의 경우에는 여자에 한하여 종사하도록 하여야 한다. 다만, 영업시간 외에 목욕장의 시설 및 설비의 청소, 유지 또는 보수를 하는 경우에는 그러하지 아니하다.
(4) 목욕실·탈의실 및 발한실에 이성의 입욕보조행위를 하는 자를 두어서는 아니된다.
(5) 영업소 안에 목욕업신고증, 접객대에 목욕요금표를 게시하여야 한다.
(6) 삭제 〈2014.7.1〉
(7) 법 제2조제1항제3호 나목의 규정에 의한 서비스를 제공하는 목욕장업의 영업자가 남녀공용 발한실을 운영하고자 하는 경우에는 발한복을 착용한 뒤 출입하거나 이용할 수 있게 하여야 한다.
(8) 숙박에 이용되는 침구류 등을 비치하여서는 아니된다. 다만, 이용자의 일시적 수면이나 휴식을 위한 대형타월 및 베개 등은 비치할 수 있다.
(9) 삭제 〈2014.7.1〉
(10) 법 제2조제1항제3호나목에 따른 서비스를 제공하는 목욕장업으로서 24시간 영업을 하는 영업소의 경우에는 22:00시부터 05:00시까지 청소년(「청소년보호법」에서 정한 청소년을 말한다. 이하 같다)의 출입을 제한하여야 한다. 다만, 친권자 또는 후견인이 동행하거나 친권자 또는 후견인의 출입동의서를 받은 경우, 그 밖에 친권자를 대신하여 청소년을 보호하는 자, 「초·중등교육법」에 따른 소속 학교의 교원 또는 이에 준하여 청소년을 지도·감독할 수 있는 지위에 있는 자를 동반하는 경우에는 그러하지 아니하다.
(11) (10) 단서에 따른 친권자 또는 후견인의 출입동의서 기재사항은 다음과 같다.
(가) 청소년의 인적사항(성명·생년월일·주소)
(나) 출입 사유 및 출입 허용 일시
(다) 친권자 또는 후견인의 인적사항(성명·생년월일·주소·연락전화·청소년과의 관계) 및 서명
(라) 영업자의 확인 여부
(12) 영업소의 표시는 신고된 명칭(상호) 및 영업의 종류를 표시하여야 하며 다른 업종으로 오인될 우려가 있는 표시를 하여서는 아니된다.

3. 이용업자

가. 이용기구중 소독을 한 기구와 소독을 하지 아니한 기구는 각각 다른 용기에 넣어 보관하여야 한다.

나. 1회용 면도날은 손님 1인에 한하여 사용하여야 한다.
다. 영업장안의 조명도는 75룩스 이상이 되도록 유지하여야 한다.
라. 영업소 내부에 이용업 신고증 및 개설자의 면허증 원본을 게시하여야 한다.
마. 영업소 내부에 부가가치세, 재료비 및 봉사료 등이 포함된 요금표(이하 "최종지불요금표"라 한다)를 게시 또는 부착하여야 한다.
바. 마목에도 불구하고 신고한 영업장 면적이 66제곱미터 이상인 영업소의 경우 영업소 외부(출입문, 창문, 외벽면 등을 포함한다, 이하 같다)에도 손님이 보기 쉬운 곳에 「옥외광고물 등 관리법」에 적합하게 최종지불요금표를 게시 또는 부착하여야 한다. 이 경우 최종지불요금표에는 일부항목(3개 이상)만을 표시할 수 있다.
사. 3가지 이상의 이용서비스를 제공하는 경우에는 개별 이용서비스의 최종 지불가격 및 전체 이용서비스의 총액에 관한 내역서를 이용자에게 미리 제공하여야 한다. 이 경우 이용업자는 해당 내역서 사본을 1개월간 보관하여야 한다.

4. 미용업자
가. 점빼기·귓볼뚫기·쌍꺼풀수술·문신·박피술 그 밖에 이와 유사한 의료행위를 하여서는 아니된다.
나. 피부미용을 위하여 「약사법」에 따른 의약품 또는 「의료기기법」에 따른 의료기기를 사용하여서는 아니된다.
다. 미용기구중 소독을 한 기구와 소독을 하지 아니한 기구는 각각 다른 용기에 넣어 보관하여야 한다.
라. 1회용 면도날은 손님 1인에 한하여 사용하여야 한다.
마. 영업장안의 조명도는 75룩스 이상이 되도록 유지하여야 한다.
바. 영업소 내부에 미용업 신고증 및 개설자의 면허증 원본을 게시하여야 한다.
사. 영업소 내부에 최종지불요금표를 게시 또는 부착하여야 한다.
아. 사목에도 불구하고 신고한 영업장 면적이 66제곱미터 이상인 영업소의 경우 영업소 외부에도 손님이 보기 쉬운 곳에 「옥외광고물 등 관리법」에 적합하게 최종지불요금표를 게시 또는 부착하여야 한다. 이 경우 최종지불요금표에는 일부항목(5개 이상)만을 표시할 수 있다.
자. 3가지 이상의 미용서비스를 제공하는 경우에는 개별 미용서비스의 최종 지불가격 및 전체 미용서비스의 총액에 관한 내역서를 이용자에게 미리 제공하여야 한다. 이 경우 미용업자는 해당 내역서 사본을 1개월간 보관하여야 한다.

5. 세탁업자
가. 드라이크리닝용 세탁기는 유기용제의 누출이 없도록 항상 점검하여야 하고, 사용 중에 누출되지 아니하도록 하여야 한다.
나. 세탁물에는 세탁물의 처리에 사용된 세제·유기용제 또는 얼룩제거 약제가 남지 아니하도록 하여야 한다.
다. 세탁업자는 업소에 보관 중인 세탁물에 좀이나 곰팡이 등이 생성되지 않도록 위생적으로 관리하여야 한다.

6. 건물위생관리업자
가. 유기용제를 사용하여 얼룩제거 작업 등을 하는 경우에는 창문을 열고 작업하는 등 증발된 가스를 흡입하지 아니하도록 하고, 화재가 발생하지 아니하도록 주의하여야 한다.
나. 종사자에 대하여 사용장비 및 약제의 취급상의 주의사항과 취급요령을 교육하고 안전사고를 예방하도록 하여야 한다.

7. 삭제 〈2011.2.10〉

제5조 삭제 〈2015.12.22.〉

제5조(공중위생영업자의 불법카메라 설치 금지) 공중위생영업자는 영업소에 「성폭력범죄의 처벌 등에 관한 특례법」 제14조제1항에 위반되는 행위에 이용되는 카메라나 그 밖에 이와 유사한 기능을 갖춘 기계장치를 설치해서는 아니 된다.
[본조신설 2018. 12. 11.]
[시행일 : 2019. 6. 12.] 제5조

[시행규칙] **제8조** 삭제 〈2016.8.4.〉

제6조 (이용사 및 미용사의 면허 등) ①이용사 또는 미용사가 되고자 하는 자는 다음 각호의 1에 해당하는 자로서 보건복지부령이 정하는 바에 의하여 시장·군수·구청장의 면허를 받아야 한다. 〈개정 2001. 1. 29., 2002. 1. 19., 2005. 3. 31., 2007. 12. 14., 2008. 2. 29., 2010. 1. 18., 2013. 3. 23., 2018. 12. 11.〉
1. 전문대학 또는 이와 같은 수준 이상의 학력이 있다고 교육부장관이 인정하는 학교에서 이용 또는 미용에 관한 학과를 졸업한 자
1의2. 「학점인정 등에 관한 법률」 제8조에 따라 대학 또는 전문대학을 졸업한 자와 같은 수준 이상의 학력이 있는 것으로 인정되어 같은 법 제9조에 따라 이용 또는 미용에 관한 학위를 취득한 자
2. 고등학교 또는 이와 같은 수준의 학력이 있다고 교육부장관이 인정하는 학교에서 이용 또는 미용에 관한 학과를 졸업한 자
3. 교육부장관이 인정하는 고등기술학교에서 1년 이상 이용 또는 미용에 관한 소정의 과정을 이수한 자
4. 국가기술자격법에 의한 이용사 또는 미용사의 자격을 취득한 자

②다음 각호의 1에 해당하는 자는 이용사 또는 미용사의 면허를 받을 수 없다. 〈개정 2007. 12. 14., 2008. 2. 29., 2009. 12. 29., 2010. 1. 18., 2015. 12. 22., 2016. 2. 3., 2018. 12. 11.〉
1. 피성년후견인
2. 「정신건강증진 및 정신질환자 복지서비스 지원에 관한 법률」 제3조제1호에 따른 정신질환자. 다만, 전문의가 이용사 또는 미용사로서 적합하다고 인정하는 사람은 그러하지 아니하다.
3. 공중의 위생에 영향을 미칠 수 있는 감염병환자로서 보건복지부령이 정하는 자
4. 마약 기타 대통령령으로 정하는 약물 중독자
5. 제7조제1항제2호, 제4호, 제6호 또는 제7호의 사유로 면허가 취소된 후 1년이 경과되지 아니한 자

[시행령] **제6조 (마약외의 약물 중독자)** 법 제6조제2항제4호에서 "기타 대통령령으로 정하는 약물중독자"라 함은 대마 또는 향정신성의약품의 중독자를 말한다.

[시행규칙] 제9조(이용사 및 미용사의 면허) ① 법 제6조제1항에 따라 이용사 또는 미용사의 면허를 받으려는 자는 별지 제7호서식의 면허 신청서(전자문서로 된 신청서를 포함한다)에 다음 각 호의 서류를 첨부하여 시장·군수·구청장에게 제출하여야 한다. 〈개정 2008. 6. 13., 2011. 2. 10., 2012. 6. 29., 2017. 7. 28.〉

1. 법 제6조제1항제1호 및 제2호에 해당하는 자 : 졸업증명서 또는 학위증명서 1부
2. 법 제6조제1항제3호에 해당하는 자 : 이수증명서 1부
3. 법 제6조제2항제2호 본문에 해당되지 아니함을 증명하는 최근 6개월 이내의 의사의 진단서 또는 같은 호 단서에 해당하는 경우에는 이를 증명할 수 있는 전문의의 진단서 1부
4. 법 제6조제2항제3호 및 제4호에 해당되지 아니함을 증명하는 최근 6개월 이내의 의사의 진단서 1부
5. 최근 6개월 이내에 찍은 가로 3.5센티미터 세로 4.5센티미터의 탈모 정면 상반신 사진 2매

② 제1항에 따라 신청을 받은 시장·군수·구청장은 「전자정부법」 제36조제1항에 따른 행정정보의 공동이용을 통하여 다음 각 호의 서류를 확인하여야 한다. 다만, 신청인이 확인에 동의하지 아니하는 경우에는 해당 서류를 첨부하도록 하여야 한다. 〈개정 2012.6.29〉

1. 학점은행제학위증명(신청인이 법 제6조제1항제1호의2에 해당하는 사람인 경우에만 해당한다)
2. 국가기술자격취득사항확인서(신청인이 법 제6조제1항제4호에 해당하는 사람인 경우에만 해당한다)

③ 법 제6조제2항제3호에서 "보건복지부령이 정하는 자"란 「감염병의 예방 및 관리에 관한 법률」 제2조제4호에 따른 결핵(비감염성인 경우는 제외한다)환자를 말한다. 〈개정 2007.1.26, 2007.11.30, 2008.3.3, 2008.6.13, 2010.3.19, 2010.12.30〉

④ 시장·군수·구청장은 제1항에 따라 이용사 또는 미용사 면허증발급신청을 받은 경우에는 그 신청내용이 법 제6조에 따른 요건에 적합하다고 인정되는 경우에는 별지 제8호서식의 면허증을 교부하고, 별지 제9호서식의 면허등록관리대장(전자문서를 포함한다)을 작성·관리하여야 한다. 〈개정 2005.11.1, 2007.1.26, 2007.11.30., 2008.6.13〉

[전문개정 2003.6.7.]

[시행규칙] 제10조(면허증의 재교부 등) ① 이용사 또는 미용사는 면허증의 기재사항에 변경이 있는 때, 면허증을 잃어버린 때 또는 면허증이 헐어 못쓰게 된 때에는 면허증의 재교부를 신청할 수 있다. 〈개정 2012.6.29〉

②제1항의 규정에 의한 면허증의 재교부신청을 하고자 하는 자는 별지 제10호서식의 신청서(전자문서로 된 신청서를 포함한다)에 다음 각호의 서류(전자문서를 포함한다)를 첨부하여 시장·군수·구청장에게 제출하여야 한다. 〈개정 2003. 6. 7., 2005. 10. 17., 2005. 11. 1., 2011. 2. 10., 2015. 1. 30., 2016. 8. 4., 2017. 7. 28.〉

1. 면허증 원본(기재사항이 변경되거나 헐어 못쓰게 된 경우에 한한다)
2. 삭제 〈2007. 1. 26.〉
3. 삭제 〈2003. 6. 7.〉

4. 삭제 〈2003. 6. 7.〉

5. 최근 6개월 이내에 찍은 가로 3.5센티미터 세로 4.5센티미터의 탈모 정면 상반신 사진 2장

③ 면허증을 잃어버린 후 재교부받은 자가 그 잃어버린 면허증을 찾은 때에는 지체없이 관할 시장·군수·구청장에게 이를 반납하여야 한다. 〈개정 2005.11.1., 2015.1.30.〉

제6조의2(위생사의 면허 등) ① 위생사가 되려는 사람은 다음 각 호의 어느 하나에 해당하는 사람으로서 위생사 국가시험에 합격한 후 보건복지부장관의 면허를 받아야 한다.

1. 전문대학이나 이와 같은 수준 이상에 해당된다고 교육부장관이 인정하는 학교(보건복지부장관이 인정하는 외국의 학교를 포함한다. 이하 같다)에서 보건 또는 위생에 관한 교육과정을 이수한 사람
2. 「학점인정 등에 관한 법률」 제8조에 따라 전문대학을 졸업한 사람과 같은 수준 이상의 학력이 있는 것으로 인정되어 같은 법 제9조에 따라 보건 또는 위생에 관한 학위를 취득한 사람
3. 보건복지부장관이 인정하는 외국의 위생사 면허 또는 자격을 가진 사람

② 제1항에 따른 위생사 국가시험은 매년 1회 이상 보건복지부장관이 실시하며, 시험과목·시험방법·합격기준과 그 밖에 시험에 필요한 사항은 대통령령으로 정한다.

③ 보건복지부장관은 위생사 국가시험의 실시에 관한 업무를 「한국보건의료인국가시험원법」에 따른 한국보건의료인국가시험원에 위탁할 수 있다.

④ 위생사 국가시험에서 대통령령으로 정하는 부정행위를 한 사람에 대하여는 그 시험을 정지시키거나 합격을 무효로 한다.

⑤ 제4항에 따라 시험이 정지되거나 합격이 무효가 된 사람은 해당 위생사 국가시험 후에 치러지는 위생사 국가시험에 2회 응시할 수 없다.

⑥ 보건복지부장관은 위생사 면허를 부여하는 경우에는 보건복지부령으로 정하는 바에 따라 면허대장에 등록하고 면허증을 발급하여야 한다.

⑦ 다음 각 호의 어느 하나에 해당하는 사람은 위생사 면허를 받을 수 없다. 〈개정 2018. 12. 11.〉

1. 「정신건강증진 및 정신질환자 복지서비스 지원에 관한 법률」 제3조제1호에 따른 정신질환자. 다만, 전문의가 위생사로서 적합하다고 인정하는 사람은 그러하지 아니하다.
2. 「마약류 관리에 관한 법률」에 따른 마약류 중독자
3. 이 법, 「감염병의 예방 및 관리에 관한 법률」, 「검역법」, 「식품위생법」, 「의료법」, 「약사법」, 「마약류 관리에 관한 법률」 또는 「보건범죄 단속에 관한 특별조치법」을 위반하여 금고 이상의 실형을 선고받고 그 집행이 끝나지 아니하거나 그 집행을 받지 아니하기로 확정되지 아니한 사람

⑧ 제6항에 따른 면허의 등록, 수수료 및 면허증에 필요한 사항은 보건복지부령으로 정한다.

[본조신설 2016.2.3.]

제6조의2(위생사의 면허 등) ① 위생사가 되려는 사람은 다음 각 호의 어느 하나에 해당하는

사람으로서 위생사 국가시험에 합격한 후 보건복지부장관의 면허를 받아야 한다. 〈개정 2018. 12. 11.〉

1. 전문대학이나 이와 같은 수준 이상에 해당된다고 교육부장관이 인정하는 학교(보건복지부장관이 정하여 고시하는 인정기준에 해당하는 외국의 학교를 포함한다. 이하 같다)에서 보건 또는 위생에 관한 교육과정을 이수한 사람
2. 「학점인정 등에 관한 법률」 제8조에 따라 전문대학을 졸업한 사람과 같은 수준 이상의 학력이 있는 것으로 인정되어 같은 법 제9조에 따라 보건 또는 위생에 관한 학위를 취득한 사람
3. 외국의 위생사 면허 또는 자격(보건복지부장관이 정하여 고시하는 인정기준에 해당하는 면허 또는 자격을 말한다)을 가진 사람

② 제1항에 따른 위생사 국가시험은 매년 1회 이상 보건복지부장관이 실시하며, 시험과목·시험방법·합격기준과 그 밖에 시험에 필요한 사항은 대통령령으로 정한다.

③ 보건복지부장관은 위생사 국가시험의 실시에 관한 업무를 「한국보건의료인국가시험원법」에 따른 한국보건의료인국가시험원에 위탁할 수 있다.

④ 위생사 국가시험에서 대통령령으로 정하는 부정행위를 한 사람에 대하여는 그 시험을 정지시키거나 합격을 무효로 한다.

⑤ 제4항에 따라 시험이 정지되거나 합격이 무효가 된 사람은 해당 위생사 국가시험 후에 치러지는 위생사 국가시험에 2회 응시할 수 없다.

⑥ 보건복지부장관은 위생사 면허를 부여하는 경우에는 보건복지부령으로 정하는 바에 따라 면허대장에 등록하고 면허증을 발급하여야 한다.

⑦ 다음 각 호의 어느 하나에 해당하는 사람은 위생사 면허를 받을 수 없다. 〈개정 2018. 12. 11.〉

1. 「정신건강증진 및 정신질환자 복지서비스 지원에 관한 법률」 제3조제1호에 따른 정신질환자. 다만, 전문의가 위생사로서 적합하다고 인정하는 사람은 그러하지 아니하다.
2. 「마약류 관리에 관한 법률」에 따른 마약류 중독자
3. 이 법, 「감염병의 예방 및 관리에 관한 법률」, 「검역법」, 「식품위생법」, 「의료법」, 「약사법」, 「마약류 관리에 관한 법률」 또는 「보건범죄 단속에 관한 특별조치법」을 위반하여 금고 이상의 실형을 선고받고 그 집행이 끝나지 아니하거나 그 집행을 받지 아니하기로 확정되지 아니한 사람

⑧ 제6항에 따른 면허의 등록, 수수료 및 면허증에 필요한 사항은 보건복지부령으로 정한다.

[본조신설 2016. 2. 3.]

[시행일 : 2019. 12. 12.] 제6조의2제1항제1호, 제6조의2제1항제3호

[시행령] 제6조의2(위생사 국가시험의 시험방법 등) ① 보건복지부장관은 법 제6조의2제1항에 따른 위생사 국가시험(이하 "위생사 국가시험"이라 한다)을 실시하려는 경우에는 시험일시, 시험장소 및 시험과목 등 위생사 국가시험 시행계획을 시험실시 90일 전까지 공고하여야 한다. 다만, 시험장소의 경우에는 시험실시 30일 전까지 공고할 수 있다.

② 위생사 국가시험은 다음 각 호의 구분에 따라 필기시험과 실기시험으로 실시한다.
1. 필기시험: 다음 각 목의 시험과목에 대한 검정(檢定)
가. 공중보건학
나. 환경위생학
다. 식품위생학
라. 위생곤충학
마. 위생 관계 법령(「공중위생관리법」, 「식품위생법」, 「감염병의 예방 및 관리에 관한 법률」, 「먹는물관리법」, 「폐기물관리법」 및 「하수도법」과 그 하위법령)
2. 실기시험: 위생사 업무 수행에 필요한 지식 및 기술 등의 실기 방법에 따른 검정
③ 위생사 국가시험의 합격자 결정기준은 다음 각 호의 구분에 따른다.
1. 필기시험: 각 과목 총점의 40퍼센트 이상, 전 과목 총점의 60퍼센트 이상 득점한 사람
2. 실기시험: 실기시험 총점의 60퍼센트 이상 득점한 사람
④ 보건복지부장관은 위생사 국가시험을 실시할 때마다 시험과목에 대한 전문지식 또는 위생사 업무에 대한 풍부한 경험을 갖춘 사람 중에서 시험위원을 임명하거나 위촉한다. 이 경우 해당 시험위원에 대해서는 예산의 범위에서 수당과 여비를 지급할 수 있다.
⑤ 보건복지부장관은 법 제6조의2제3항에 따라 위생사 국가시험의 실시에 관한 업무를 「한국보건의료인국가시험원법」에 따른 한국보건의료인국가시험원에 위탁한다.
⑥ 법 제6조의2제4항에서 "대통령령으로 정하는 부정행위"란 다음 각 호의 어느 하나에 해당하는 행위를 말한다.
1. 대리시험을 의뢰하거나 대리로 시험에 응시하는 행위
2. 다른 수험생의 답안지를 보거나 본인의 답안지를 보여 주는 행위
3. 정보통신기기나 그 밖의 신호 등을 이용하여 해당 시험내용에 관하여 다른 사람과 의사소통하는 행위
4. 부정한 자료를 가지고 있거나 이용하는 행위
5. 그 밖의 부정한 수단으로 본인 또는 다른 사람의 시험 결과에 영향을 미치는 행위로서 보건복지부령으로 정하는 행위
⑦ 제1항부터 제6항까지에서 규정한 사항 외에 위생사 국가시험의 실시절차, 실시방법, 실시비용 및 업무위탁 등에 필요한 사항은 보건복지부장관이 정하여 고시한다.
[본조신설 2016.8.2.]

[시행규칙] 제11조(위생사 국가시험의 부정행위) 영 제6조의2제6항제5호에서 "보건복지부령으로 정하는 행위"란 다음 각 호의 어느 하나에 해당하는 행위를 말한다.
1. 시험 중 다른 수험자와 시험과 관련된 대화를 하는 행위
2. 답안지(실기작품을 포함한다)를 교환하는 행위
3. 시험 중 시험문제 내용과 관련된 물건을 휴대하여 사용하거나 이를 주고받는 행위
4. 시험장 내외의 자로부터 도움을 받고 답안지(실기작품을 포함한다)를 작성하는 행위
5. 미리 시험문제를 알고 시험을 치른 행위

6. 다른 수험자와 성명 또는 수험번호를 바꾸어 제출하는 행위

[본조신설 2016.8.4.]

[시행규칙] 제11조의2(위생사 면허증의 발급) ① 법 제6조의2제6항에 따라 위생사 면허를 받으려는 사람은 별지 제10호의2서식의 위생사 면허증 발급신청서(전자문서로 된 신청서를 포함한다)에 다음 각 호의 서류(전자문서를 포함한다)를 첨부하여 보건복지부장관에게 제출하여야 한다. 〈개정 2017. 7. 28.〉

1. 다음 각 목의 구분에 따른 서류
   가. 법 제6조의2제1항제1호에 해당하는 사람: 보건 또는 위생에 관한 이수증명서
   나. 법 제6조의2제1항제2호에 해당하는 사람: 보건 또는 위생에 관한 학위증명서 또는 졸업증명서
   다. 법 제6조의2제1항제3호에 해당하는 사람: 외국의 위생사 면허증 또는 자격증 사본
   라. 법률 제13983호 공중위생관리법 일부개정법률 부칙 제5조에 따라 위생사 국가시험에 응시하여 합격한 사람: 위생업무에 종사한 경력증명서
2. 법 제6조의2제7항제1호 본문에 해당하지 아니함을 증명하는 의사의 진단서 또는 같은 호 단서에 해당한다는 사실을 증명할 수 있는 전문의의 진단서
3. 법 제6조의2제7항제2호에 해당하지 아니함을 증명하는 의사의 진단서
4. 최근 6개월 이내에 찍은 가로 3.5센티미터 세로 4.5센티미터의 탈모 정면 상반신 사진 2장

② 보건복지부장관은 제1항에 따른 면허증의 발급 신청이 적합하다고 인정하는 경우에는 다음 각 호의 사항이 포함된 면허대장에 해당 사항을 등록하고, 별지 제10호의3서식의 위생사 면허증을 신청인에게 발급하여야 한다.

1. 면허번호 및 면허연월일
2. 성명·주소 및 주민등록번호
3. 위생사 국가시험 합격연월일
4. 면허취소 사유 및 취소연월일
5. 면허증 재교부 사유 및 재교부연월일
6. 그 밖에 보건복지부장관이 면허의 관리에 특히 필요하다고 인정하는 사항

[본조신설 2016.8.4.]

[시행규칙] 제11조의3(위생사 면허증 재발급) ① 위생사는 면허증을 잃어버리거나 못쓰게 된 경우에는 별지 제10호의4서식의 위생사 면허증 재발급 신청서(전자문서로 된 신청서를 포함한다)에 다음 각 호의 서류(전자문서를 포함한다)를 첨부하여 보건복지부장관에게 제출하여야 한다. 〈개정 2017. 7. 28.〉

1. 면허증 원본(면허증을 못쓰게 된 경우만 해당한다)
2. 분실사유서(면허증을 잃어버린 경우만 해당한다)
3. 최근 6개월 이내에 찍은 가로 3.5센티미터 세로 4.5센티미터의 탈모 정면 상반신 사진 2장

② 위생사 면허증을 잃어버린 후 재발급 받은 사람이 잃어버린 면허증을 찾은 때에는 지체없

이 보건복지부장관에게 그 면허증을 반납하여야 한다.
[본조신설 2016.8.4.]

[시행규칙] 제11조의4(위생사 면허 등에 관한 수수료) 법 제6조의2제6항에 따른 위생사 면허에 대한 수수료는 다음 각 호의 구분에 따른다. 이 경우 해당 수수료는 수입인지 또는 정보통신망을 이용하여 전자화폐 및 전자결제 등의 방법으로 납부한다.
1. 제11조의2에 따른 위생사 면허증 발급: 면제
2. 제11조의3 및 제12조의2에 따른 위생사 면허증 재발급·재부여: 2천원
3. 위생사 면허에 관한 증명: 500원. 다만, 정보통신망을 이용하여 신청하는 경우에는 해당 수수료를 면제한다.

[본조신설 2016.8.4.]

제7조 (이용사 및 미용사의 면허취소등) ①시장 · 군수 · 구청장은 이용사 또는 미용사가 다음 각 호의 1에 해당하는 때에는 그 면허를 취소하거나 6월 이내의 기간을 정하여 그 면허의 정지를 명할 수 있다. 다만, 제1호, 제2호, 제4호, 제6호 또는 제7호에 해당하는 경우에는 그 면허를 취소하여야 한다. 〈개정 2005. 3. 31., 2016. 2. 3., 2018. 12. 11.〉
1. 제6조제2항제1호
2. 제6조제2항제2호 내지 제4호에 해당하게 된 때
3. 면허증을 다른 사람에게 대여한 때
4. 「국가기술자격법」에 따라 자격이 취소된 때
5. 「국가기술자격법」에 따라 자격정지처분을 받은 때(「국가기술자격법」에 따른 자격정지처분 기간에 한정한다)
6. 이중으로 면허를 취득한 때(나중에 발급받은 면허를 말한다)
7. 면허정지처분을 받고도 그 정지 기간 중에 업무를 한 때
8. 「성매매알선 등 행위의 처벌에 관한 법률」이나 「풍속영업의 규제에 관한 법률」을 위반하여 관계 행정기관의 장으로부터 그 사실을 통보받은 때

②제1항의 규정에 의한 면허취소·정지처분의 세부적인 기준은 그 처분의 사유와 위반의 정도 등을 감안하여 보건복지부령으로 정한다. 〈개정 2008.2.29., 2010.1.18.〉

[시행령] 제7조 삭제 〈2003.4.4〉

[시행규칙] 제12조 (면허증의 반납 등) ① 법 제7조제1항의 규정에 의하여 면허가 취소되거나 면허의 정지명령을 받은 자는 지체없이 관할 시장·군수·구청장에게 면허증을 반납하여야 한다. 〈개정 2005.11.1〉

② 면허의 정지명령을 받은 자가 제1항의 규정에 의하여 반납한 면허증은 그 면허정지기간 동안 관할 시장·군수·구청장이 이를 보관하여야 한다 . 〈개정 2005.11.1〉

[시행규칙] 제19조 (행정처분기준) 법 제7조제1항 및 제11조제1항부터 제3항까지의 규정에 따른 행정처분의 기준은 별표 7과 같다. 〈개정 2017. 7. 28.〉

[별표 7] 〈개정 2018.10.5.〉

행정처분기준(제19조관련)

Ⅰ. 일반기준

1. 위반행위가 2 이상인 경우로서 그에 해당하는 각각의 처분기준이 다른 경우에는 그 중 중한 처분기준에 의하되, 2 이상의 처분기준이 영업정지에 해당하는 경우에는 가장 중한 정지처분기간에 나머지 각각의 정지처분기간의 2분의 1을 더하여 처분한다.
2. 행정처분을 하기 위한 절차가 진행되는 기간 중에 반복하여 같은 사항을 위반한 때에는 그 위반횟수마다 행정처분 기준의 2분의 1씩 더하여 처분한다.
3. 위반행위의 차수에 따른 행정처분기준은 최근 1년간(「성매매알선 등 행위의 처벌에 관한 법률」 제4조를 위반하여 관계 행정기관의 장이 행정처분을 요청한 경우에는 최근 3년간) 같은 위반행위로 행정처분을 받은 경우에 이를 적용한다. 이 경우 기간의 계산은 위반행위에 대하여 행정처분을 받은 날과 그 처분 후 다시 같은 위반행위를 하여 적발된 날(수거검사에 의한 경우에는 해당 검사결과를 처분청이 접수한 날을 말한다)을 기준으로 한다.
4. 제3호에 따라 가중된 행정처분을 하는 경우 가중처분의 적용 차수는 그 위반행위 전 행정처분 차수(제3호에 따른 기간 내에 행정처분이 둘 이상 있었던 경우에는 높은 차수를 말한다)의 다음 차수로 한다.
5. 행정처분권자는 위반사항의 내용으로 보아 그 위반정도가 경미하거나 해당위반사항에 관하여 검사로부터 기소유예의 처분을 받거나 법원으로부터 선고유예의 판결을 받은 때에는 Ⅱ. 개별기준에 불구하고 그 처분기준을 다음의 구분에 따라 경감할 수 있다.
   가. 영업정지 및 면허정지의 경우에는 그 처분기준 일수의 2분의 1의 범위안에서 경감할 수 있다.
   나. 영업장폐쇄의 경우에는 3월 이상의 영업정지처분으로 경감할 수 있다.
6. 영업정지 1월은 30일을 기준으로 하고, 행정처분기준을 가중하거나 경감하는 경우 1일 미만은 처분기준 산정에서 제외한다.

Ⅱ. 개별기준

1. 숙박업

위반행위	근거 법조문	행정처분기준			
		1차 위반	2차 위반	3차 위반	4차 이상 위반
가. 법 제3조제1항 전단에 따른 영업신고를 하지 않거나 시설과 설비기준을 위반한 경우	법 제11조 제1항제1호				
1) 영업신고를 하지 않은 경우		영업장 폐쇄명령			
2) 시설 및 설비기준을 위반한 경우		개선명령	영업정지 15일	영업정지 1월	영업장 폐쇄명령
나. 법 제3조제1항 후단에 따른 변경신	법 제11조제1항				

고를 하지 않은 경우	제2호				
1) 신고를 하지 않고 영업소의 명칭, 상호 또는 영업장 면적의 3분의 1 이상을 변경한 경우		경고 또는 개선명령	영업정지 15일	영업정지 1월	영업장 폐쇄명령
2) 신고를 하지 않고 영업소의 소재지를 변경한 경우		영업정지 1월	영업정지 2월	영업장 폐쇄명령	
다. 법 제3조의2제4항에 따른 지위승계신고를 하지 않은 경우	법 제11조제1항 제3호	경고	영업정지 10일	영업정지 1월	영업장 폐쇄명령
라. 법 제4조에 따른 공중위생영업자의 위생관리의무등을 지키지 않은 경우	법 제11조제1항 제4호				
1) 객실 및 침구 등의 청결을 유지하지 않거나 욕실 등의 위생관리를 준수하지 않은 경우		경고	영업정지 5일	영업정지 10일	영업장 폐쇄명령
2) 환기 또는 조명이 불량한 경우		개선명령	영업정지 5일	영업정지 10일	영업장 폐쇄명령
3) 업소내에 숙박업신고증을 게시하지 않거나 접객대에 숙박요금표를 게시하지 않은 경우 또는 게시한 숙박요금과 다른 요금을 받은 경우		경고 또는 개선명령	영업정지 5일	영업정지 10일	영업장 폐쇄명령
마. 법 제9조에 따른 보고를 하지 않거나 거짓으로 보고한 경우 또는 관계공무원의 출입, 검사 또는 공중위생영업 장부 또는 서류의 열람을 거부·방해하거나 기피한 경우	법 제11조제1항 제6호	영업정지 10일	영업정지 20일	영업정지 1월	영업장 폐쇄명령
바. 법 제10조에 따른 개선명령을 이행하지 않은 경우	법 제11조제1항 제7호	경고	영업정지 10일	영업정지 1월	영업장 폐쇄명령
사. 「성매매알선 등 행위의 처벌에 관한 법률」, 「풍속영업의 규제에 관한 법률」, 「청소년 보호법」, 「아동·청소년의 성보호에 관한 법률」 또는 「의료법」을 위반하여 관계 행정기관의 장으로부터 그 사실을 통보받은 경우	법 제11조제1항 제8호				
1) 업소에서 음란한 문서·도서·영화·음반·비디오물 그 밖에 물건(이하 "음란한 물건"이라 한다)을 반포·판매·대여하거나 이를 하게 하는 행위와 음란한 물건을 관람·열람하게 하는 행위 및 반포·판매·대여·관		영업정지 2월	영업정지 3월	영업장 폐쇄명령	

람·열람의 목적으로 음란한 물건을 진열 또는 보관한 경우					
2) 숙박자에게 성매매알선 등 행위 또는 음란행위를 하게 하거나 이를 알선 또는 제공한 경우		영업정지 3월	영업장 폐쇄명령		
3) 숙박자에게 도박 그 밖에 사행행위를 하게 한 경우		영업정지 1월	영업정지 2월	영업장 폐쇄명령	
4) 청소년에 대하여 이성혼숙을 하게 하는 등 풍기를 문란하게 하는 영업행위를 하거나 그를 목적으로 장소를 제공한 경우		영업정지 2월	영업정지 3월	영업장 폐쇄명령	
5) 무자격안마사로 하여금 안마사의 업무에 관한 행위를 하게 한 경우		영업정지 1월	영업정지 2월	영업장 폐쇄명령	
아. 영업정지처분을 받고도 그 영업정지 기간에 영업을 한 경우	법 제11조제2항	영업상 폐쇄명령			
자. 공중위생영업자가 정당한 사유 없이 6개월 이상 계속 휴업하는 경우	법 제11조제3항 제1호	영업장 폐쇄명령			
차. 공중위생영업자가 「부가가치세법」 제8조에 따라 관할 세무서장에게 폐업신고를 하거나 관할 세무서장이 사업자 등록을 말소한 경우	법 제11조제3항 제2호	영업장 폐쇄명령			

2. 목욕장업

위반행위	근거 법조문	행정처분기준			
		1차 위반	2차 위반	3차 위반	4차 이상 위반
가. 법 제3조제1항 전단에 따른 영업신고를 하지 않거나 시설과 설비기준을 위반한 경우	법 제11조제1항 제1호				
1) 영업신고를 하지 않은 경우		영업장 폐쇄명령			
2) 시설 및 설비기준을 위반한 경우		개선명령	영업정지 15일	영업정지 1월	영업장 폐쇄명령
나. 법 제3조제1항 후단에 따른 변경신고를 하지 않은 경우	법 제11조제1항 제2호				
1) 신고를 하지 않고 영업소의 명칭 및 상호 또는 영업장 면적의 3분의 1		경고 또는 개선명령	영업정지 15일	영업정지 1월	영업장 폐쇄명령

이상을 변경한 경우					
2) 신고를 하지 않고 영업소의 소재지를 변경한 경우		영업정지 1월	영업정지 2월	영업장 폐쇄명령	
다. 법 제3조의2제4항에 따른 지위승계신고를 하지 않은 경우	법 제11조제1항 제3호	경고	영업정지 10일	영업정지 1월	영업장 폐쇄명령
라. 법 제4조에 따른 공중위생영업자의 위생관리의무등을 지키지 않은 경우	법 제11조제1항 제4호				
1) 욕수의 수질기준에 적합하게 욕수를 유지하지 않은 경우		개선명령	영업정지 10일	영업정지 15일	영업장 폐쇄명령
2) 공중위생영업자가 준수하여야 하는 위생관리기준 등을 위반한 경우					
가) 목욕실 등의 청결을 유지하지 않은 경우		경고	영업정지 5일	영업정지 10일	영업장 폐쇄명령
나) 발한실의 안전관리를 하지 않은 경우 또는 조명기준을 준수하지 않은 경우		개선명령	영업정지 5일	영업정지 10일	영업장 폐쇄명령
다) 감염병환자로 인정되는 사람(온천수 또는 해수를 사용하는 목욕장으로서 환자의 요양을 위한 입욕시설에서 입욕하는 경우는 제외한다), 다른 사람의 목욕에 방해가 될 우려가 있다고 인정되는 정신질환자 또는 음주 등으로 목욕장의 정상적인 이용이 곤란하다고 인정되는 사람을 출입시킨 경우		경고	영업정지 5일	영업정지 10일	영업장 폐쇄명령
라) 목욕실 및 탈의실내에 만 5세 이상의 남녀를 함께 입장시킨 경우		경고	영업정지 5일	영업정지 10일	영업장 폐쇄명령
마) 목욕실 · 탈의실 및 발한실에 이성의 종사자를 둔 경우		영업정지1월	영업정지 2월	영업장 폐쇄명령	
바) 목욕실 · 탈의실 및 발한실에 이성의 입욕보조자를 둔 경우		영업장 폐쇄명령			
사) 목욕장업신고증 및 목욕요금표를 게시하지 않은 경우		경고 또는 개선명령	영업정지 5일	영업정지 10일	영업장 폐쇄명령
아) 숙박을 목적으로 침구류 등을 비치한 경우		경고 또는 개선명령	영업정지 10일	영업정지 1월	영업장 폐쇄명령

자) 22:00 이후부터 05:00까지 청소년을 출입시킨 때		경고	영업정지 10일	영업정지 1월	영업장 폐쇄명령
차) 신고된 명칭(상호) 및 영업 종류의 표시 외에 다른 업종으로 오인할 우려가 있는 표시를 한 때		개선명령	영업정지 1월	영업정지 3월	영업장 폐쇄명령
마. 법 제9조에 따른 보고를 하지 않거나 거짓으로 보고한 경우 또는 관계 공무원의 출입, 검사 또는 공중위생영업 장부 또는 서류의 열람을 거부·방해하거나 기피한 경우	법 제11조제1항제6호	영업정지 10일	영업정지 20일	영업정지 1월	영업장 폐쇄명령
바. 법 제10조에 따른 개선명령을 이행하지 않은 경우	법 제11조제1항제7호	경고	영업정지 10일	영업정지 1월	영업장 폐쇄명령
사. 「성매매알선 등 행위의 처벌에 관한 법률」, 「풍속영업의 규제에 관한 법률」, 「청소년 보호법」, 「아동·청소년의 성보호에 관한 법률」 또는 「의료법」을 위반하여 관계 행정 기관의 장으로부터 그 사실을 통보받은 경우	법 제11조제1항제8호				
1) 손님에게 성매매알선 등 행위 또는 음란행위를 하게 하거나 이를 알선 또는 제공한 경우		영업정지 3월	영업장 폐쇄명령		
2) 손님에게 도박 그 밖에 사행행위를 하게 한 경우		영업정지 1월	영업정지 2월	영업장 폐쇄명령	
3) 음란한 물건을 관람·열람하게 하거나 진열 또는 보관한 경우		경고	영업정지 15일	영업정지 1월	영업장 폐쇄명령
4) 무자격안마사로 하여금 안마사의 업무에 관한 행위를 하게 한 경우		영업정지 1월	영업정지 2월	영업장 폐쇄명령	
아. 영업정지처분을 받고 도 그 영업정지 기간에 영업을 한 경우	법 제11조제2항	영업장 폐쇄명령			
자. 공중위생영업자가 정당한 사유 없이 6개월 이상 계속 휴업하는 경우	법 제11조제3항제1호	영업장 폐쇄명령			
차. 공중위생영업자가 「부가가치세법」 제8조에 따라 관할 세무서장에게 폐업신고를 하거나 관할 세무서장이 사업자 등록을 말소한 경우	법 제11조제3항제2호	영업장 폐쇄명령			

3. 이용업

위반행위	근거 법조문	행정처분기준			
		1차 위반	2차 위반	3차 위반	4차 이상 위반
가. 법 제3조제1항 전단에 따른 영업신고를 하지 않거나 시설과 설비기준을 위반한 경우	법 제11조제1항 제1호				
1) 영업신고를 하지 않은 경우		영업장 폐쇄명령			
2) 시설 및 설비기준을 위반한 경우		개선명령	영업정지 15일	영업정지 1월	영업장 폐쇄명령
가) 응접장소와 작업장소 또는 의자와 의자를 구획하는 커튼·칸막이 그 밖에 이와 유사한 장애물을 설치한 경우		개선명령	영업정지 15일	영업정지 1월	영업장 폐쇄명령
나) 이용업소 안에 별실 그 밖에 이와 유사한 시설을 설치한 경우		영업정지 1월	영업정지 2월	영업장 폐쇄명령	
다) 그 밖에 시설 및 설비가 기준에 미달한 경우		개선명령	영업정지 15일	영업정지 1월	영업장 폐쇄명령
나. 법 제3조제1항 후단에 따른 변경신고를 하지 않은 경우	법 제11조제1항 제2호				
1) 신고를 하지 않고 영업소의 명칭 및 상호 또는 영업장 면적의 3분의 1 이상을 변경한 경우		경고 또는 개선명령	영업정지 15일	영업정지 1월	영업장 폐쇄명령
2) 신고를 하지 않고 영업소의 소재지를 변경한 경우		영업정지 1월	영업정지 2월	영업장 폐쇄명령	
다. 법 제3조의2제4항에 따른 지위승계신고를 하지 않은 경우	법 제11조제1항 제3호	경고	영업정지 10일	영업정지 1월	영업장 폐쇄명령
라. 법 제4조에 따른 공중위생영업자의 위생관리의무등을 지키지 않은 경우	법 제11조제1항 제4호				
1) 소독을 한 기구와 소독을 하지 않은 기구를 각각 다른 용기에 넣어 보관하지 아니하거나 1회용 면도날을 2인 이상의 손님에게 사용한 경우		경고	영업정지 5일	영업정지 10일	영업장 폐쇄명령
2) 이용업 신고증 및 면허증 원본을 게시하지 않거나 업소 내 조명도를 준수하지 않은 경우		경고 또는 개선명령	영업정지 5일	영업정지 10일	영업장 폐쇄명령

3) 별표 4 제3호사목 전단을 위반하여 개별 이용서비스의 최종 지불가격 및 전체 이용서비스의 총액에 관한 내역서를 이용자에게 미리 제공하지 않은 경우		경고	영업정지 5일	영업정지 10일	영업정지 1월
마. 법 제7조제1항 각 호의 어느 하나에 해당하는 면허 정지 및 면허 취소 사유에 해당하는 경우	법 제7조제1항				
1) 법 제6조제2항제1호부터 제4호까지에 해당하게 된 경우		면허취소			
2) 면허증을 다른 사람에게 대여한 경우		면허정지 3월	면허정지 6월	면허취소	
3) 「국가기술자격법」에 따라 이용사 자격이 취소된 경우		면허취소			
4) 「국가기술자격법」에 따라 자격정지처분을 받은 경우(「국가기술자격법」에 따른 자격정지처분 기간에 한정한다)		면허정지			
5) 이중으로 면허를 취득한 경우(나중에 발급받은 면허를 말한다)		면허취소			
6) 면허정지처분을 받고 도 그 정지 기간 중 업무를 한 경우		면허취소			
바. 법 제8조제2항을 위반하여 영업소 외의 장소에서 이용 업무를 한 경우	법 제11조제1항 제5호	영업정지 1월	영업정지 2월	영업장 폐쇄명령	
사. 법 제9조에 따른 보고를 하지 않거나 거짓으로 보고한 경우 또는 관계 공무원의 출입, 검사 또는 공중위생영업 장부 또는 서류의 열람을 거부·방해하거나 기피한 경우	법 제11조제1항 제6호	영업정지 10일	영업정지 20일	영업정지 1월	영업장 폐쇄명령
아. 법 제10조에 따른 개선명령을 이행하지 않은 경우	법 제11조제1항 제7호	경고	영업정지 10일	영업정지 1월	영업장 폐쇄명령
자. 「성매매알선 등 행위의 처벌에 관한 법률」, 「풍속영업의 규제에 관한 법률」, 「청소년 보호법」, 「아동·청소년의 성보호에 관한 법률」 또는 「의료법」을 위반하여 관계 행정기관의 장으로부터 그 사실을 통보받은 경우	법 제11조제1항 제8호				

1) 손님에게 성매매알선 등 행위 또는 음란행위를 하게 하거나 이를 알선 또는 제공한 경우					
가) 영업소		영업정지 3월	영업장 폐쇄명령		
나) 이용사		면허정지 3월	면허취소		
2) 손님에게 도박 그 밖에 사행행위를 하게 한 경우		영업정지 1월	영업정지 2월	영업장 폐쇄명령	
3) 음란한 물건을 관람 · 열람하게 하거나 진열 또는 보관한 경우		경고	영업정지 15일	영업정지 1월	영업장 폐쇄명령
4) 무자격안마사로 하여금 안마사의 업무에 관한 행위를 하게 한 경우		영업정지 1월	영업정지 2월	영업장 폐쇄명령	
차. 영업정지처분을 받고도 그 영업정지 기간에 영업을 한 경우	법 제11조제2항	영업장 폐쇄명령			
카. 공중위생영업자가 정당한 사유 없이 6개월 이상 계속 휴업하는 경우	법 제11조제3항 제1호	영업장 폐쇄명령			
타. 공중위생영업자가 「부가가치세법」 제8조에 따라 관할 세무서장에게 폐업신고를 하거나 관할 세무서장이 사업자 등록을 말소한 경우	법 제11조제3항 제2호	영업장 폐쇄명령			

4. 미용업

위반행위	근거 법조문	행정처분기준			
		1차 위반	2차 위반	3차 위반	4차 이상 위반
가. 법 제3조제1항 전단에 따른 영업신고를 하지 않거나 시설과 설비기준을 위반한 경우	법 제11조제1항 제1호				
1) 영업신고를 하지 않은 경우		영업장 폐쇄명령			
2) 시설 및 설비기준을 위반한 경우		개선명령	영업정지 15일	영업정지 1월	영업장 폐쇄명령
나. 법 제3조제1항 후단에 따른 변경신고를 하지 않은 경우	법 제11조제1항 제2호				
1) 신고를 하지 않고 영업소의 명칭 및 상호 또는 영업장 면적의 3분의 1 이상을 변경한 경우		경고 또는 개선명령	영업정지 15일	영업정지 1월	영업장 폐쇄명령

2) 신고를 하지 않고 영업소의 소재지를 변경한 경우		영업정지 1월	영업정지 2월	영업장 폐쇄명령	
다. 법 제3조의2제4항에 따른 지위승계신고를 하지 않은 경우	법 제11조제1항 제3호	경고	영업정지10일	영업정지1월	영업장 폐쇄명령
라. 법 제4조에 따른 공중위생영업자의 위생관리의무등을 지키지 않은 경우	법 제11조제1항 제4호				
1) 소독을 한 기구와 소독을 하지 않은 기구를 각각 다른 용기에 넣어 보관하지 않거나 1회용 면도날을 2인 이상의 손님에게 사용한 경우		경고	영업정지 5일	영업정지 10일	영업장 폐쇄명령
2) 피부미용을 위하여 「약사법」에 따른 의약품 또는 「의료기기법」에 따른 의료기기를 사용한 경우		영업정지 2월	영업정지 3월	영업장 폐쇄명령	
3) 점빼기 · 귓볼뚫기 · 쌍꺼풀수술 · 문신 · 박피술 그 밖에 이와 유사한 의료행위를 한 경우		영업정지 2월	영업정지 3월	영업장 폐쇄명령	
4) 미용업 신고증 및 면허증 원본을 게시하지 않거나 업소 내 조명도를 준수하지 않은 경우		경고 또는 개선명령	영업정지 5일	영업정지 10일	영업장 폐쇄명령
5) 별표 4 제4호자목 전단을 위반하여 개별 미용서비스의 최종 지불가격 및 전체 미용서비스의 총액에 관한 내역서를 이용자에게 미리 제공하지 않은 경우		경고	영업정지 5일	영업정지 10일	영업정지 1월
마. 법 제7조제1항 각 호의 어느 하나에 해당하는 면허 정지 및 면허 취소 사유에 해당하는 경우	법 제7조제1항				
1) 법 제6조제2항제1호부터 제4호까지에 해당하게 된 경우		면허취소			
2) 면허증을 다른 사람에게 대여한 경우		면허정지 3월	면허정지 6월	면허취소	
3) 「국가기술자격법」에 따라 자격이 취소된 경우		면허취소			
4) 「국가기술자격법」에 따라 자격정지처분을 받은 경우(「국가기술자격법」에 따른 자격정지처분 기간에 한정한다)		면허정지			
5) 이중으로 면허를 취득한 경우(나중에 발급받은 면허를 말한다)		면허취소			
6) 면허정지처분을 받고 도 그 정지		면허취소			

기간 중 업무를 한 경우					
바. 법 제8조제2항을 위반하여 영업소 외의 장소에서 미용 업무를 한 경우	법 제11조제1항 제5호	영업정지 1월	영업정지2월	영업장 폐쇄명령	
사. 법 제9조에 따른 보고를 하지 않거나 거짓으로 보고한 경우 또는 관계 공무원의 출입, 검사 또는 공중위생영업 장부 또는 서류의 열람을 거부·방해하거나 기피한 경우	법 제11조제1항 제6호	영업정지 10일	영업정지 20일	영업정지 1월	영업장 폐쇄명령
아. 법 제10조에 따른 개선명령을 이행하지 않은 경우	법 제11조제1항 제7호	경고	영업정지 10일	영업정지 1월	영업장 폐쇄명령
자. 「성매매알선 등 행위의 처벌에 관한 법률」, 「풍속영업의 규제에 관한 법률」, 「청소년 보호법」, 「아동·청소년의 성보호에 관한 법률」 또는 「의료법」을 위반하여 관계 행정기관의 장으로부터 그 사실을 통보받은 경우	법 제11조제1항 제8호				
1) 손님에게 성매매알선 등 행위 또는 음란행위를 하게 하거나 이를 알선 또는 제공한 경우					
가) 영업소		영업정지 3월	영업장 폐쇄명령		
나) 미용사		면허정지 3월	면허취소		
2) 손님에게 도박 그 밖에 사행행위를 하게 한 경우		영업정지 1월	영업정지 2월	영업장 폐쇄명령	
3) 음란한 물건을 관람·열람하게 하거나 진열 또는 보관한 경우		경고	영업정지 15일	영업정지 1월	영업장 폐쇄명령
4) 무자격안마사로 하여금 안마사의 업무에 관한 행위를 하게 한 경우		영업정지 1월	영업정지 2월	영업장 폐쇄명령	
차. 영업정지처분을 받고 도 그 영업정지 기간에 영업을 한 경우	법 제11조제2항	영업장 폐쇄명령			
카. 공중위생영업자가 정당한 사유 없이 6개월 이상 계속 휴업하는 경우	법 제11조제3항 제1호	영업장 폐쇄명령			
타. 공중위생영업자가 「부가가치세법」 제8조에 따라 관할 세무서장에게 폐업신고를 하거나 관할 세무서장이 사업자 등록을 말소한 경우	법 제11조제3항 제2호	영업장 폐쇄명령			

5. 세탁업

위반행위	근거 법조문	행정처분기준			
		1차 위반	2차 위반	3차 위반	4차 이상 위반
가. 법 제3조제1항 전단에 따른 영업신고를 하지 않거나 시설과 설비기준을 위반한 경우	법 제11조제1항 제1호				
1) 영업신고를 하지 않은 경우		영업장 폐쇄명령			
2) 시설 및 설비기준을 위반한 경우		개선명령	영업정지 15일	영업정지 1월	영업장 폐쇄명령
나. 법 제3조제1항 후단에 따른 변경신고를 하지 않은 경우	법 제11조제1항 제2호				
1) 신고를 하지 않고 영업소의 명칭 및 상호 또는 영업장 면적의 3분의 1 이상을 변경한 경우		경고 또는 개선명령	영업정지 15일	영업정지 1월	영업장 폐쇄명령
2) 신고를 하지 않고 영업소의 소재지를 변경한 경우		영업정지 1월	영업정지 2월	영업장 폐쇄명령	
다. 법 제3조의2제4항에 따른 지위승계신고를 하지 않은 경우	법 제11조제1항 제3호	경고	영업정지 10일	영업정지 1월	영업장 폐쇄명령
라. 법 제4조에 따른 공중위생영업자의 위생관리의무등을 지키지 않은 경우	법 제11조제1항 제4호				
1) 세제를 사용하는 세탁용 기계의 안전관리를 위하여 밀폐형이나 용제회수기가 부착된 세탁용기계 또는 회수건조기가 부착된 세탁용기계를 사용하지 아니한 경우		개선명령	영업정지 5일	영업정지 10일	영업장 폐쇄명령
2) 드라이크리닝용 세탁기의 유기용제 누출 및 세탁물에 사용된 세재 · 유기용제 또는 얼룩제거 약제가 남거나 좀이나 곰팡이 등이 생성된 경우		경고	영업정지 5일	영업정지10일	영업장 폐쇄명령
마. 법 제9조에 따른 보고를 하지 않거나 거짓으로 보고한 경우 또는 관계공무원의 출입, 검사 또는 공중위생영업 장부 또는 서류의 열람을 거부 · 방해하거나 기피한 경우	법 제11조제1항 제6호	영업정지 10일	영업정지 20일	영업정지 1월	영업장 폐쇄명령
바. 법 제10조에 따른 개선명령을 이행하지 않은 경우	법 제11조제1항 제7호	경고	영업정지 10일	영업정지 1월	영업장 폐쇄명령
사. 영업정지처분을 받고 도 그 영업정지 기간에 영업을 한 경우	법 제11조제2항	영업장 폐쇄명령			
아. 공중위생영업자가 정당한 사유 없이 6개월 이상 계속 휴업하는 경우	법 제11조제3항 제1호	영업장 폐쇄명령			

자. 공중위생영업자가 「부가가치세법」 제8조에 따라 관할 세무서장에게 폐업 신고를 하거나 관할 세무서장이 사업자 등록을 말소한 경우	법 제11조제3항 제2호	영업장 폐쇄명령			

6. 건물위생관리업

위반행위	근거 법조문	행정처분기준			
		1차 위반	2차 위반	3차 위반	4차 이상 위반
가. 법 제3조제1항 전단에 따른 영업신고를 하지 않거나 시설과 설비기준을 위반한 경우	법 제11조제1항 제1호				
1) 영업신고를 하지 않은 경우		영업장 폐쇄명령			
2) 시설 및 설비기준을 위반한 경우		개선명령	영업정지 15일	영업정지 1월	영업장 폐쇄명령
나. 법 제3조제1항 후단에 따른 변경신고를 하지 않은 경우	법 제11조제1항 제2호				
1) 신고를 하지 않고 영업소의 명칭 및 상호 또는 영업장 면적의 3분의 1 이상을 변경한 경우		경고 또는 개선명령	영업정지 15일	영업정지 1월	영업장 폐쇄명령
2) 신고를 하지 않고 영업소의 소재지를 변경한 경우		영업정지 1월	영업정지 2월	영업장 폐쇄명령	
다. 법 제3조의2제4항에 따른 지위승계신고를 하지 않은 경우	법 제11조제1항 제3호	경고	영업정지 10일	영업정지 1월	영업장 폐쇄명령
라. 법 제4조에 따른 공중위생영업자의 위생관리의무등을 지키지 않은 경우	법 제11조제1항 제4호				
1) 유기용제를 사용하여 작업하는 경우에 지켜야 할 준수사항 및 종사자에 대한 안전사고 예방을 위한 준수사항을 위반한 경우		경고	영업정지 5일	영업정지10일	영업장 폐쇄명령
마. 법 제9조에 따른 보고를 하지 않거나 거짓으로 보고한 경우 또는 관계 공무원의 출입, 검사 또는 공중위생영업 장부 또는 서류의 열람을 거부·방해하거나 기피한 경우	법 제11조제1항 제6호	영업정지 10일	영업정지 20일	영업정지 1월	영업장 폐쇄명령
바. 법 제10조에 따른 개선명령을 이행하지 않은 경우	법 제11조제1항 제7호	경고	영업정지 10일	영업정지 1월	영업장 폐쇄명령
사. 영업정지처분을 받고 도 그 영업정지 기간에 영업을 한 경우	법 제11조제2항	영업장 폐쇄명령			
아. 공중위생영업자가 정당한 사유 없	법 제11조제3항	영업장			

이 6개월 이상 계속 휴업하는 경우	제1호	폐쇄명령			
자. 공중위생영업자가 「부가가치세법」 제8조에 따라 관할 세무서장에게 폐업 신고를 하거나 관할 세무서장이 사업자 등록을 말소한 경우	법 제11조제3항 제2호	영업장 폐쇄명령			

제7조의2(위생사 면허의 취소 등) ① 보건복지부장관은 위생사가 다음 각 호의 어느 하나에 해당하는 경우에는 그 면허를 취소한다.
1. 제6조의2제7항 각 호의 어느 하나에 해당하게 된 경우
2. 면허증을 대여한 경우
② 위생사가 제1항제1호에 따라 면허가 취소된 후 그 처분의 원인이 된 사유가 소멸된 때에는 보건복지부장관은 그 사람에 대하여 다시 면허를 부여할 수 있다.
[본조신설 2016.2.3.]

[시행규칙] 제12조의2(위생사 면허의 재부여) 법 제7조의2제1항제1호에 따라 위생사 면허가 취소된 사람이 같은 조 제2항에 따라 다시 면허를 받으려는 경우에는 별지 제10호의4호서식의 위생사 면허증 재부여 신청서(전자문서로 된 신청서를 포함한다)에 다음 각 호의 서류(전자문서를 포함한다)를 첨부하여 보건복지부장관에게 제출하여야 한다. 〈개정 2017. 7. 28.〉
1. 면허취소의 원인이 된 사유가 소멸한 것을 증명하는 서류
2. 최근 6개월 이내에 찍은 가로 3.5센티미터 세로 4.5센티미터의 탈모 정면 상반신 사진 2장
[본조신설 2016. 8. 4.]

제8조 (이용사 및 미용사의 업무범위등) ①제6조제1항의 규정에 의한 이용사 또는 미용사의 면허를 받은 자가 아니면 이용업 또는 미용업을 개설하거나 그 업무에 종사할 수 없다. 다만, 이용사 또는 미용사의 감독을 받아 이용 또는 미용 업무의 보조를 행하는 경우에는 그러하지 아니하다.
②이용 및 미용의 업무는 영업소외의 장소에서 행할 수 없다. 다만, 보건복지부령이 정하는 특별한 사유가 있는 경우에는 그러하지 아니하다. 〈개정 2008.2.29., 2010.1.18.〉
③제1항의 규정에 의한 이용사 및 미용사의 업무범위와 이용·미용의 업무보조 범위에 관하여 필요한 사항은 보건복지부령으로 정한다. 〈개정 2008.2.29., 2010.1.18., 2016.2.3.〉

[시행규칙] 제13조 (영업소 외에서의 이용 및 미용업무) 법 제8조제2항 단서에서 "보건복지부령이 정하는 특별한 사유"란 다음 각 호의 사유를 말한다.〈개정 2010.3.19., 2012.6.29., 2015.1.5.〉
1. 질병이나 그 밖의 사유로 영업소에 나올 수 없는 자에 대하여 이용 또는 미용을 하는 경우

2. 혼례나 그 밖의 의식에 참여하는 자에 대하여 그 의식 직전에 이용 또는 미용을 하는 경우
3. 「사회복지사업법」 제2조제4호에 따른 사회복지시설에서 봉사활동으로 이용 또는 미용을 하는 경우
4. 방송 등의 촬영에 참여하는 사람에 대하여 그 촬영 직전에 이용 또는 미용을 하는 경우
5. 제1호부터 제4호까지의 경우 외에 특별한 사정이 있다고 시장·군수·구청장이 인정하는 경우

[전문개정 2009.9.4.]

[시행규칙] 제14조(업무범위) ① 법 제8조제3항에 따른 이용사의 업무범위는 이발·아이론·면도·머리피부손질·머리카락염색 및 머리감기로 한다.

② 법 제8조제3항에 따른 미용사의 업무범위는 다음 각 호와 같다. 〈개정 2008.6.30., 2012.1.27., 2012.12.11., 2015.1.30., 2015.11.3., 2016.8.4.〉

1. 법 제6조제1항제1호부터 제3호까지에 해당하는 자와 2007년 12월 31일 이전에 같은 항 제4호에 따라 미용사자격을 취득한 자로서 미용사면허를 받은 자: 영 제4조제2호 각 목에 따른 영업에 해당하는 모든 업무
2. 2008년 1월 1일 이후부터 2015년 4월 16일까지 법 제6조제1항제4호에 따라 미용사(일반)자격을 취득한 자로서 미용사 면허를 받은 자: 파마·머리카락자르기·머리카락모양내기·머리피부손질·머리카락염색·머리감기, 의료기기나 의약품을 사용하지 아니하는 눈썹손질, 얼굴의 손질 및 화장, 손톱과 발톱의 손질 및 화장
3. 2015년 4월 17일부터 2015년 12월 31일까지 법 제6조제1항제4호에 따라 미용사(일반)자격을 취득한 자로서 미용사 면허를 받은 자: 파마·머리카락자르기·머리카락모양내기·머리피부손질·머리카락염색·머리감기, 의료기기나 의약품을 사용하지 아니하는 눈썹손질, 얼굴의 손질 및 화장

3의2. 2016년 1월 1일 이후 법 제6조제1항제4호에 따라 미용사(일반)자격을 취득한 자로서 미용사 면허를 받은 자: 파마·머리카락자르기·머리카락모양내기·머리피부손질·머리카락염색·머리감기, 의료기기나 의약품을 사용하지 아니하는 눈썹손질. 다만, 2016년 5월 31일까지 미용사(일반)자격을 취득한 사람의 경우에는 얼굴의 손질 및 화장에 관한 업무를 추가로 할 수 있다.

4. 법 제6조제1항제4호에 따라 미용사(피부)자격을 취득한 자로서 미용사 면허를 받은 자: 의료기기나 의약품을 사용하지 아니하는 피부상태분석·피부관리·제모·눈썹손질
5. 법 제6조제1항제4호에 따라 미용사(네일)자격을 취득한 자로서 미용사 면허를 받은 자: 손톱과 발톱의 손질 및 화장
6. 법 제6조제1항제4호에 따라 미용사(메이크업)자격을 취득한 자로서 미용사 면허를 받은 자: 얼굴 등 신체의 화장·분장 및 의료기기나 의약품을 사용하지 아니하는 눈썹손질

③ 법 제8조제3항에 따른 이용 · 미용의 업무보조 범위는 다음 각 호와 같다. 〈신설 2016. 8. 4., 2018. 10. 5.〉

1. 이용 · 미용 업무를 위한 사전 준비에 관한 사항
2. 이용 · 미용 업무를 위한 기구 · 제품 등의 관리에 관한 사항

3. 영업소의 청결 유지 등 위생관리에 관한 사항
4. 그 밖에 머리감기 등 이용·미용 업무의 조력(助力)에 관한 사항

[전문개정 2007.4.5.]

제8조의2(위생사의 업무범위) 위생사의 업무범위는 다음 각 호와 같다.
1. 공중위생영업소, 공중이용시설 및 위생용품의 위생관리
2. 음료수의 처리 및 위생관리
3. 쓰레기, 분뇨, 하수, 그 밖의 폐기물의 처리
4. 식품·식품첨가물과 이에 관련된 기구·용기 및 포장의 제조와 가공에 관한 위생관리
5. 유해 곤충·설치류 및 매개체 관리
6. 그 밖에 보건위생에 영향을 미치는 것으로서 대통령령으로 정하는 업무

[본조신설 2016.2.3.]

[시행령] 제6조의3(위생사의 업무) 법 제8조의2제6호에서 "대통령령으로 정하는 업무"란 다음 각 호의 업무를 말한다.
1. 소독업무
2. 보건관리업무

[본조신설 2016.8.2.]

제9조(보고 및 출입·검사) ①특별시장·광역시장·도지사(이하 "시·도지사"라 한다) 또는 시장·군수·구청장은 공중위생관리상 필요하다고 인정하는 때에는 공중위생영업자에 대하여 필요한 보고를 하게 하거나 소속공무원으로 하여금 영업소·사무소 등에 출입하여 공중위생영업자의 위생관리의무이행 등에 대하여 검사하게 하거나 필요에 따라 공중위생영업장부나 서류를 열람하게 할 수 있다. 〈개정 2002. 8. 26., 2005. 3. 31., 2015. 12. 22.〉

②제1항의 경우에 관계공무원은 그 권한을 표시하는 증표를 지녀야 하며, 관계인에게 이를 내보여야 한다.

③제1항의 규정을 적용함에 있어서 관광진흥법 제4조제2항의 규정에 의하여 등록한 관광숙박업(이하 "관광숙박업"이라 한다)의 경우에는 당해 관광숙박업의 관할행정기관의 장과 사전에 협의하여야 한다. 다만, 보건위생관리상 위해요인을 방지하기 위하여 긴급한 사유가 있는 경우에는 그러하지 아니하다.

제9조 (보고 및 출입·검사) ① 특별시장·광역시장·도지사(이하 "시·도지사"라 한다) 또는 시장·군수·구청장은 공중위생관리상 필요하다고 인정하는 때에는 공중위생영업자에 대하여 필요한 보고를 하게 하거나 소속공무원으로 하여금 영업소·사무소 등에 출입하여 공중위생영업자의 위생관리의무이행 등에 대하여 검사하게 하거나 필요에 따라 공중위생영업장부나 서류를 열람하게 할 수 있다. 〈개정 2002.8.26., 2005.3.31., 2015.12.22.〉

② 시 · 도지사 또는 시장 · 군수 · 구청장은 공중위생영업자의 영업소에 제5조에 따라 설치가 금지되는 카메라나 기계장치가 설치되었는지를 검사할 수 있다. 이 경우 공중위생영업자는 특별한 사정이 없으면 검사에 따라야 한다. 〈신설 2018. 12. 11.〉

③ 제2항의 경우에 시 · 도지사 또는 시장 · 군수 · 구청장은 관할 경찰관서의 장에게 협조를 요청할 수 있다. 〈신설 2018. 12. 11.〉

④ 제2항의 경우에 시 · 도지사 또는 시장 · 군수 · 구청장은 영업소에 대하여 검사 결과에 대한 확인증을 발부할 수 있다. 〈신설 2018. 12. 11.〉

⑤제1항 및 제2항의 경우에 관계공무원은 그 권한을 표시하는 증표를 지녀야 하며, 관계인에게 이를 내보여야 한다. 〈개정 2018. 12. 11.〉

⑥제1항 및 제2항의 규정을 적용함에 있어서 관광진흥법 제4조제2항의 규정에 의하여 등록한 관광숙박업(이하 "관광숙박업"이라 한다)의 경우에는 당해 관광숙박업의 관할행정기관의 장과 사전에 협의하여야 한다. 다만, 보건위생관리상 위해요인을 방지하기 위하여 긴급한 사유가 있는 경우에는 그러하지 아니하다. 〈개정 2018. 12. 11.〉

[시행일 : 2019. 6. 12.] 제9조제2항, 제9조제3항, 제9조제4항, 제9조제5항, 제9조제6항

[시행규칙] 제15조(검사의뢰) 특별시장·광역시장·도지사(이하 "시·도지사"라 한다) 또는 시장·군수·구청장은 법 제9조제1항에 따라 소속 공무원이 공중위생영업소 의 위생관리실태를 검사하기 위하여 검사대상물을 수거한 경우에는 별지 제11호서식의 수거증을 공중위생영업자에게 교부하고, 다음 각호의 어느 하나에 해당하는 기관에 검사를 의뢰하여야 한다. 〈개정 2005.11.1., 2016.8.4.〉

1. 특별시·광역시·도의 보건환경연구원

1의2. 「국가표준기본법」 제23조의 규정에 의하여 인정을 받은 시험·검사기관

2. 시·도지사 또는 시장·군수·구청장이 검사능력이 있다고 인정하는 검사기관

[시행규칙] 제16조 (공중위생영업소 출입·검사 등) ① 삭제 〈2011.2.10〉

② 법 제9조제2항의 규정에 의한 관계공무원의 권한을 표시하는 증표는 별지 제13호서식에 의한다. 〈개정 2003.6.7.〉

[제목개정 2011.2.10]

제9조의2 (영업의 제한) 시·도지사는 공익상 또는 선량한 풍속을 유지하기 위하여 필요하다고 인정하는 때에는 공중위생영업자 및 종사원에 대하여 영업시간 및 영업행위에 관한 필요한 제한을 할 수 있다.

[본조신설 2004.1.29]

제10조 (위생지도 및 개선명령) 시·도지사 또는 시장·군수·구청장은 다음 각 호의 어느 하나에

해당하는 자에 대하여 보건복지부령으로 정하는 바에 따라 기간을 정하여 그 개선을 명할 수 있다. 〈개정 2005.3.31., 2016.2.3.〉

1. 제3조제1항의 규정에 의한 공중위생영업의 종류별 시설 및 설비기준을 위반한 공중위생영업자
2. 제4조의 규정에 의한 위생관리의무 등을 위반한 공중위생영업자
3. 삭제 〈2015.12.22.〉

[전문개정 2002.8.26.]

[시행규칙] 제17조 (개선기간) ① 법 제10조에 따라 시·도지사 또는 시장·군수·구청장은 공중위생영업자에게 법 제3조제1항·법 제4조 및 법 제5조의 위반사항에 대한 개선을 명하고자 하는 때에는 위반사항의 개선에 소요되는 기간 등을 고려하여 즉시 그 개선을 명하거나 6개월의 범위에서 기간을 정하여 개선을 명하여야 한다. 〈개정 2005.11.1., 2015.1.30., 2016.8.4.〉

② 법 제10조에 따라 시·도지사 또는 시장·군수·구청장으로부터 개선명령을 받은 공중위생영업자는 천재·지변 기타 부득이한 사유로 인하여 제1항의 규정에 의한 개선기간 이내에 개선을 완료할 수 없는 경우에는 그 기간이 종료되기 전에 개선기간의 연장을 신청할 수 있다. 이 경우 시·도지사 또는 시장·군수·구청장은 6개월의 범위에서 개선기간을 연장할 수 있다. 〈개정 2005.11.1., 2015.1.30., 2016.8.4.〉

[시행규칙] 제18조 삭제 〈2016.8.4.〉

제11조 (공중위생영업소의 폐쇄등) ①시장 · 군수 · 구청장은 공중위생영업자가 다음 각 호의 어느 하나에 해당하면 6월 이내의 기간을 정하여 영업의 정지 또는 일부 시설의 사용중지를 명하거나 영업소폐쇄등을 명할 수 있다. 다만, 관광숙박업의 경우에는 당해 관광숙박업의 관할 행정기관의 장과 미리 협의하여야 한다. 〈개정 2002. 8. 26., 2007. 5. 25., 2011. 9. 15., 2016. 2. 3., 2017. 12. 12.〉

1. 제3조제1항 전단에 따른 영업신고를 하지 아니하거나 시설과 설비기준을 위반한 경우
2. 제3조제1항 후단에 따른 변경신고를 하지 아니한 경우
3. 제3조의2제4항에 따른 지위승계신고를 하지 아니한 경우
4. 제4조에 따른 공중위생영업자의 위생관리의무등을 지키지 아니한 경우
5. 제8조제2항을 위반하여 영업소 외의 장소에서 이용 또는 미용 업무를 한 경우
6. 제9조에 따른 보고를 하지 아니하거나 거짓으로 보고한 경우 또는 관계 공무원의 출입, 검사 또는 공중위생영업 장부 또는 서류의 열람을 거부 · 방해하거나 기피한 경우
7. 제10조에 따른 개선명령을 이행하지 아니한 경우
8. 「성매매알선 등 행위의 처벌에 관한 법률」, 「풍속영업의 규제에 관한 법률」, 「청소년 보호법」, 「아동 · 청소년의 성보호에 관한 법률」 또는 「의료법」을 위반하여 관계 행정기관의 장으로부터 그 사실을 통보받은 경우

② 시장·군수·구청장은 제1항에 따른 영업정지처분을 받고도 그 영업정지 기간에 영업을 한 경우에는 영업소 폐쇄를 명할 수 있다. 〈신설 2016.2.3.〉
③ 시장·군수·구청장은 다음 각 호의 어느 하나에 해당하는 경우에는 영업소 폐쇄를 명할 수 있다. 〈신설 2016.2.3.〉
1. 공중위생영업자가 정당한 사유 없이 6개월 이상 계속 휴업하는 경우
2. 공중위생영업자가 「부가가치세법」 제8조에 따라 관할 세무서장에게 폐업신고를 하거나 관할 세무서장이 사업자 등록을 말소한 경우
④ 제1항에 따른 행정처분의 세부기준은 그 위반행위의 유형과 위반 정도 등을 고려하여 보건복지부령으로 정한다. 〈개정 2016.2.3.〉
⑤ 시장·군수·구청장은 공중위생영업자가 제1항의 규정에 의한 영업소폐쇄명령을 받고도 계속하여 영업을 하는 때에는 관계공무원으로 하여금 당해 영업소를 폐쇄하기 위하여 다음 각호의 조치를 하게 할 수 있다. 제3조제1항 전단을 위반하여 신고를 하지 아니하고 공중위생영업을 하는 경우에도 또한 같다. 〈개정 2016.2.3.〉
1. 당해 영업소의 간판 기타 영업표지물의 제거
2. 당해 영업소가 위법한 영업소임을 알리는 게시물등의 부착
3. 영업을 위하여 필수불가결한 기구 또는 시설물을 사용할 수 없게 하는 봉인
⑥ 시장·군수·구청장은 제5항제3호에 따른 봉인을 한 후 봉인을 계속할 필요가 없다고 인정되는 때와 영업자등이나 그 대리인이 당해 영업소를 폐쇄할 것을 약속하는 때 및 정당한 사유를 들어 봉인의 해제를 요청하는 때에는 그 봉인을 해제할 수 있다. 제5항제2호에 따른 게시물등의 제거를 요청하는 경우에도 또한 같다. 〈개정 2016.2.3.〉

제11조(공중위생영업소의 폐쇄등) ①시장 · 군수 · 구청장은 공중위생영업자가 다음 각 호의 어느 하나에 해당하면 6월 이내의 기간을 정하여 영업의 정지 또는 일부 시설의 사용중지를 명하거나 영업소폐쇄등을 명할 수 있다. 다만, 관광숙박업의 경우에는 당해 관광숙박업의 관할행정기관의 장과 미리 협의하여야 한다. 〈개정 2002. 8. 26., 2007. 5. 25., 2011. 9. 15., 2016. 2. 3., 2017. 12. 12., 2018. 12. 11.〉
1. 제3조제1항 전단에 따른 영업신고를 하지 아니하거나 시설과 설비기준을 위반한 경우
2. 제3조제1항 후단에 따른 변경신고를 하지 아니한 경우
3. 제3조의2제4항에 따른 지위승계신고를 하지 아니한 경우
4. 제4조에 따른 공중위생영업자의 위생관리의무등을 지키지 아니한 경우
4의2. 제5조를 위반하여 카메라나 기계장치를 설치한 경우
5. 제8조제2항을 위반하여 영업소 외의 장소에서 이용 또는 미용 업무를 한 경우
6. 제9조에 따른 보고를 하지 아니하거나 거짓으로 보고한 경우 또는 관계 공무원의 출입, 검사 또는 공중위생영업 장부 또는 서류의 열람을 거부 · 방해하거나 기피한 경우
7. 제10조에 따른 개선명령을 이행하지 아니한 경우
8. 「성매매알선 등 행위의 처벌에 관한 법률」, 「풍속영업의 규제에 관한 법률」, 「청소년 보호법」, 「아동 · 청소년의 성보호에 관한 법률」 또는 「의료법」을 위반하여 관계 행정기관의 장으로부터 그 사실을 통보받은 경우

② 시장 · 군수 · 구청장은 제1항에 따른 영업정지처분을 받고도 그 영업정지 기간에 영업을 한 경우에는 영업소 폐쇄를 명할 수 있다. 〈신설 2016. 2. 3.〉

③ 시장 · 군수 · 구청장은 다음 각 호의 어느 하나에 해당하는 경우에는 영업소 폐쇄를 명할 수 있다. 〈신설 2016. 2. 3.〉

1. 공중위생영업자가 정당한 사유 없이 6개월 이상 계속 휴업하는 경우
2. 공중위생영업자가 「부가가치세법」 제8조에 따라 관할 세무서장에게 폐업신고를 하거나 관할 세무서장이 사업자 등록을 말소한 경우

④ 제1항에 따른 행정처분의 세부기준은 그 위반행위의 유형과 위반 정도 등을 고려하여 보건복지부령으로 정한다. 〈개정 2016. 2. 3.〉

⑤시장 · 군수 · 구청장은 공중위생영업자가 제1항의 규정에 의한 영업소폐쇄명령을 받고도 계속하여 영업을 하는 때에는 관계공무원으로 하여금 당해 영업소를 폐쇄하기 위하여 다음 각호의 조치를 하게 할 수 있다. 제3조제1항 전단을 위반하여 신고를 하지 아니하고 공중위생영업을 하는 경우에도 또한 같다. 〈개정 2016. 2. 3.〉

1. 당해 영업소의 간판 기타 영업표지물의 제거
2. 당해 영업소가 위법한 영업소임을 알리는 게시물등의 부착
3. 영업을 위하여 필수불가결한 기구 또는 시설물을 사용할 수 없게 하는 봉인

⑥시장 · 군수 · 구청장은 제5항제3호에 따른 봉인을 한 후 봉인을 계속할 필요가 없다고 인정되는 때와 영업자등이나 그 대리인이 당해 영업소를 폐쇄할 것을 약속하는 때 및 정당한 사유를 들어 봉인의 해제를 요청하는 때에는 그 봉인을 해제할 수 있다. 제5항제2호에 따른 게시물등의 제거를 요청하는 경우에도 또한 같다. 〈개정 2016. 2. 3.〉

[시행일 : 2019. 6. 12.] 제11조제1항제4호의2

제11조의2 (과징금처분) ①시장 · 군수 · 구청장은 제11조제1항의 규정에 의한 영업정지가 이용자에게 심한 불편을 주거나 그 밖에 공익을 해할 우려가 있는 경우에는 영업정지 처분에 갈음하여 3천만원 이하의 과징금을 부과할 수 있다. 다만, 「성매매알선 등 행위의 처벌에 관한 법률」, 「아동 · 청소년의 성보호에 관한 법률」, 「풍속영업의 규제에 관한 법률」 제3조 각호의 1 또는 이에 상응하는 위반행위로 인하여 처분을 받게 되는 경우를 제외한다. 〈개정 2016. 2. 3., 2017. 12. 12.〉

② 제1항의 규정에 의한 과징금을 부과하는 위반행위의 종별·정도 등에 따른 과징금의 금액 등에 관하여 필요한 사항은 대통령령으로 정한다.

③ 시장·군수·구청장은 제1항의 규정에 의한 과징금을 납부하여야 할 자가 납부기한까지 이를 납부하지 아니한 경우에는 대통령령으로 정하는 바에 따라 제1항에 따른 과징금 부과처분을 취소하고, 제11조제1항에 따른 영업정지 처분을 하거나 「지방세외수입금의 징수 등에 관한 법률」에 따라 이를 징수한다. 〈개정 2013.8.6., 2016.2.3.〉

④ 제1항 및 제3항의 규정에 의하여 시장·군수·구청장이 부과·징수한 과징금은 당해 시·군·구에 귀속된다.

⑤ 시장·군수·구청장은 과징금의 징수를 위하여 필요한 경우에는 다음 각 호의 사항을 기재한 문서로 관할 세무관서의 장에게 과세정보의 제공을 요청할 수 있다. 〈신설 2016.2.3.〉 1. 납세자의 인적사항 2. 사용목적 3. 과징금 부과기준이 되는 매출금액 [본조신설 2002.8.26.]
제11조의2(과징금처분) ①시장 · 군수 · 구청장은 제11조제1항의 규정에 의한 영업정지가 이용자에게 심한 불편을 주거나 그 밖에 공익을 해할 우려가 있는 경우에는 영업정지 처분에 갈음하여 1억원 이하의 과징금을 부과할 수 있다. 다만, 「성매매알선 등 행위의 처벌에 관한 법률」, 「아동 · 청소년의 성보호에 관한 법률」, 「풍속영업의 규제에 관한 법률」 제3조 각호의 1 또는 이에 상응하는 위반행위로 인하여 처분을 받게 되는 경우를 제외한다. 〈개정 2016. 2. 3., 2017. 12. 12., 2019. 1. 15.〉 ②제1항의 규정에 의한 과징금을 부과하는 위반행위의 종별 · 정도 등에 따른 과징금의 금액 등에 관하여 필요한 사항은 대통령령으로 정한다. ③시장 · 군수 · 구청장은 제1항의 규정에 의한 과징금을 납부하여야 할 자가 납부기한까지 이를 납부하지 아니한 경우에는 대통령령으로 정하는 바에 따라 제1항에 따른 과징금 부과처분을 취소하고, 제11조제1항에 따른 영업정지 처분을 하거나 「지방세외수입금의 징수 등에 관한 법률」에 따라 이를 징수한다. 〈개정 2013. 8. 6., 2016. 2. 3.〉 ④제1항 및 제3항의 규정에 의하여 시장 · 군수 · 구청장이 부과 · 징수한 과징금은 당해 시 · 군 · 구에 귀속된다. ⑤ 시장 · 군수 · 구청장은 과징금의 징수를 위하여 필요한 경우에는 다음 각 호의 사항을 기재한 문서로 관할 세무관서의 장에게 과세정보의 제공을 요청할 수 있다. 〈신설 2016. 2. 3.〉 1. 납세자의 인적사항 2. 사용목적 3. 과징금 부과기준이 되는 매출금액 [본조신설 2002. 8. 26.] [시행일 : 2019. 4. 16.] 제11조의2

[시행령] 제7조의2 (과징금을 부과할 위반행위의 종별과 과징금의 금액) ① 법 제11조의2제2항의 규정에 따라 부과하는 과징금의 금액은 위반행위의 종별·정도 등을 감안하여 보건복지부령이 정하는 영업정지기간에 별표 1의 과징금 산정기준을 적용하여 산정한다. 〈개정 2008.2.29., 2010.3.15〉

② 시장·군수·구청장(자치구의 구청장을 말한다. 이하 같다)은 공중위생영업자의 사업규모·위반행위의 정도 및 횟수 등을 참작하여 제1항의 규정에 의한 과징금의 금액의 2분의 1의 범위안에서 이를 가중 또는 감경할 수 있다. 이 경우 가중하는 때에도 과징금의 총액이 3천만원을 초과할 수 없다.

[본조신설 2003.4.4.]

[별표 1] 〈개정 2016. 8. 2.〉

과징금 산정기준(제7조의2관련)

1. 일반기준

가. 영업정지 1개월은 30일을 기준으로 한다.

나. 위반행위의 종별에 따른 과징금의 금액은 영업정지 기간에 다목에 따라 산정한 영업정지 1일당 과징금의 금액을 곱하여 얻은 금액으로 한다. 다만, 과징금 산정금액이 3천만원을 넘는 경우에는 3천만원으로 한다.

나. 1일당 과징금의 금액은 위반행위를 한 공중위생영업자의 연간 총매출액을 기준으로 산출한다.

라. 연간 총매출액은 처분일이 속한 연도의 전년도의 1년간 총매출액을 기준으로 한다. 다만, 신규사업 · 휴업 등에 따라 1년간 총매출액을 산출할 수 없거나 1년간 매출액을 기준으로 하는 것이 현저히 불합리하다고 인정되는 경우에는 분기별 · 월별 또는 일별 매출액을 기준으로 연간 총매출액을 환산하여 산출한다.

2. 과징금 부과기준

등급	연간 총매출액 (단위 : 백만원)	영업정지 1일당 과징금 금액 (단위 : 원)
1	100 이하	9,400
2	100 초과 ~ 200 이하	41,000
3	200 초과 ~ 310 이하	52,000
4	310 초과 ~ 430 이하	63,000
5	430 초과 ~ 560 이하	74,000
6	560 초과 ~ 700 이하	85,000
7	700 초과 ~ 860 이하	96,000
8	860 초과 ~ 1,040 이하	105,000
9	1,040 초과 ~ 1,240 이하	114,000
10	1,240 초과 ~ 1,460 이하	123,000
11	1,460 초과 ~ 1,710 이하	132,000
12	1,710 초과 ~ 2,000 이하	141,000
13	2,000 초과 ~ 2,300 이하	153,000
14	2,300 초과 ~ 2,600 이하	174,000
15	2,600 초과 ~ 3,000 이하	200,000
16	3,000 초과 ~ 3,400 이하	228,000
17	3,400 초과 ~ 3,800 이하	256,000
18	3,800 초과 ~ 4,300 이하	288,000
19	4,300 초과 ~ 4,800 이하	324,000
20	4,800 초과 ~ 5,400 이하	363,000
21	5,400 초과 ~ 6,000 이하	406,000
22	6,000 초과 ~ 6,700 이하	452,000
23	6,700 초과 ~ 7,500 이하	505,000
24	7,500 초과 ~ 8,600 이하	573,000
25	8,600 초과 ~ 10,000 이하	662,000

26	10,000 초과 ~ 12,000 이하	783,000
27	12,000 초과 ~ 15,000 이하	961,000
28	15,000 초과 ~ 20,000 이하	1,246,000
29	20,000 초과 ~ 25,000 이하	1,602,000
30	25,000 초과 ~ 30,000 이하	1,959,000
31	30,000 초과 ~ 35,000 이하	2,315,000
32	35,000 초과 ~ 40,000 이하	2,671,000
33	40,000 초과	2,849,000

[시행령] 제7조의3 (과징금의 부과 및 납부) ① 시장·군수·구청장은 법 제11조의2의 규정에 따라 과징금을 부과하고자 할 때에는 그 위반행위의 종별과 해당 과징금의 금액 등을 명시하여 이를 납부할 것을 서면으로 통지하여야 한다.

② 제1항의 규정에 따라 통지를 받은 자는 통지를 받은 날부터 20일 이내에 과징금을 시장·군수·구청장이 정하는 수납기관에 납부하여야 한다. 다만, 천재·지변 그 밖에 부득이한 사유로 인하여 그 기간내에 과징금을 납부할 수 없는 때에는 그 사유가 없어진 날부터 7일 이내에 납부하여야 한다.

③ 제2항의 규정에 따라 과징금납부를 받은 수납기관은 영수증을 납부자에게 교부하여야 한다.

④ 과징금의 수납기관은 제2항의 규정에 따라 과징금을 수납한 때에는 지체없이 그 사실을 시장·군수·구청장에게 통보하여야 한다.

⑤ 과징금은 이를 분할하여 납부할 수 없다.

⑥ 과징금의 징수절차는 보건복지부령으로 정한다. 〈개정 2008.2.29, 2010.3.15〉

[본조신설 2003.4.4.]

[시행령] 제7조의4(과징금 부과처분 취소 대상자) 법 제11조의2제3항에 따라 과징금 부과처분을 취소하고 영업정지 처분을 하거나 「지방세외수입금의 징수 등에 관한 법률」에 따라 과징금을 징수하여야 하는 대상자는 과징금을 기한 내에 납부하지 아니한 자로서 1회의 독촉을 받고 그 독촉을 받은 날부터 15일 이내에 과징금을 납부하지 아니한 자로 한다.

[본조신설 2016.8.2.]

[시행규칙] 제24조 (과징금의 징수절차) 영 제7조의3조에 따른 과징금의 징수절차에 관하여는 「국고금관리법 시행규칙」을 준용한다. 이 경우 납입고지서에는 이의신청의 방법 및 기간 등을 함께 적어야 한다.

[전문개정 2015.7.2.]

제11조의3 (행정제재처분효과의 승계) ① 공중위생영업자가 그 영업을 양도하거나 사망한 때 또는 법인의 합병이 있는 때에는 종전의 영업자에 대하여 제11조제1항의 위반을 사유로 행한 행정제재처분의 효과는 그 처분기간이 만료된 날부터 1년간 양수인·상속인 또는 합병후 존속하는 법인에 승계된다.

② 공중위생영업자가 그 영업을 양도하거나 사망한 때 또는 법인의 합병이 있는 때에는 제11조제1항의 위반을 사유로 하여 종전의 영업자에 대하여 진행중인 행정제재처분 절차를 양수인·상속인 또는 합병 후 존속하는 법인에 대하여 속행할 수 있다.

[본조신설 2002.8.26]

제11조의4 (같은 종류의 영업 금지) ①「성매매알선 등 행위의 처벌에 관한 법률」·「아동·청소년의 성보호에 관한 법률」·「풍속영업의 규제에 관한 법률」 또는 「청소년 보호법」(이하 이 조에서 "「성매매알선 등 행위의 처벌에 관한 법률」 등"이라 한다)을 위반하여 제11조제1항의 폐쇄명령을 받은 자(법인인 경우에는 그 대표자를 포함한다. 이하 제2항에서 같다)는 그 폐쇄명령을 받은 후 2년이 경과하지 아니한 때에는 같은 종류의 영업을 할 수 없다. 〈개정 2011. 9. 15., 2017. 12. 12.〉

②「성매매알선 등 행위의 처벌에 관한 법률」 등 외의 법률을 위반하여 제11조제1항의 폐쇄명령을 받은 자는 그 폐쇄명령을 받은 후 1년이 경과하지 아니한 때에는 같은 종류의 영업을 할 수 없다.

③「성매매알선 등 행위의 처벌에 관한 법률」 등의 위반으로 제11조제1항에 따른 폐쇄명령이 있은 후 1년이 경과하지 아니한 때에는 누구든지 그 폐쇄명령이 이루어진 영업장소에서 같은 종류의 영업을 할 수 없다.

④「성매매알선 등 행위의 처벌에 관한 법률」 등 외의 법률의 위반으로 제11조제1항에 따른 폐쇄명령이 있은 후 6개월이 경과하지 아니한 때에는 누구든지 그 폐쇄명령이 이루어진 영업장소에서 같은 종류의 영업을 할 수 없다.

[본조신설 2007.5.25.]

제11조의4(같은 종류의 영업 금지) ① 제5조, 「성매매알선 등 행위의 처벌에 관한 법률」·「아동·청소년의 성보호에 관한 법률」·「풍속영업의 규제에 관한 법률」 또는 「청소년 보호법」(이하 이 조에서 "「성매매알선 등 행위의 처벌에 관한 법률」 등"이라 한다)을 위반하여 제11조제1항의 폐쇄명령을 받은 자(법인인 경우에는 그 대표자를 포함한다. 이하 제2항에서 같다)는 그 폐쇄명령을 받은 후 2년이 경과하지 아니한 때에는 같은 종류의 영업을 할 수 없다. 〈개정 2011. 9. 15., 2017. 12. 12., 2018. 12. 11.〉

②「성매매알선 등 행위의 처벌에 관한 법률」 등 외의 법률을 위반하여 제11조제1항의 폐쇄명령을 받은 자는 그 폐쇄명령을 받은 후 1년이 경과하지 아니한 때에는 같은 종류의 영업을 할 수 없다.

③「성매매알선 등 행위의 처벌에 관한 법률」 등의 위반으로 제11조제1항에 따른 폐쇄명령이 있은 후 1년이 경과하지 아니한 때에는 누구든지 그 폐쇄명령이 이루어진 영업장소에서

같은 종류의 영업을 할 수 없다.

④「성매매알선 등 행위의 처벌에 관한 법률」 등 외의 법률의 위반으로 제11조제1항에 따른 폐쇄명령이 있은 후 6개월이 경과하지 아니한 때에는 누구든지 그 폐쇄명령이 이루어진 영업장소에서 같은 종류의 영업을 할 수 없다.

[본조신설 2007. 5. 25.]

[시행일 : 2019. 6. 12.] 제11조의4제1항

제11조의5 (이용업소표시등의 사용제한) 누구든지 시·군·구에 이용업 신고를 하지 아니하고 이용업소 표시등을 설치할 수 없다.

[본조신설 2008.3.28]

제11조의6(위반사실 공표) 시장·군수·구청장은 제7조, 제11조 또는 제11조의2에 따라 행정처분이 확정된 공중위생영업자에 대한 처분 내용, 해당 영업소의 명칭 등 처분과 관련한 영업정보를 대통령령으로 정하는 바에 따라 공표하여야 한다.

[본조신설 2016.2.3.]

[시행령] 제7조의5(위반사실의 공표) ① 법 제11조의6에 따른 공표 사항은 다음 각 호와 같다.

1. 「공중위생관리법」 위반사실의 공표라는 내용의 표제
2. 공중위생영업의 종류
3. 영업소의 명칭 및 소재지와 대표자 성명
4. 위반 내용(위반행위의 구체적 내용과 근거 법령을 포함한다)
5. 행정처분의 내용, 처분일 및 처분기간
6. 그 밖에 보건복지부장관이 특히 공표할 필요가 있다고 인정하는 사항

② 시장·군수·구청장은 법 제11조의6에 따라 공표하는 경우에는 해당 시·군·구(자치구를 말한다)의 인터넷 홈페이지와 공중위생영업자의 인터넷 홈페이지(인터넷 홈페이지가 있는 경우만 해당한다)에 각각 게시하여야 한다.

③ 제2항에 따른 공표의 절차 및 방법 등에 필요한 세부사항은 보건복지부장관이 정하여 고시한다.

[본조신설 2016.8.2.]

제12조 (청문) 보건복지부장관 또는 시장·군수·구청장은 다음 각 호의 어느 하나에 해당하는 처분을 하려면 청문을 하여야 한다.

1. 제3조제3항에 따른 신고사항의 직권 말소
2. 제7조에 따른 이용사와 미용사의 면허취소 또는 면허정지
3. 제7조의2에 따른 위생사의 면허취소
4. 제11조에 따른 영업정지명령, 일부 시설의 사용중지명령 또는 영업소 폐쇄명령

[전문개정 2016.2.3.]

제13조 (위생서비스수준의 평가) ① 시·도지사는 공중위생영업소(관광숙박업의 경우를 제외한다. 이하 이 조에서 같다)의 위생관리수준을 향상시키기 위하여 위생서비스평가계획(이하 "평가계획"이라 한다)을 수립하여 시장·군수·구청장에게 통보하여야 한다. 〈개정 2005.3.31〉

② 시장·군수·구청장은 평가계획에 따라 관할지역별 세부평가계획을 수립한 후 공중위생영업소의 위생 서비스수준을 평가(이하 "위생서비스평가"라 한다)하여야 한다. 〈개정 2005.3.31〉

③ 시장·군수·구청장은 위생서비스평가의 전문성을 높이기 위하여 필요하다고 인정하는 경우에는 관련 전문기관 및 단체로 하여금 위생서비스평가를 실시하게 할 수 있다. 〈개정 2005.3.31〉

④ 제1항 내지 제3항의 규정에 의한 위생서비스평가의 주기·방법, 위생관리등급의 기준 기타 평가에 관하여 필요한 사항은 보건복지부령으로 정한다. 〈개정 2008.2.29, 2010.1.18〉

[시행규칙] 제20조 (위생서비스수준의 평가주기) 법 제13조제4항의 규정에 의한 공중위생영업소의 위생서비스수준 평가(이하 "위생서비스평가"라 한다. 이하 같다)는 2년마다 실시하되, 공중위생영업소의 보건·위생관리를 위하여 특히 필요한 경우에는 보건복지부장관이 정하여 고시하는 바에 의하여 공중위생영업의 종류 또는 제21조의 규정에 의한 위생관리등급별로 평가주기를 달리할 수 있다. 〈개정 2005.11.1., 2010.3.19〉

[제목개정 2005.11.1.]

[시행규칙] 제21조 (위생관리등급의 구분 등) ① 법 제13조제4항의 규정에 의한 위생관리등급의 구분은 다음 각호와 같다.

1. 최우수업소 : 녹색등급
2. 우수업소 : 황색등급
3. 일반관리대상 업소 : 백색등급

② 제1항의 규정에 의한 위생관리등급의 판정을 위한 세부항목, 등급결정 절차와 기타 위생서비스평가에 필요한 구체적인 사항은 보건복지부장관이 정하여 고시한다. 〈개정 2008.3.3., 2010.3.19.〉

제14조 (위생관리등급 공표등) ① 시장·군수·구청장은 보건복지부령이 정하는 바에 의하여 위생서비스 평가의 결과에 따른 위생관리등급을 해당공중위생영업자에게 통보하고 이를 공표하여야 한다. 〈개정 2005.3.31, 2008.2.29, 2010.1.18〉

② 공중위생영업자는 제1항의 규정에 의하여 시장·군수·구청장으로부터 통보받은 위생관리등급의 표지를 영업소의 명칭과 함께 영업소의 출입구에 부착할 수 있다. 〈개정 2005.3.31〉

③ 시·도지사 또는 시장·군수·구청장은 위생서비스평가의 결과 위생서비스의 수준이 우수하다고 인정되는 영업소에 대하여 포상을 실시할 수 있다. 〈개정 2005.3.31〉

④ 시·도지사 또는 시장·군수·구청장은 위생서비스평가의 결과에 따른 위생관리등급별로 영업소에 대한 위생감시를 실시하여야 한다. 이 경우 영업소에 대한 출입·검사와 위생감시의 실시주기 및 횟수등 위생관리등급별 위생감시기준은 보건복지부령으로 정한다. 〈개정 2005.3.31, 2008.2.29, 2010.1.18〉

[시행규칙] 제22조(위생관리등급의 통보 및 공표절차 등) ① 삭제 〈2005.11.1〉

② 법 제14조제1항의 규정에 의하여 시장·군수·구청장은 별지 제14호서식의 위생관리등급표를 해당 공중위생영업자에게 송부하여야 한다. 〈개정 2003.6.7, 2005.11.1, 2012.6.29〉

③ 법 제14조제1항의 규정에 의하여 시장·군수·구청장은 공중위생영업소별 위생관리등급을 당해 기관의 게시판에 게시하는 등의 방법으로 공표하여야 한다. 〈개정 2005.11.1.〉

제15조 (공중위생감시원) ① 제3조, 제3조의2, 제4조 또는 제8조 내지 제11조의 규정에 의한 관계공무원의 업무를 행하게 하기 위하여 특별시·광역시·도 및 시·군·구(자치구에 한한다)에 공중위생감시원을 둔다. 〈개정 2005.3.31., 2015.12.22.〉

② 제1항의 규정에 의한 공중위생감시원의 자격·임명·업무범위 기타 필요한 사항은 대통령령으로 정한다.

[시행령] 제8조 (공중위생감시원의 자격 및 임명) ① 법 제15조에 따라 특별시장 · 광역시장 · 도지사(이하 "시 · 도지사"라 한다) 또는 시장 · 군수 · 구청장은 다음 각 호의 어느 하나에 해당하는 소속 공무원 중에서 공중위생감시원을 임명한다. 〈개정 2003. 4. 4., 2005. 11. 1., 2018. 9. 28.〉

1. 위생사 또는 환경기사 2급 이상의 자격증이 있는 사람
2. 「고등교육법」에 따른 대학에서 화학 · 화공학 · 환경공학 또는 위생학 분야를 전공하고 졸업한 사람 또는 법령에 따라 이와 같은 수준 이상의 학력이 있다고 인정되는 사람
3. 외국에서 위생사 또는 환경기사의 면허를 받은 사람
4. 1년 이상 공중위생 행정에 종사한 경력이 있는 사람

②시 · 도지사 또는 시장 · 군수 · 구청장은 제1항 각 호의 어느 하나에 해당하는 사람만으로는 공중위생감시원의 인력확보가 곤란하다고 인정되는 때에는 공중위생 행정에 종사하는 사람 중 공중위생 감시에 관한 교육훈련을 2주 이상 받은 사람을 공중위생 행정에 종사하는 기간 동안 공중위생감시원으로 임명할 수 있다. 〈개정 2005. 11. 1., 2018. 9. 28.〉

[시행령] 제9조 (공중위생감시원의 업무범위) 법 제15조에 따른 공중위생감시원의 업무는 다음 각호와 같다. 〈개정 2016.8.2.〉

1. 법 제3조제1항의 규정에 의한 시설 및 설비의 확인
2. 법 제4조의 규정에 의한 공중위생영업 관련 시설 및 설비의 위생상태 확인·검사, 공중위생영업자의 위생관리의무 및 영업자준수사항 이행여부의 확인
3. 삭제 〈2016.8.2.〉
4. 법 제10조의 규정에 의한 위생지도 및 개선명령 이행여부의 확인
5. 법 제11조의 규정에 의한 공중위생영업소의 영업의 정지, 일부 시설의 사용중지 또는 영업소 폐쇄명령 이행여부의 확인
6. 법 제17조의 규정에 의한 위생교육 이행여부의 확인

[전문개정 2003.4.4.]

제15조의2 (명예공중위생감시원) ① 시·도지사는 공중위생의 관리를 위한 지도·계몽 등을 행하게 하기 위하여 명예공중위생감시원을 둘 수 있다. 〈개정 2005.3.31.〉

② 제1항의 규정에 의한 명예공중위생감시원의 자격 및 위촉방법, 업무범위 등에 관하여 필요한 사항은 대통령령으로 정한다.

[본조신설 2002.8.26.]

[시행령] 제9조의2 (명예공중위생감시원의 자격 등) ① 법 제15조의2제1항의 규정에 의한 명예공중위생감시원(이하 "명예감시원"이라 한다)은 시·도지사가 다음 각호의 1에 해당하는 자중에서 위촉한다. 〈개정 2005.11.1〉

1. 공중위생에 대한 지식과 관심이 있는 자
2. 소비자단체, 공중위생관련 협회 또는 단체의 소속직원중에서 당해 단체 등의 장이 추천하는 자

② 명예감시원의 업무는 다음 각호와 같다. 〈개정 2005.11.1〉

1. 공중위생감시원이 행하는 검사대상물의 수거 지원
2. 법령 위반행위에 대한 신고 및 자료 제공
3. 그 밖에 공중위생에 관한 홍보·계몽 등 공중위생관리업무와 관련하여 시·도지사가 따로 정하여 부여하는 업무

③ 시·도지사는 명예감시원의 활동지원을 위하여 예산의 범위안에서 시·도지사가 정하는 바에 따라 수당 등을 지급할 수 있다. 〈개정 2005.11.1〉

④ 명예감시원의 운영에 관하여 필요한 사항은 시·도지사가 정한다. 〈개정 2005.11.1〉

[본조신설 2003.4.4.]

제16조 (공중위생 영업자단체의 설립) 공중위생영업자는 공중위생과 국민보건의 향상을 기하고 그 영업의 건전한 발전을 도모하기 위하여 영업의 종류별로 전국적인 조직을 가지는 영업자단체를 설립할 수 있다.

[시행령] **제10조 (세탁물관리 사고로 인한 분쟁의 조정)** 법 제16조의 규정에 의하여 설립된 세탁업자단체는 그 정관이 정하는 바에 의하여 세탁업자와 소비자간의 분쟁 조정을 위하여 노력하여야 한다.

제17조 (위생교육) ① 공중위생영업자는 매년 위생교육을 받아야 한다. 〈개정 2002.8.26., 2004.1.29.〉

② 제3조제1항 전단의 규정에 의하여 신고를 하고자 하는 자는 미리 위생교육을 받아야 한다. 다만, 보건복지부령으로 정하는 부득이한 사유로 미리 교육을 받을 수 없는 경우에는 영업개시 후 6개월 이내에 위생교육을 받을 수 있다. 〈개정 2002.8.26., 2008.2.29., 2010.1.18., 2016.2.3.〉

③ 제1항 및 제2항의 규정에 따른 위생교육을 받아야 하는 자 중 영업에 직접 종사하지 아니하거나 2 이상의 장소에서 영업을 하는 자는 종업원 중 영업장별로 공중위생에 관한 책임자를 지정하고 그 책임자로 하여금 위생교육을 받게 하여야 한다. 〈신설 2006.9.27., 2008.3.28.〉

④ 제1항부터 제3항까지의 규정에 따른 위생교육은 보건복지부장관이 허가한 단체 또는 제16조에 따른 단체가 실시할 수 있다. 〈개정 2008.3.28., 2010.1.18.〉

⑤ 제1항부터 제4항까지의 규정에 따른 위생교육의 방법·절차 등에 관하여 필요한 사항은 보건복지부령으로 정한다. 〈신설 2008.3.28., 2010.1.18.〉

[시행규칙] 제23조(위생교육) ① 법 제17조에 따른 위생교육은 3시간으로 한다. 〈개정 2011.2.10〉

② 위생교육의 내용은 「공중위생관리법」 및 관련 법규, 소양교육(친절 및 청결에 관한 사항을 포함한다), 기술교육, 그 밖에 공중위생에 관하여 필요한 내용으로 한다.

③ 법 제17조제1항 및 제2항에 따른 위생교육 대상자 중 보건복지부장관이 고시하는 도서·벽지지역에서 영업을 하고 있거나 하려는 자에 대하여는 제7항에 따른 교육교재를 배부하여 이를 익히고 활용하도록 함으로써 교육에 갈음할 수 있다. 〈개정 2010.3.19〉

④ 법 제17조제2항 단서에 따라 영업신고 전에 위생교육을 받아야 하는 자 중 다음 각 호의 어느 하나에 해당하는 자는 영업신고를 한 후 6개월 이내에 위생교육을 받을 수 있다.

1. 천재지변, 본인의 질병·사고, 업무상 국외출장 등의 사유로 교육을 받을 수 없는 경우
2. 교육을 실시하는 단체의 사정 등으로 미리 교육을 받기 불가능한 경우

⑤ 법 제17조제2항에 따른 위생교육을 받은 자가 위생교육을 받은 날부터 2년 이내에 위생교육을 받은 업종과 같은 업종의 영업을 하려는 경우에는 해당 영업에 대한 위생교육을 받은 것으로 본다.

⑥ 법 제17조제4항에 따른 위생교육을 실시하는 단체(이하 "위생교육 실시단체"라 한다)는 보건복지부장관이 고시한다. 〈개정 2010.3.19〉
⑦ 위생교육 실시단체는 교육교재를 편찬하여 교육대상자에게 제공하여야 한다.
⑧ 위생교육 실시단체의 장은 위생교육을 수료한 자에게 수료증을 교부하고, 교육실시 결과를 교육 후 1개월 이내에 시장·군수·구청장에게 통보하여야 하며, 수료증 교부대장 등 교육에 관한 기록을 2년 이상 보관·관리하여야 한다.
⑨ 제1항부터 제8항까지의 규정 외에 위생교육에 관하여 필요한 세부사항은 보건복지부장관이 정한다. 〈개정 2010.3.19.〉
[전문개정 2008.6.30.]

[시행규칙] 제23조의2(행정지원) ① 시장·군수·구청장은 위생교육 실시단체의 장의 요청이 있으면 공중위생영업의 신고 및 폐업신고 또는 영업자의 지위승계신고 수리에 따른 위생교육대상자의 명단(업종, 업소명, 대표자 성명, 업소 소재지 및 전화번호를 포함한다)을 통보하여야 한다. 〈개정 2015.11.3.〉
② 시·도지사 또는 시장·군수·구청장은 위생교육 실시단체의 장의 지원요청이 있으면 교육대상자의 소집, 교육장소의 확보 등과 관련하여 협조하여야 한다.
[본조신설 2008.6.30]

제18조 (위임 및 위탁) ① 보건복지부장관은 이 법에 의한 권한의 일부를 대통령령이 정하는 바에 의하여 시·도지사 또는 시장·군수·구청장에게 위임할 수 있다. 〈개정 2008.2.29, 2010.1.18〉
② 보건복지부장관은 대통령령이 정하는 바에 의하여 관계전문기관등에 그 업무의 일부를 위탁할 수 있다. 〈신설 2000.1.12, 2008.2.29., 2010.1.18〉
[제목개정 2000.1.12]

제19조 (국고보조) 국가 또는 지방자치단체는 제13조제3항의 규정에 의하여 위생서비스평가를 실시하는 자에 대하여 예산의 범위안에서 위생서비스평가에 소요되는 경비의 전부 또는 일부를 보조할 수 있다.

제19조의2 (수수료) 제6조의 규정에 의하여 이용사 또는 미용사 면허를 받고자 하는 자는 대통령령이 정하는 바에 따라 수수료를 납부하여야 한다.
[본조신설 2005.3.31]

[시행령] 제10조의2 (수수료) 법 제19조의2의 규정에 따른 수수료는 지방자치단체의 수입증지 또는 정보통신망을 이용한 전자화폐·전자결제 등의 방법으로 시장·군수·구청장에게 납부하여

야 하며, 그 금액은 다음 각 호와 같다. 〈개정 2011.4.22〉

1. 이용사 또는 미용사 면허를 신규로 신청하는 경우 : 5천500원
2. 이용사 또는 미용사 면허증을 재교부 받고자 하는 경우 : 3천원

[본조신설 2005.11.1.]

[시행령] 제10조의3(민감정보 및 고유식별정보의 처리) ① 보건복지부장관(법 제6조의2제3항에 따라 보건복지부장관의 업무를 위탁받은 자를 포함한다)은 다음 각 호의 사무를 수행하기 위하여 불가피한 경우 「개인정보 보호법」 제23조에 따른 건강에 관한 정보, 같은 법 시행령 제19조제1호 또는 제4호에 따른 주민등록번호 또는 외국인등록번호가 포함된 자료를 처리할 수 있다. 〈신설 2016.8.2.〉

1. 법 제6조의2에 따른 위생사 면허 및 위생사 국가시험에 관한 사무
2. 법 제7조의2에 따른 위생사 면허의 취소 및 면허 재부여에 관한 사무
3. 법 제12조제3호에 따른 청문에 관한 사무

② 시·도지사 또는 시장·군수·구청장(시·도지사는 제5호의 사무만 해당하며, 해당 권한이 위임·위탁된 경우에는 그 권한을 위임·위탁받은 자를 포함한다)은 다음 각 호의 사무를 수행하기 위하여 불가피한 경우 「개인정보 보호법」 제23조에 따른 건강에 관한 정보, 같은 법 시행령 제19조제1호 또는 제4호에 따른 주민등록번호 또는 외국인등록번호가 포함된 자료를 처리할 수 있다. 〈개정 2016.8.2.〉

1. 법 제3조에 따른 공중위생영업의 신고·변경신고 및 폐업신고에 관한 사무
2. 법 제3조의2에 따른 공중위생영업자의 지위승계 신고에 관한 사무
3. 법 제6조에 따른 이용사 및 미용사 면허신청 및 면허증 발급에 관한 사무
4. 법 제7조에 따른 이용사 및 미용사의 면허취소 등에 관한 사무
5. 법 제10조에 따른 위생지도 및 개선명령에 관한 사무
6. 법 제11조에 따른 공중위생업소의 폐쇄 등에 관한 사무
7. 법 제11조의2에 따른 과징금의 부과·징수에 관한 사무
8. 법 제12조제1호·제2호 및 제4호에 따른 청문에 관한 사무

[본조신설 2012.1.6.]

제19조의3(같은 명칭의 사용금지) 위생사가 아니면 위생사라는 명칭을 사용하지 못한다.
[본조신설 2016.2.3.]

제19조의4(벌칙 적용에서 공무원 의제) 제18조제2항에 따라 위탁받은 업무에 종사하는 관계 전문기관의 임직원은 「형법」 제129조부터 제132조까지의 규정을 적용할 때에는 공무원으로 본다.
[본조신설 2018. 12. 11.]

제20조 (벌칙) ① 다음 각호의 1에 해당하는 자는 1년 이하의 징역 또는 1천만원 이하의 벌금에 처한다. 〈개정 2002.8.26.〉

1. 제3조제1항 전단의 규정에 의한 신고를 하지 아니한 자
2. 제11조제1항의 규정에 의한 영업정지명령 또는 일부 시설의 사용중지명령을 받고도 그 기간중에 영업을 하거나 그 시설을 사용한 자 또는 영업소 폐쇄명령을 받고도 계속하여 영업을 한 자

② 다음 각호의 1에 해당하는 자는 6월 이하의 징역 또는 500만원 이하의 벌금에 처한다. 〈개정 2002.8.26.〉

1. 제3조제1항 후단의 규정에 의한 변경신고를 하지 아니한 자
2. 제3조의2제1항의 규정에 의하여 공중위생영업자의 지위를 승계한 자로서 동조제4항의 규정에 의한 신고를 하지 아니한 자
3. 제4조제7항의 규정에 위반하여 건전한 영업질서를 위하여 공중위생영업자가 준수하여야 할 사항을 준수하지 아니한 자

③ 다음 각 호의 어느 하나에 해당하는 사람은 300만원 이하의 벌금에 처한다. 〈개정 2015.12.22.〉

1. 제7조제1항에 따른 면허의 취소 또는 정지 중에 이용업 또는 미용업을 한 사람
2. 제8조제1항을 위반하여 면허를 받지 아니하고 이용업 또는 미용업을 개설하거나 그 업무에 종사한 사람

제21조 (양벌규정) 법인의 대표자나 법인 또는 개인의 대리인, 사용인, 그 밖의 종업원이 그 법인 또는 개인의 업무에 관하여 제20조의 위반행위를 하면 그 행위자를 벌하는 외에 그 법인 또는 개인에게도 해당 조문의 벌금형을 과(科)한다. 다만, 법인 또는 개인이 그 위반행위를 방지하기 위하여 해당 업무에 관하여 상당한 주의와 감독을 게을리하지 아니한 경우에는 그러하지 아니하다.
[전문개정 2011.3.30]

제22조 (과태료) ① 다음 각호의 1에 해당하는 자는 300만원 이하의 과태료에 처한다. 〈개정 2002.8.26., 2005.3.31., 2008.3.28.〉

1. 삭제 〈2016.2.3.〉

1의2. 제4조제2항의 규정을 위반하여 목욕장의 수질기준 또는 위생기준을 준수하지 아니한 자로서 제10조의 규정에 의한 개선명령에 따르지 아니한 자

2. 제4조제7항의 규정에 위반하여 숙박업소의 시설 및 설비를 위생적이고 안전하게 관리하지 아니한 자
3. 제4조제7항의 규정에 위반하여 목욕장업소의 시설 및 설비를 위생적이고 안전하게 관리하지 아니한 자
4. 제9조의 규정에 의한 보고를 하지 아니하거나 관계공무원의 출입·검사 기타 조치를 거부·

방해 또는 기피한 자
5. 제10조의 규정에 의한 개선명령에 위반한 자
6. 제11조의5를 위반하여 이용업소표시등을 설치한 자
② 다음 각호의 1에 해당하는 자는 200만원 이하의 과태료에 처한다. 〈개정 2002.8.26., 2016.2.3.〉
1. 제4조제3항 각호 및 제7항의 규정에 위반하여 이용업소의 위생관리 의무를 지키지 아니한 자
2. 제4조제4항 각호 및 제7항의 규정에 위반하여 미용업소의 위생관리 의무를 지키지 아니한 자
3. 제4조제5항 및 제7항의 규정에 위반하여 세탁업소의 위생관리 의무를 지키지 아니한 자
4. 제4조제6항 및 제7항의 규정에 위반하여 건물위생관리업소의 위생관리 의무를 지키지 아니한 자
5. 제8조제2항의 규정에 위반하여 영업소외의 장소에서 이용 또는 미용업무를 행한 자
6. 제17조제1항의 규정에 위반하여 위생교육을 받지 아니한 자
③ 제19조의3을 위반하여 위생사의 명칭을 사용한 자에게는 100만원 이하의 과태료를 부과한다. 〈신설 2016.2.3.〉
④ 제1항부터 제3항까지의 규정에 따른 과태료는 대통령령으로 정하는 바에 따라 보건복지부장관 또는 시장·군수·구청장이 부과·징수한다. 〈신설 2016.2.3.〉

[시행령] 제11조 (과태료의 부과) 법 제22조에 따른 과태료의 부과기준은 별표 2와 같다.
[전문개정 2008.6.30.]

[별표 2] 〈개정 2016.8.2.〉

과태료의 부과기준(제11조 관련)

1. 일반기준
가. 보건복지부장관 또는 시장 · 군수 · 구청장은 다음의 어느 하나에 해당하는 경우에는 제2호의 개별기준에 따른 과태료 금액의 2분의 1 범위에서 그 금액을 줄일 수 있다. 다만, 과태료를 체납하고 있는 위반행위자에 대해서는 그렇지 않다.
1) 위반행위자가 「질서위반행위규제법 시행령」 제2조의2제1항 각 호의 어느 하나에 해당하는 경우
2) 위반행위가 사소한 부주의나 오류로 발생한 것으로 인정되는 경우
3) 위반의 내용 · 정도가 경미하다고 인정되는 경우
4) 위반행위자가 법 위반상태를 시정하거나 해소하기 위해 노력한 것이 인정되는 경우
5) 그 밖에 위반행위의 정도, 위반행위의 동기와 그 결과 등을 고려하여 과태료 금액을 줄일 필요가 있다고 인정되는 경우
나. 보건복지부장관 또는 시장 · 군수 · 구청장은 다음의 어느 하나에 해당하는 경우에는 제2호의 개별기준에 따른 과태료 금액의 2분의 1 범위에서 그 금액을 늘려 부과할 수 있다. 다만, 늘려 부과하는 경우에도 법 제22조제1항부터 제3항까지에 따른 과태료 금액의 상한을 넘을 수 없다.
1) 위반의 내용 및 정도가 중대하여 이로 인한 피해가 크다고 인정되는 경우

2) 법 위반상태의 기간이 6개월 이상인 경우
3) 그 밖에 위반행위의 정도, 위반행위의 동기와 그 결과 등을 고려하여 가중할 필요가 있다고 인정되는 경우.

2. 개별기준

위반행위	근거 법조문	과태료 금액 (단위: 만원)
가. 법 제4조제2항을 위반하여 목욕장의 욕수 중 원수의 수질기준 또는 위생기준을 준수하지 않은 자로서 법 제10조에 따른 개선명령에 따르지 않은 경우	법 제22조제1항제1호의2	100
나. 법 제4조제2항을 위반하여 목욕장의 욕수 중 욕조수의 수질기준 또는 위생기준을 준수하지 않은 자로서 법 제10조에 따른 개선명령에 따르지 않은 경우	법 제22조제1항제1호의2	70
다. 법 제4조제3항 각 호 및 같은 조 제7항을 위반하여 이용업소의 위생관리 의무를 지키지 않은 경우	법 제22조 제2항제1호	50
라. 법 제4조제4항 각 호 및 같은 조 제7항을 위반하여 미용업소의 위생관리 의무를 지키지 않은 경우	법 제22조 제2항제2호	50
마. 법 제4조제5항 및 제7항을 위반하여 세탁업소의 위생관리 의무를 지키지 않은 경우	법 제22조제2항제3호	30
바. 법 제4조제6항 및 제7항을 위반하여 건물위생관리업소의 위생관리 의무를 지키지 않은 경우	법 제22조제2항제4호	30
사. 법 제4조제7항을 위반하여 숙박업소의 시설 및 설비를 위생적이고 안전하게 관리하지 않은 경우	법 제22조제1항제2호	50
아. 법 제4조제7항을 위반하여 목욕장업소의 시설 및 설비를 위생적이고 안전하게 관리하지 않은 경우	법 제22조제1항제3호	50
자. 법 제8조제2항을 위반하여 영업소 외의 장소에서 이용 또는 미용업무를 행한 경우	법 제22조제2항제5호	70
차. 법 제9조에 따른 보고를 하지 않거나 관계공무원의 출입 · 검사 기타 조치를 거부 · 방해 또는 기피한 경우	법 제22조제1항제4호	100
카. 법 제10조에 따른 개선명령에 위반한 경우	법 제22조제1항제5호	100
타. 법 제11조의5를 위반하여 이용업소표시등을 설치한 경우	법 제22조제1항제6호	70
파. 법 제17조제1항을 위반하여 위생교육을 받지 않은 경우	법 제22조제2항제6호	20
하. 법 제19조의3을 위반하여 위생사의 명칭을 사용한 경우	법 제22조제3항	50

[시행령] 제10조의4 삭제 〈2018. 12. 24.〉

[시행규칙] 제25조(규제의 재검토) ①보건복지부장관은 다음 각 호의 사항에 대하여 다음 각 호의 기준일을 기준으로 3년마다(매 3년이 되는 해의 기준일과 같은 날 전까지를 말한다) 그 타당성을 검토하여 개선 등의 조치를 하여야 한다. 〈개정 2014. 7. 1., 2015. 1. 5., 2016. 1. 5., 2018. 12. 28.〉

1. 제2조 및 별표 1에 따른 공중위생영업의 종류별 시설 및 설비기준: 2014년 1월 1일

2. 제4조 및 별표 2에 따른 목욕장 욕수의 수질기준과 수질검사방법 등: 2014년 1월 1일
3. 제5조 및 별표 3에 따른 이용기구 및 미용기구의 소독기준 및 방법: 2014년 1월 1일
4. 제7조 및 별표 4에 따른 공중위생영업자가 준수하여야 하는 위생관리기준 등: 2014년 1월 1일
5. 제13조에 따른 영업소 외에서의 이용 및 미용 업무: 2014년 1월 1일
6. 제14조에 따른 업무범위: 2016년 1월 1일
7. 제19조 및 별표 7에 따른 행정처분기준: 2014년 1월 1일

② 보건복지부장관은 제23조에 따른 위생교육 시간 및 내용에 대하여 2019년 1월 1일을 기준으로 2년마다(매 2년이 되는 해의 1월 1일 전까지를 말한다) 그 타당성을 검토하여 개선 등의 조치를 해야 한다. 〈개정 2018. 12. 28.〉

[본조신설 2013.12.31.]

제23조 삭제 〈2016.2.3.〉

부칙 〈법률 제15873호, 2018. 12. 11.〉

제1조(시행일) 이 법은 공포한 날부터 시행한다. 다만, 제5조, 제9조제2항부터 제6항까지, 제11조제1항제4호의2, 제11조의2제1항 및 제11조의4제1항의 개정규정은 공포 후 6개월이 경과한 날부터 시행하며, 제6조의2제1항제1호 및 제3호의 개정규정은 공포 후 1년이 경과한 날부터 시행한다.

제2조(위생사 국가시험의 응시자격에 관한 경과조치) 이 법 시행 당시 종전의 제6조의2제1항제1호 및 제3호에 따라 위생사 국가시험의 응시자격을 인정받은 사람은 이 법에 따른 응시자격이 있는 것으로 본다.

[시행령] 부칙 〈대통령령 제29421호, 2018. 12. 24.〉 (규제 재검토기한 설정 등을 위한 57개 법령의 일부개정에 관한 대통령령)

이 영은 2019년 1월 1일부터 시행한다.

[시행규칙] 부칙 〈보건복지부령 제606호, 2018. 12. 28.〉 (행정규제기본법에 따른 일몰규제 정비를 위한 31개 법령의 일부개정에 관한 보건복지부령)

이 규칙은 2019년 1월 1일부터 시행한다.

찾아보기

INDEX

미용인을 위한
공중보건위생학

2015년 3월 20일 초판발행
2017년 3월 10일 2판발행
2019년 3월 10일 3판발행

지은이 / 조성태 · 김효정 · 문승현 · 권혁미
펴낸이 / 이상태
펴낸곳 / 청구문화사
주 소 / (03706) 서울특별시 서대문구 성산로11길 15
전 화 / 02) 332-0541(代) **팩 스** / 02) 337-9577
등 록 / 1990년 11월 2일 제9-247호

정가 20,000 원

ISBN 978-89-5616-804-3 93510